Practical Techniques of Emergency Digestive Endoscopy

实用急诊消化内镜技术

王 雯　李达周　刘建强　主编

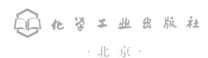

化学工业出版社
·北京·

本书内容涵盖了开展急诊消化内镜所需的各方面的知识，包括急诊消化内镜的医患沟通及谈话告知、急诊消化内镜的流程及管理、所需内镜设备和器械的使用方法及技巧，以及消化道出血、异物、穿孔、梗阻、急性梗阻性化脓性胆管炎、急性胆源性胰腺炎、急性阑尾炎的急诊内镜处理规范等，并有大量配图，非常实用。

本书适合消化内镜医师阅读参考。

图书在版编目（CIP）数据

实用急诊消化内镜技术 / 王雯，李达周，刘建强主编 .
—北京：化学工业出版社，2019.6（2024.2 重印）
ISBN 978-7-122-34203-4

Ⅰ .①实… Ⅱ .①王…②李…③刘… Ⅲ .①急性病 -
消化系统疾病 - 内窥镜检 Ⅳ .①R570.4

中国版本图书馆CIP数据核字（2019）第057556号

责任编辑：戴小玲　　　　　　　　　　　　　文字编辑：张　赛
责任校对：宋　夏　　　　　　　　　　　　　装帧设计：史利平

出版发行：化学工业出版社（北京市东城区青年湖南街 13 号　邮政编码 100011）
印　　装：北京捷迅佳彩印刷有限公司
787mm×1092mm　1/16　印张 12¾　字数 245 千字　2024 年 2 月北京第 1 版第 6 次印刷

购书咨询：010-64518888　　　　售后服务：010-64518899
网　　址：http ://www.cip.com.cn
凡购买本书，如有缺损质量问题，本社销售中心负责调换。

定　　价：128.00 元　　　　　　　　　　　　　　　　版权所有　违者必究

本书编写人员

主　编：王　雯　李达周　刘建强

副主编：柳　刚　江传燊　郑林福

编　者：

王　雯	李达周	刘建强	王　蓉	柳　刚	郑林福
余　砾	许斌斌	陈龙平	黄　玲	文晓冬	杨炳灿
许白燕	张晓兰	何小建	叶　舟	丁述兰	谢隆科
陈志平	袁湘庭	陈嘉韦	张观坡	姚荔嘉	李海涛
徐桂林	林五连	洪东贵	詹红丽	林燕芳	王郑君
黄宇超	叶淳淳	王宝珊	江传燊	谢　娇	游　婷

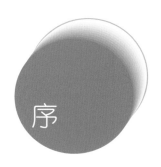

序

　　急诊医学是非常重要的医学学科，急诊医疗水平在一定程度上反映了医院的综合实力，甚至反映一个国家的临床医学水平。临床上消化系统急症很常见，包括消化道出血、异物、穿孔、梗阻以及急性胆胰疾病等，常需急诊内镜诊治。近年来随着内镜诊治技术的推广及内镜设备器械的研发应用，我国的急诊消化内镜诊治水平也有大幅度提高，但不同地区、不同医院、不同医生之间水平仍参差不齐，在很多基层医院急诊消化内镜开展不规范甚至没有开展，导致很多消化系统急症患者不能在最佳的时间得到有效救治。因此，急需一本急诊消化内镜参考书来辅助青年医生及基层医院规范地开展急诊消化内镜工作。

　　本书汇集了国内外最新的急诊消化内镜诊治技术相关共识指南及文献，结合王雯主任及其团队丰富的急诊消化内镜诊治经验，内容涵盖了开展急诊消化内镜所需的各方面的知识，包括急诊消化内镜的医患沟通及谈话告知、急诊消化内镜的流程及管理、所需内镜设备及器械的使用方法及技巧、相关急重症的急诊内镜处理规范等，并有大量配图，非常实用，值得内镜医生们仔细研读及参考。书中还涉及消化内镜手术相关并发症的急诊内镜处理，对内镜介入的时机、步骤和方法都作了详述，相信对提高内镜手术的安全性、进一步推动消化内镜技术的普及及稳步发展非常有益，也可以让更多的患者获益。

　　在此，我向参与此书编写的所有编者表示祝贺。我认为无论是对消化内镜的初学者，还是对准备或正在开展急诊消化内镜的基层医师，这本书都非常值得一读，希望它成为急诊消化内镜医生的有力帮手。

李兆申

中国工程院院士

中国医师协会内镜医师分会会长

海军军医大学附属长海医院消化内科主任

2019 年 1 月 6 日

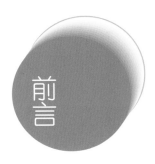

前言

　　近几十年来，消化内镜技术迅猛发展，目前消化内镜已从过去以诊断目的为主逐渐发展到内镜介入及治疗的时代。几乎所有的消化内镜医生在日常临床工作过程中都会遇到需要内镜急诊介入的临床急症，常见的如消化道出血、消化道异物、急性化脓性胆管炎、胆源性胰腺炎、消化道梗阻等。急诊内镜的定义是指患者就诊 48h 内需要内镜介入，包括内镜下的诊断及内镜下的治疗。急诊消化内镜的临床应用，为消化系统急症提供更加及时、合理、安全、经济的临床决策可能。

　　但是，我国许多基层医院至今仍未能开展急诊消化内镜业务，其原因部分是内镜设备器材或其他急救条件不足，但最主要的原因可能是缺乏合适的内镜人才，许多基层医生在需要消化内镜急诊介入诊断或治疗时，不知道如何评估患者是否有行急诊消化内镜的条件，抑或在消化内镜治疗过程中不知道如何规范处理。

　　当前，我国关于急诊消化内镜的书籍较少，为此，我们决定编写《实用急诊消化内镜技术》。本书图文结合地介绍了开展急诊消化内镜所需的各方面知识，如医患沟通及谈话告知、急诊消化内镜管理、辅助技术配合、麻醉镇静及监护、多学科协作，以及消化道异物、穿孔、梗阻、出血、急性梗阻性化脓性胆管炎、急性胆源性胰腺炎、急性阑尾炎的急诊处理策略，包括内镜设备和器械的选择、使用技巧、注意事项等。本书适合消化内镜医师阅读参考。

　　因时间较为仓促及水平有限，书中欠妥之处在所难免，如有建议请大家提出，后续可进一步修正。希望本书的编写及出版能对提高基层医生的急诊内镜诊治水平有一定的帮助。

王 雯

2019 年元月

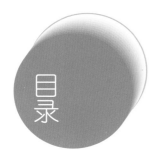

目录

视频资源目录

第一章

总 论

急诊医学是一门非常有特色的学科，由于急诊患者发病急骤，医护人员需要在最短的时间内迅速准确地判断病情、及时救治，并做到有条不紊。因此，有学者坦言：急诊医学的水平在一定程度上反映了一所医院的综合实力，甚至反映一个国家临床医学的总体水平。近年来其他学科或专业成熟的新技术、新项目（如心脑血管介入治疗、急诊内镜技术等）在急诊医学中的运用日益广泛及成熟，大大提高了急诊医学的水平。

消化系统临床急症很常见，包括消化道出血、消化道异物、急性化脓性胆管炎、胆源性胰腺炎、消化道梗阻、消化道穿孔等，这些疾病的诊治，除了药物，大多有赖于消化内镜。因为消化内镜具有诊断和治疗的双重作用，急诊消化内镜的开展可以为这些疾病提供及时、快速、有效、准确的诊断和治疗。近年来，内镜及其手术器械的更新及消化内镜技术的迅猛发展对消化系统急诊疾病的诊断和治疗起到了革命性的推动作用。回顾过往，在诊断内镜"微观化"，治疗内镜"扩大化"的趋势下，消化内镜已达到"无孔不入、无孔造孔而入"的境界，内镜下黏膜切除术（Endoscopy mucosal resection，EMR）和内镜黏膜下剥离术（Endoscopic submucosal dissection，ESD）逐渐成为切除消化道癌前病变与早癌的一种标准微创治疗手段，在此基础上创新出的内镜黏膜下肿瘤挖除术（Endoscopic submucosal excavation，ESE）、内镜黏膜下隧道肿瘤切除术（Submucosal tunneling endoscopic resection，STER）、经口内镜下肌切开术（Peroral endoscopic myotomy，POEM），以及在胆胰疾病诊治过程中拥有重要地位的超声内镜（Endoscopic ultrasonography，EUS）、内镜逆行胰胆管造影术（Endoscopic retrograde cholangiopancreatography，ERCP）及在 EUS 和 ERCP 技术基础上开展的超声内镜引导下细针穿刺活检（Endoscopic ultrasonography-fine needle aspiration，EUS-FNA）、超声内镜引导下腹腔神经丛阻滞术（Endoscopic ultrasound-guided celiac plexus neurolysis，EUS-CPN）、胆管内超声（Intraductal ultrasonography，IDUS）等在临床应用日益广泛，这些技术使许多疾病的内镜微创治疗成为可能，内镜医师能在无创或微创的条件下进行消化系统疾病诊断与治疗。而随着这些技术的发展，内镜治疗的并发症如出血、穿孔、感染等也逐渐引起人们的重视。在规范内镜治疗技术的同时，急诊内镜对这些并发症的及时干预治疗可使内镜手术的并发症发生率及严重程度尽可能降到最低水平，进一步提高内镜治疗的安全性，使患者获得更多更大的益处。因此，如果说消化内镜的发明与创新将消化疾病的诊断与治疗带入崭新的境界，那么开展急诊内镜的及时干预则为内镜技术迅猛发展提供强有力的后备支撑。

目前对急诊消化内镜介入的时间没有统一的规定，但是大部分学者认为急诊消化内镜应在患者发病后 48h 内进行内镜介入和干预。当然，急诊消化内镜介入时机应因病而异，如欧洲消化内镜协会在 *Endoscopy* 杂志上发表共识意见认为，食管钝性异物、硬币以及嵌顿的食物应在 24h 内取出，而如若是尖锐异物或有危险的纽扣电池等异物，则建议在 2h 内行内镜下干预并取出。对于消化道出血内镜治疗的时机国内外标准也存在差异，有研究报道，对于血流动力学不稳定的患者，内镜治疗越早越好，出血 15h 后进行内镜干预的病死率明显升高，而对于血流动力学稳定的患者，建议 12～48h 为内镜治疗时机。

急诊消化内镜除了介入时间要求比较特殊之外，它的其他特点可以用"危、急、重、杂"四字概括。

"危"即危险性，指的是患者病情危险。如肝硬化食管－胃底静脉曲张破裂出血，常常导致休克甚至死亡，首次出血的病死率高达 20%。急诊内镜下曲张静脉套扎术（Endoseopic variceal ligation，EVL）、内镜下硬化剂注射术（Endoscopic injection sclerosis，EIS）或组织黏合剂注射治疗等是静脉曲张出血的临床治疗中最关键的部分。

"急"即急迫与急躁。如消化道异物患者疼痛、进食困难等消化道症状明显，部分甚至可引起消化道穿孔或异物穿破动脉等严重并发症，从而危及生命，病情急迫必须及时处理。加之部分患者及家属因可能辗转求诊多家医院，情绪急躁，求医就诊心情急迫。因此，要求急诊内镜医护人员不仅要迅速在短时间内投入工作，而且应当具备高超的业务技术、良好的沟通技能和很强的团队精神，制定妥善的方案解除患者及家属之所急。

"重"即严重、繁重，指的是除了患者的病情重之外，也有医护人员的工作负担沉重的双重含义。目前急诊消化内镜开展情况在不同地区、医院间尚不平衡，因各医院的性质和任务不同，医疗设备、技术力量、人员素质、管理水平和抢救条件亦均不同，并非所有开展消化内镜工作的医院均开展急诊消化内镜，有些医院即使开展了也因水平不同、风险较高而不能接诊各种类型急诊消化内镜患者，所以患者常集中到某些急诊消化内镜水平较高的医院，导致这些医院急诊消化内镜医护人员工作负担较重。因此，大力发展急诊消化内镜很有必要，除了要求有完备的消化内镜设备设施及抢救条件之外，更重要的是要有合理的消化内镜人才队伍建设，积极培育消化内镜人才，规范急诊消化内镜技术，科学制定合理的急诊消化内镜处理流程和临床路径。

"杂"即复杂，一指的是急诊患者病情复杂性，患者的基础健康状况不同，年龄分布广，以及疾病种类复杂，且病情发展轻重不一；二指的是急诊消化内镜医生专业知识、工作经验和技术水平又参差不齐，必然造成了急诊消化内镜工作具有复杂性。

据文献报道，上消化道内镜检查并发症发生率为 0.13%，病死率仅为 0.0004%。但急诊消化内镜的并发症发生率应远远高于此水平。因为急诊消化内镜有"危、急、重、杂"的特点，相比较平时门诊患者，急诊消化内镜术前准备工作时间较少，如患者禁食时间不足，肠道准备不充分，加之部分出血患者血凝块附着影响检查视野等，增加操作难度，同时患者就诊时病情危急，全身情况较差，如消化道大出血时血液循环不稳定，化脓性胆管炎时生命体征不稳定，还有如年老、体弱患者本身可能存在心肺功能不全等，因此，虽然目前没有关于急诊消化内镜并发症率的统计，但是其并发症发生率会远高于门诊。

急诊消化内镜并发症按其严重程度分为严重并发症（如心肺或脑血管意外、严重出血、穿孔及感染等）和一般并发症（如下颌关节脱臼、喉头痉挛等）。

并发症的发生原因有时较为复杂，包括几种可能：

（1）最常见的原因为患者所患的疾病或情况所引发的并发症，如消化道异物所致出血或穿孔；消化道出血诱发心脑血管意外等。

（2）内镜操作或麻醉镇静可能导致的并发症。

（3）患者情况不适宜做消化内镜检查（如患者心绞痛、心肌梗死、心律失常等严重心脏疾病），未能及时准确判断。

（4）术前准备不充分或消化内镜操作时手法不当。

（5）患者不配合检查（如精神特别紧张焦虑或有精神病病史的患者）。

（6）一些不可预料或无法避免的突发意外。

总之，急诊消化内镜患者获益很大，但风险也较普通内镜相对更大。急诊消化内镜需要考虑全面、细心操作，更重要的是要与患者及家属充分沟通，得到患者及家属的理解。相信随着消化内镜技术的不断提高，消化内镜器材的不断改进，消化内镜检查与治疗的并发症会越来越少。也正是鉴于急诊消化内镜上述特点，临床医生在日常工作中要考虑如何提高急诊消化内镜临床决策水平及降低临床决策失误，如何科学制定急诊消化内镜处理流程和临床路径，如何完善消化内镜医生培养制度以培养更多合格且优秀的消化内镜医生，相信在众多同行的共同努力下，会有更多有条件的医院开展急诊消化内镜，从而造福更多的患者。

（郑林福　王雯）

第二章

急诊消化内镜的医患沟通及谈话告知

第一节 急诊消化内镜患者心理分析和干预

随着消化内镜技术的不断完善和成熟，急诊内镜已成为诊治消化道急症的重要技术之一，包括上消化道异物、出血及其他急症等的有效手段，使这些急症能够得到及时、准确、有效的处理。尽管如此，但急诊内镜检查同样有一定的痛苦，且风险相对较高，患者往往会产生强烈的生理、心理应激反应，表现为不同程度的紧张、焦虑和恐惧，常引起患者生命体征及心理变化，给患者带来痛苦，也对检查治疗带来不利影响，影响检查治疗的顺利进行和效果。

一、急诊消化内镜诊治前后患者产生心理应激反应的原因

（1）检查治疗前　担心急诊消化内镜检查治疗带来的痛苦和风险，如消化道出血患者因大量出血而出现烦躁、恐惧等心理，甚至出现绝望的心理；担心消化内镜检查治疗不顺利或术后效果不好。

（2）检查治疗中　急诊消化内镜检查过程中，因为环境陌生、气氛紧张、担心相关检查部位形成强烈刺激带来痛苦（如胃镜检查时对咽喉、食管、胃的刺激）以及无亲属陪伴而出现孤独、焦虑、恐惧和不安全感。

（3）检查治疗后　急诊消化内镜检查后产生的并发症仍会持续一定时间，如活检引起的出血、充气引起的腹胀、消化系统穿孔等；加重患者的不适感，检查、治疗后需要等待的病理结果加重患者的焦虑情绪。

二、针对引起患者心理应激反应的不同原因，重点实施心理干预

1.支持性心理治疗，取得患者信任，建立良好的医患关系

前来急诊内镜的一般都是病情较急或病情相对不急但心理较急的患者，这些患者对医生

期望值都较高，希望能在技术好的医生治疗下较快解决问题。接诊医护应热情接待，根据患者不同的年龄（幼儿、未成年儿童、成年人、老人）、愿意合作的程度、性别及文化程度等，采取不同的交流方式与患者进行沟通，如鼓励、适当的保证。交流中尽量使用口语，态度和蔼可亲，争取尽快取得患者信任，鼓励患者诉说自己的不安与痛苦，耐心倾听和解答患者及家属的疑问，对患者的症状进行清晰和令人信服的解释，减少患者的应激反应，增加治疗的信心，更加积极配合治疗。

2. 认知疗法，帮助患者重新认识疾病，纠正一些不合理的观念

由于对急诊内镜检查的认知不足，人为错误感知或错误评价是导致患者产生紧张、焦虑和恐惧情绪的重要因素，因而有草木皆兵或大祸临头之感。故检查前要向患者详细介绍急诊消化内镜检查的目的、方法，给予患者心理上的支持；向患者解释检查、治疗的操作经过、不良反应及预防对策等，如讲解内镜下取异物的优点、安全性、异物存在的危害性和取出的必要性及食管异物取出的成功病例，使其能够主动配合治疗，克服焦躁、恐惧心理，改善患者对急诊消化内镜检查的认知，缓解患者焦虑情绪，帮助患者消除疑虑，以轻松的心态接受检查和治疗。告诉患者检查过程中如何配合医生护士以最大限度地减轻这些不适和痛苦；给患者讲解情绪紧张对检查的不利影响，给患者讲解其安全性，缓解患者的紧张情绪。检查时要及时指导、鼓励、帮助、引导患者配合检查，如胃镜检查患者出现恶心时让其深呼吸、嘴角放低有利于胃内容物顺利排出并及时清除，以避免发生呛咳，增强患者的自信心，使其处于最佳心理状态，顺利地完成检查。

3. 行为治疗，使患者全身放松，降低生理警觉水平

放松治疗不论对于广泛性焦虑症或急性焦虑症发作均是有益的治疗方法。术前术中播放舒缓柔和的音乐放松心情，让患者在优美的音乐声中等待检查治疗，或将相关疾病的知识、检查治疗经过、术后患者的恢复情况及预后、术后患者谈的感受等制作成形象、易懂的多媒体课件；在检查前给患者播放，不懂之处、重点之处重复播放，让患者加深理解，放松身心。

4. 药物干预及其他

对极度恐惧检查的患者，应尽可能行麻醉或镇静检查，情况允许时必要时家属陪同检查，正确引导家属与患者心理沟通与情感交流。检查过程中内镜医师尽量动作轻柔，减少刺激，检查结束后尽量抽尽气体等，减少患者的不适感。

（袁湘庭）

第二节 急诊消化内镜的医患沟通

急诊面对的是病情复杂多变和（或）生命垂危的患者。在这种情况下，患者及患者家属常常比较紧张、焦虑、甚至恐惧，情绪易激动，容易产生不满情绪。因此，在全力救治患者的同时，我们要积极运用沟通技巧，取得患者及其家属的理解和支持，充分调动其对治疗的积极性和主动性，从而提高急诊工作的效率及成功率，减少不必要的纠纷，使患者受益更

多。急诊消化内镜是一项侵入性的特殊诊断和特殊治疗操作，急诊消化内镜医生在操作前更应注意与患者及其亲属进行充分沟通。

沟通的基本方法是告知与倾听。告知时一定要站在患者及家属的角度考虑问题，充分告知此次急诊消化内镜对患者的可能获益及风险，同时倾听他们的想法和要求，才能达到更好的沟通效果。学会倾听是医务工作者的基本素质之一。在倾听的过程中，暂时忘掉自我的思想和成见，全神贯注地理解讲话者的内容，与他一起去体验、感受整个过程。是为了理解去倾听，而不是为了评价去倾听。如何在争分夺秒的过程中，做好急诊消化内镜诊治前的沟通，以下几点很重要：

（1）站在患者的角度，多替患者着想，增加患者和家属的信任。

（2）耐心地多听患者或家属说几句话以及多对患者或家属说几句话。

（3）对患者病情有正确的判断，对疾病的危险性有充分的认识，熟悉医疗费用的使用情况，尤其是高费用和自费项目，了解患者社会心理状况。

（4）注意观察患者及家属的情绪状态，交谈中留意患者及家属受教育程度以及对病情的认知程度和期望值；另外，沟通中注意自身的情绪反应，学会自我控制。

（5）沟通中避免使用易刺激患者及家属情绪的词语和语气，交代病情时尽量使用通俗易懂的词汇，耐心引导但不试图改变患者及家属的观点及压抑其情绪的情况下，让患者或家属接受事实。

（余砾　王蓉）

第三节　急诊消化内镜的谈话告知

在日常进行的各种检查中，消化内镜检查治疗的并发症发生频率相对较高。因此，针对急诊消化内镜诊疗中可能发生的并发症及其处理方法，在诊疗前要慎重告知。急诊消化内镜检查和治疗所涉及的解剖结构以及操作名词可能比较专业，我们可以通过画图来讲解，图文并茂，通俗易懂。主要告知以下三方面。

一、尽快做急诊消化内镜的目的

（1）尽快明确病因，为后续治疗提供依据　如明确了消化道出血的出血原因、是否存在活动性出血，可以指导决定是否需要内镜下止血，如内镜止血失败，可以及时考虑血管介入栓塞或外科手术治疗等。

（2）降低手术率、病死率，改善患者预后　如急诊内镜下止血术、急诊 ERCP 术、急诊异物取出术等可快速消除病因、解决问题，改善患者预后，降低患者外科手术率及病死率。

（3）急诊消化内镜可能缩短病程、减少住院时间、降低医疗费用。

二、急诊消化内镜的风险

1. 一般风险

（1）不可预知的心搏呼吸骤停、胸腹主动脉破裂或猝死。

（2）消化道出血、穿孔。

（3）过度呕吐，发生食管贲门黏膜撕裂、窒息、误吸、吸入性肺炎。

（4）咽部损伤、喉头痉挛、腮腺肿胀。

（5）下颌关节脱位。

（6）因患者自身异常情况致操作困难或患者检查不合作，内镜检查不能完成。

（7）胃腔内容物太多或大量血凝块，观察不满意，导致漏诊可能。

（8）检查过程中，根据病情医生将进行活检，取活检过程中有导致出血、穿孔可能，而胃镜检查的活检组织不一定能取得病变组织，有漏诊、误诊可能。

（9）麻醉、镇静后可能出现遗忘，如为无痛胃肠镜，有麻醉意外可能。

（10）其他不可预料的意外。

2. 特殊人群的急诊消化内镜风险

一些人群因自身的身体状况、其他疾病、既往损伤或手术史对本次急诊内镜的影响，往往与急诊内镜能否成功有密切关系。

（1）高龄患者合并心脑血管疾病，对内镜诊治的耐受性明显下降，容易发生心脑血管并发症。肺部或胸部疾病，或呼吸功能代偿能力下降的患者，术中发生低氧血症和术后肺炎的机会明显增加。

（2）长期服用抗凝和抗血小板药物的患者术中易发生出血或内镜下止血困难。

（3）严重肝功能障碍致凝血功能明显异常是影响内镜止血的关键，有可能出现内镜下止血困难。

（4）既往行胃肠道改道手术的患者，除进镜困难外，手术吻合口及新建的通道发生出血及穿孔的机会增加，如毕Ⅱ式胃切除术后行 ERCP 诊疗，肠道术后不久行支架置入术等。

三、急诊消化内镜的特殊情况告知

1. 内镜诊疗具有不确定性

包括内镜检查后病因仍不明确和内镜治疗后效果仍不明确，如消化道出血，在消化内镜检查中，未见明显出血病灶，可能需再次做消化内镜检查，或采取相应治疗后病情仍未得到控制，甚至恶化，有时需要再次进行消化内镜诊疗等。

2. 掌握消化内镜诊治的相对禁忌和绝对禁忌

有些患者可能有消化内镜下检查的适应证及指征，但因各种因素（如年龄大、基础疾病多、心肺功能差、病情危重、生命体征极不平稳等），患者无消化内镜下治疗及手术的条件，勉强进行可能危及生命，此时应向患者或家属说明，待条件成熟后再进行，或改变诊疗方案。

3. 自身消化内镜技术条件有限而需转科、转院

虽有急诊消化内镜指征但因医疗设备和技术条件的限制，出现需转外科手术或转有条件的医院行急诊消化内镜诊疗两种选择的情况时，医生应将消化内镜诊疗与手术的适应证及相关风险向患方告知，由患者及家属做出决定。

4.消化内镜检查后需更改治疗方案

一部分患者行消化内镜检查后，因内镜下的情况与预期的不一致，需更改治疗方案，治疗风险也随之发生改变，治疗费用等也不相同，此时应向家属告知，并重新签署知情同意书。

5.一种疾病有多种治疗方法的选择告知

有一部分疾病的治疗措施可能有多种方法，例如胆总管结石＋胆囊结石的患者，可以选择先行 ERCP＋ 取石术，再行胆囊切除术，亦可直接选择外科手术治疗，医务人员需将两者的优劣详细告知患者，由患者自主选择。

6.并发症发生后需转外科手术的告知

消化内镜检查及消化内镜治疗均可出现出血、穿孔等并发症，有外科手术可能，亦需告知。在实际发生并发症后应在抢救患者的同时，第一时间向患者或家属告知，对其下一步的诊疗，包括外科手术的必要性等进行告知。

（许斌斌　王蓉）

第四节　几种急诊消化内镜诊治的谈话告知范文

急诊消化内镜属于一种有创的诊疗手段，应当履行书面知情同意手续，医患双方签署书面的知情同意书。患者不具备完全民事行为能力时，由其法定代理人签字；患者因病无法签字时，应当由其授权的人员签字；为抢救患者，在法定代理人或被授权人无法及时签字的情况下，上报医疗科，可由医疗机构负责人或者授权的负责人签字。表 2-1 是急诊消化内镜诊疗的通用知情同意书范文，表 2-2、表 2-3 是几种特殊急诊消化内镜诊疗的专用知情同意书范文。

表 2-1　急诊消化内镜知情同意书

姓名		性别		年龄		地址	
ID 号		住院号		床号		科室	
疾病介绍和建议： 　　目前诊断考虑为_____，根据你病情诊治的需要，准备进行_____， 建议你认真了解以下相关内容并做出是否接受消化内镜诊疗的决定。							
检查或治疗中、或之后可能出现因患者自身疾病所致或消化内镜诊治相关的医疗意外及并发症	（1）过敏反应、过敏性休克； （2）麻醉意外； （3）腹痛、腹胀； （4）消化道出血、穿孔； （5）不可预知的心搏呼吸骤停、胸腹主动脉破裂、脑血管意外或猝死； （6）加重或诱发原有疾病； （7）过度呕吐，发生食管贲门撕裂、吸入性肺炎、误吸窒息可能； （8）咽部损伤、喉头痉挛； （9）感染； （10）下颌关节脱位； （11）其他难以预料的意外；						

续表

	（12）需要外科手术； （13）术中及术后疼痛； （14）拔镜困难； （15）麻醉或镇静后出现遗忘； （16）术中损伤神经、血管及邻近器官； （17）操作不成功。 　　除上述情况外，该医疗措施在实施过程中、后可能发生其他并发症或者需要提请患者及家属特别注意的其他事项，如：_____ _____
会增加消化内镜操作风险的情况，请患者及家属如实说明并在（　）内打√或填写	严重心、肺、脑、肝、肾或其他严重疾病（　）、高血压病（　）、血友病（　）、胸腹主动脉瘤（　）、过敏史（　）、精神失常（　）、妊娠（　）、高度脊柱畸形（　）、青光眼（　）。近7天内有无服用阿司匹林、氯吡格雷、达比加群、利伐沙班、西洛他唑、华法林等影响凝血功能的药物（　）。有无胃肠道或肝胆胰手术史（　）。 　　其他需要告知医生的风险或情况： _____
医院声明	医生严格按医疗工作制度及操作常规进行检查、治疗，尽量避免以上情况的发生，但由于每个患者的特殊性及医学的局限性，以上情况有时仍无法避免。一旦发生上述风险和意外，医生会采取积极应对措施尽力救治，但经抢救后亦有可能效果不佳或无效，院方仍按规定收取医疗费用。患者或家属及单位应做好思想准备。若同意检查、治疗，并同意以上条件，签字为证，如不同意检查、治疗，医院决不勉强
患方意见	对于本次检查或治疗的内容及有关术中、术后可能出现的并发症或意外，贵院已详尽作了说明，我们已充分理解，认为是有必要进行的，经慎重考虑，愿意承担由于疾病本身或现有医疗技术所限而致的并发症及意外情况，同意医生检查、治疗，并签字为证，若出现需要外科处理的并发症，同意无条件转外科治疗 　　患者签名_____　签名日期_____年___月___日 　　如果患者无法签署知情同意书，请其授权的亲属在此签名： 　　患者授权亲属签名_____　与患者关系_____　签名日期_____年___月___日
医生陈述	我已经告知患者将要进行的手术方式、此次手术及术后可能发生的并发症和风险、可能存在的其他治疗方法并且解答了患者关于此次手术的相关问题。 　　医生签名_____　签名日期_____年___月___日

表 2-2　急诊 ERCP 知情同意书

姓名		性别		年龄		地址	
ID 号		住院号		床号		科室	

疾病介绍和治疗建议：

　　目前诊断考虑为_____，根据你病情诊治的需要，准备进行_____，治疗预期：

　　（1）十二指肠镜检查及内镜逆行胆胰管造影术（ERCP）预期将有助于对上述疾病的进一步诊断。

　　（2）内镜下乳头括约肌切开术（EST）将预期达到解除胆管或胰管梗阻及进一步取出肝外胆管或胰管结石的目的。

　　（3）内镜下逆行胆管引流术（ERBD）、经内镜下十二指肠鼻胆引流术（ENBD）或内镜下胰管支架引流术（ERPD）预期将达到解除胆管或胰管梗阻和胆胰管引流的目的。

　　如果不及时治疗上述疾病，将导致黄疸、胆系感染、感染中毒性休克、肝功能损害、肝功能衰竭、诱发肝性脑病；同时也可诱发其他心、脑血管事件，或导致肾功能衰竭等，重者可危及生命。建议你认真了解以下相关内容并做出是否接受消化内镜诊疗的决定

续表

检查或治疗中、或之后可能出现因患者自身疾病所致或消化内镜诊治相关的医疗意外及并发症	（1）过敏反应、过敏性休克； （2）麻醉意外； （3）腹痛、腹胀； （4）消化道出血、穿孔； （5）不可预知的心搏呼吸骤停、胸腹主动脉破裂、脑血管意外或猝死； （6）加重或诱发原有疾病； （7）过度呕吐，发生食管贲门撕裂、吸入性肺炎、误吸窒息可能； （8）咽部损伤、喉头痉挛； （9）感染； （10）下颌关节脱位； （11）其他难以预料的意外； （12）需要外科手术； （13）术中及术后疼痛； （14）拔镜困难； （15）麻醉或镇静后出现遗忘； （16）术中损伤神经、血管及邻近器官。 ERCP诊治过程中除以上可能出现的并发症和风险外，还可能发生： （1）迷走神经兴奋综合征； （2）胆系感染； （3）ERCP术后胰腺炎； （4）十二指肠及胆胰管损伤； （5）偶有胆胰管支架及鼻胆胰管移位、脱落可能； （6）乳头括约肌切口即时或迟发性出血（尤其是服用阿司匹林、非甾体类抗炎药及其他抗凝药物，存在凝血功能异常、肾功能不全或少数血管变异的情况下更易发生），大出血时需要输血、放射介入栓塞止血，甚至需要中转开腹手术止血； （7）十二指肠穿孔，特别是伴发腹膜炎时需要转开腹手术； （8）结石难以取出或取石网篮及结石嵌顿需要放射介入治疗或中转开腹手术； （9）胆胰管取石不能一次完成，需要二次或多次取石或中转开腹手术； （10）由于十二指肠、胆胰管、乳头及其他邻近器官的解剖变异或疾病程度本身而导致操作不成功； （11）上述并发症严重时，可能延长住院时间，需要重症监护或施以外科手术，并因此增加医疗费用。在极少数情况下，还可能导致永久残疾，甚至死亡； （12）除上述情况外，该医疗措施在实施过程中、实施后可能发生其他并发症或者需要提请患者及家属特别注意的其他事项，如：_____
会增加消化内镜操作风险的情况，请患者及家属如实说明并在（　）内打√或填写	严重心、肺、脑、肝、肾或其他严重疾病（　）、高血压病（　）、血友病（　）、胸腹主动脉瘤（　）、过敏史（　）、精神失常（　）、妊娠（　）、高度脊柱畸形（　）、青光眼（　）。近7天内有无服用阿司匹林、氯吡格雷、达比加群、利伐沙班、西洛他唑、华法林等影响凝血功能的药物（　）。有无胃肠道或肝胆胰手术史（　）。 其他需要告知医生的风险或情况：_____
医院声明	医生严格按医疗工作制度及操作常规进行检查、治疗，尽量避免以上情况的发生，但由于每个患者的特殊性及医学的局限性，以上情况有时仍无法避免。一旦发生上述风险和意外，医生会采取积极应对措施尽力救治，但经抢救后亦有可能效果不佳或无效，院方仍按规定收取医疗费用。患者或家属及单位应做好思想准备。若同意检查、治疗，并同意以上条件，签字为证，如不同意检查、治疗，医院决不勉强

患方意见	对于本次检查或治疗的内容及有关术中、术后可能出现的并发症或意外，贵院已详尽作了说明，我们已充分理解，认为是有必要进行的，经慎重考虑，愿意承担由于疾病本身或现有医疗技术所限而致的并发症及意外情况，同意医生检查、治疗，并签字为证，若出现需要外科处理的并发症，同意无条件转外科治疗。 患者签名＿＿＿＿＿签名日期＿＿＿＿年＿＿＿月＿＿＿日 如果患者无法签署知情同意书，请其授权的亲属在此签名： 患者授权亲属签名＿＿＿＿＿与患者关系＿＿＿＿＿签名日期＿＿＿＿年＿＿＿月＿＿＿日
医生陈述	我已经告知患者将要进行的手术方式、此次手术及术后可能发生的并发症和风险、可能存在的其他治疗方法并且解答了患者关于此次手术的相关问题。 医生签名＿＿＿＿＿签名日期＿＿＿＿年＿＿＿月＿＿＿日

表 2-3 内镜下食管胃静脉曲张介入治疗知情同意书

姓名		性别		年龄		地址	
ID 号		住院号		床号		科室	

疾病介绍和治疗建议：

目前诊断考虑为＿＿＿＿＿＿＿＿＿＿＿＿＿＿＿，根据你病情诊治的需要，准备进行＿＿＿＿＿＿＿＿＿＿＿＿＿＿＿＿＿＿。

如果不及时止血或预防再出血治疗，将导致贫血、失血性休克、肝功能损害、肝功能衰竭、诱发肝性脑病；同时也可诱发其他心、脑血管事件，或导致肾功能衰竭等。重者可危及生命。但该项操作技术是消化内镜介入治疗中比较复杂而疑难的技术，有一定的创伤性和危险性，也并不能完全保证实施该项医疗措施的效果。建议你认真了解以下相关内容并做出是否接受消化内镜诊疗的决定

检查治疗中、或之后可能出现因患者自身疾病所致或消化内镜诊治相关的医疗意外及并发症	（1）过敏反应、过敏性休克； （2）麻醉意外； （3）腹痛、腹胀； （4）消化道出血、穿孔； （5）不可预知的心搏呼吸骤停、胸腹主动脉破裂、脑血管意外或猝死； （6）加重或诱发原有疾病； （7）过度呕吐，发生食管贲门撕裂、吸入性肺炎、误吸窒息可能； （8）咽部损伤、喉头痉挛； （9）感染； （10）下颌关节脱位； （11）其他难以预料的意外； （12）需要外科手术； （13）术中及术后疼痛； （14）拔镜困难； （15）麻醉或镇静后出现遗忘； （16）术中损伤神经、血管及邻近器官过敏反应、过敏性休克； （17）操作不成功。 食管胃静脉曲张介入诊治过程中除以上可能出现的并发症和风险外，还可能发生： （1）发热； （2）胸痛； （3）食管穿孔、脓胸； （4）吞咽困难； （5）菌血症； （6）食管黏膜内血肿； （7）胸腔积液及其他肺部并发症（肺浸润、肺不张、急性呼吸窘迫综合征等）； （8）纵隔炎、心包积液；

续表

	（9）异位栓塞（肺、脑、心脏等）； （10）食管狭窄； （11）其他少见并发症，如一过性血红蛋白尿、镜下血尿等； （12）治疗效果不满意； （13）上述并发症严重时，可能延长住院时间，需要重症监护或施以外科手术，并因此增加医疗费用；在极少数情况下，还可能导致永久残疾，甚至死亡； （14）除上述情况外，该医疗措施在实施过程中、后可能发生其他并发症或者需要提请患者及家属特别注意的其他事项，如：_____ _____
会增加消化内镜操作风险的情况，请患者及家属如实说明并在（ ）内打√或填写	严重心、肺、脑、肝、肾或其他严重疾病（ ）、高血压病（ ）、血友病（ ）、胸腹主动脉瘤（ ）、过敏史（ ）、精神失常（ ）、妊娠（ ）、高度脊柱畸形（ ）、青光眼（ ）。近7天内有无服用阿司匹林、氯吡格雷、达比加群、利伐沙班、西洛他唑、华法林等影响凝血功能的药物（ ）。有无胃肠道或肝胆胰手术史（ ）。 其他需要告知医生的风险或情况： _____
医院声明	医生严格按医疗工作制度及操作常规进行检查、治疗，尽量避免以上情况的发生，但由于每个患者的特殊性及医学的局限性，以上情况有时仍无法避免。一旦发生上述风险和意外，医生会采取积极应对措施尽力救治，但经抢救后亦有可能效果不佳或无效，院方仍按规定收取医疗费用。患者或家属或单位应做好思想准备。若同意检查、治疗，并同意以上条件，签字为证，如不同意检查、治疗，医院决不勉强
患方意见	对于本次检查或治疗的内容及有关术中、术后可能出现的并发症或意外，贵院已详尽作了说明，我们已充分理解，认为是有必要进行的，经慎重考虑，愿意承担由于疾病本身或现有医疗技术所限而致的并发症及意外情况，同意医生检查、治疗，并签字为证，若出现需要外科处理的并发症，同意无条件转外科治疗。 患者签名_____签名日期_____年____月____日 如果患者无法签署知情同意书，请其授权的亲属在此签名： 患者授权亲属签名_____与患者关系_____签名日期_____年____月____日
医生陈述	我已经告知患者将要进行的手术方式、此次手术及术后可能发生的并发症和风险、可能存在的其他治疗方法并且解答了患者关于此次手术的相关问题。 医生签名_____签名日期_____年____月____日

（余砾 许斌斌 王蓉）

参考文献

[1] 陈维顺. 急诊消化内镜学 [M]. 长沙：中南大学出版社，2017.

[2] 左伟. 医院知情同意书汇编 [M]. 杭州：浙江大学出版社，2017.

[3] 中华人民共和国国家卫生和计划生育委员会. 消化内镜诊疗技术管理规范 [Z]，2013.

[4] 中华医学会消化内镜学分会 ERCP 学组，中国医师协会消化医师分会胆胰学组，国家消化系统疾病临床医学研究中心. 中国 ERCP 指南 [J]. 中国医刊，2018，53(11): 1185-1215.

[5] 中华医学会外科学分会门脉静脉高压学组. 肝硬化门静脉高压症食管、胃底静脉曲张破裂出血的诊治共识 [J]. 中国实用外科杂志，2015，35(10): 1086-1090.

[6] 章海华，王珠美，盛俊霞等. PDCA 循环模式对急诊胃镜患者焦虑情绪的影响 [J]. 世界华人消化杂志，2013，21(32): 3556-3560.

[7] 张理义，张琪. 心理医生手册 [M]. 第 2 版. 北京：人民军医出版社，2008.

[8] 张林英，郑斯杰. 上消化道异物 56 例经胃镜取出护理体会 [J]. 现代医药卫生，2014，20(30): 3140-3141.

第三章

急诊消化内镜管理

消化内镜作为一种重复性使用的诊断和治疗器械，构造精细，管腔复杂，材料特殊，不易清洗，同时内镜设备及附件的发展亦是日新月异，因此了解急诊消化内镜的管理，能够有助于我们更好地提高医院的急诊消化内镜诊治水平。

第一节 急诊消化内镜场所、设备及器械管理

随着消化内镜医疗的发展，诊疗技术也多种多样，而在进行急诊消化内镜诊疗过程中，选择合适的设备及创造优质的诊疗条件，均能够最大限度地提高急诊消化内镜效率、降低消化内镜操作过程中发生损伤和意外的风险。

一、急诊消化内镜诊疗场所

目前，消化内镜诊疗技术已普及到基层医院，常规开展消化内镜的医院均可开展急诊内镜诊疗工作。急诊消化内镜室（图 3-1）一般即为医院的常规内镜诊疗室，部分需要麻醉或危重患者或可能中转外科手术的，尽量于急诊科或手术室内进行。如果有条件，急诊消化内镜室为了便于患者抢救，应选在离急诊科或重症监护室较近的地方。急诊消化内镜室其室内布局除了按普通内镜诊疗室一般要求配置消化内镜基本诊疗设备外，还应注意急诊消化内镜的特殊性，需配备各种内镜治疗的附件和设备，并应符合手术麻醉的基本配置要求，即应配备常规监护设备、供氧与吸氧装置和单独的负压吸引装置、静脉输液装置、常规气道管理设备和急诊抢救药品器械，同时还应备抢救车（包括常用胃肠解痉药物及常用的急救药物，图 3-2）。

二、急诊消化内镜设备及器械

为了最大程度发挥急诊消化内镜的作用，在进行内镜操作之前做好准备工作是十分有必要的。选择良好的消化内镜设备是保证后续操作成功的前提，针对急诊消化内镜操作而言，最好选用带有附送水功能的消化内镜（图 3-3），同时配合透明帽（图 3-4）的应用能够充分暴露视野、增加操作空间、缩短操作时间。

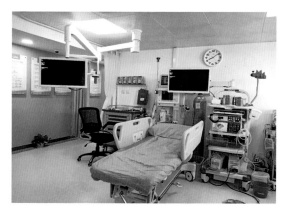

图 3-1　急诊消化内镜诊疗室

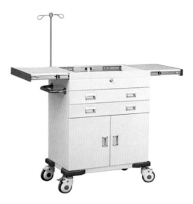

图 3-2　急诊消化内镜室抢救车

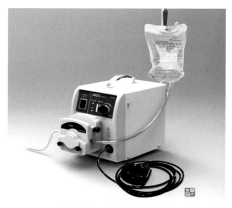

图 3-3　附送水装备

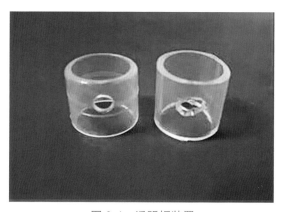

图 3-4　透明帽装置

（一）设备及器械的管理与保养

（1）严格管理制度，制定设备及器械操作规程，建立设备及器械的登记本，并实行专人负责，每日及每次术前后清点消化内镜器械及内镜附件是否齐全，禁止不熟悉仪器性能者使用仪器。

（2）定期检查器械及仪器性能是否完好等情况，检查无误后才能使用消化内镜及器械。

（3）进行安装、操作时需"轻拿、轻放、轻取、轻操作"，操作时动作应稳当，切勿让器械碰撞或过度扭曲。

（4）应严格按照原国家卫计委《消化内镜诊疗技术管理规范（2013年版）》和《软式内镜清洗消毒技术操作规范（2016年版）》的有关要求进行操作、消毒或灭菌。

（5）使用后应规范保存，并做好各项登记。

（二）急诊消化内镜的设备及器械准备

（1）根据急诊患者的病情需要准备消化内镜、主机及器械，并进行工作前准备，使所有装置均处于备用状态：确认消化内镜与主机的连接、送水瓶与送水管与消化内镜的连接、吸引器与消化内镜的连接、图像处理系统与消化内镜的连接，并注意送气、送水是否正常；器械是否准备正确，器械各部分的连接是否确切等。

（2）如开展外出急诊，携带消化内镜外出时，必须将消化内镜清洗消毒后装入专用的内镜转运车内搬运。消化道出血行急诊消化内镜时应备有另一套消化内镜，防止血块阻塞内镜孔道影响诊疗的进行。

（3）应做好急诊绿色通道，强调急诊消化内镜优先原则，在处理急诊患者时，应在人力、器械、时间上保证急诊消化内镜的顺利进行。

（三）急诊消化内镜的常用器械

急诊消化内镜应按治疗的要求准备相应的设备及器械，医生、护士应熟悉内镜下各配件的名称、用途、规格、操作方法及保养方法等。并定期进行专门培训。

1. 消化道异物

消化道异物是消化科最常见急症之一，而内镜取出异物为最直接有效的治疗方法，所需配件因异物大小、形态而定，主要包括异物钳、圈套器、网篮和网兜等，均可用于人体消化道钳取和清除异物。

（1）异物钳　由钳头、外管、拉索和手柄等构成，钳头采用医用不锈钢材料、尼龙材料、硅橡胶材料制成，外管采用医用不锈钢、塑料材料制成，拉索采用不锈钢、镍钛合金材料制成，手柄采用 ABS 材料制成。按钳头形式可分为椭圆形、折角形、爪形和网形等，临床上常用的包括鼠齿形异物钳（图 3-5）、鳄口形异物钳（图 3-6）、塘鹅嘴形异物钳（图 3-7）、三爪钳（图 3-8）等。

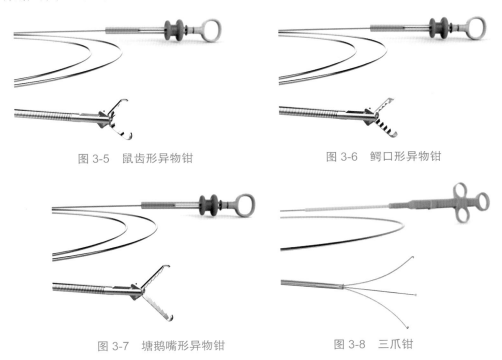

图 3-5　鼠齿形异物钳　　　　　　　　图 3-6　鳄口形异物钳

图 3-7　塘鹅嘴形异物钳　　　　　　　图 3-8　三爪钳

（2）圈套器　由电圈、管鞘、拉索、护套管及手柄组成，临床上主要用于消化道内息肉切除，但同时也可用于消化道异物的取出，根据异物的特征可选择不同类型的圈套器型号，如椭圆形（图 3-9）、六边形（图 3-10）、半月形（图 3-11）、支撑形（图 3-12）等。

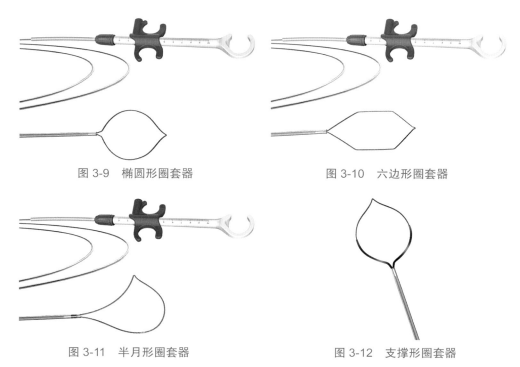

图 3-9　椭圆形圈套器　　　　　　　　图 3-10　六边形圈套器

图 3-11　半月形圈套器　　　　　　　　图 3-12　支撑形圈套器

（3）网篮和网兜　根据异物的大小、类型，可选用不同规格的网篮（图 3-13）和网兜（图 3-14），网篮主要由导引头、篮、外管、拉索、护套管、手柄等组成，可用于取出胆管内小于 1.5cm 的结石或上下消化道的异物，根据网篮特征可分为钻石形、螺旋形等。而网兜包括线圈、套管和取物兜；线圈包括线圈头、热熔结和拉环，套管套于线圈上，使得线圈能够在其中滑动并收缩于其中；取物兜可分为圆锥形或圆柱形，其直径有以下几种型号：20mm×50mm、20mm×55mm、30mm×60mm、40mm×75mm 等。

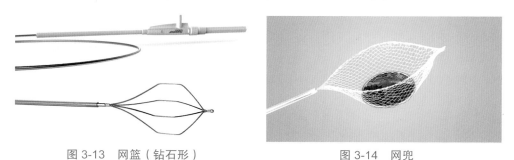

图 3-13　网篮（钻石形）　　　　　　　图 3-14　网兜

2. 消化道出血

由于内镜技术的普及和各种内镜下止血法的广泛开展，使得急诊消化内镜成为诊治消化道出血的首选方法。诊治过程中需根据病情，可选择相应的内镜配件，如止血夹、热止血钳、内镜下注射针等。针对食管 - 胃底静脉曲张的出血，常用的内镜下治疗方法有曲张静脉套扎术（EVL）、硬化剂及组织黏合剂注射法。

（1）内镜下注射针　内镜注射止血术是消化道出血内镜治疗的重要方法，是指利用内镜将药物注射在出血部位或四周，以达到止血的一种治疗，该方法需利用特殊的注射针

（图 3-15），该注射针由针头、导引头、输液内管、外管、护套管、助推管及前手柄、注液手柄组成，根据注射的液体及部位，可选择不同的针尖长度：4mm、5mm、6mm。

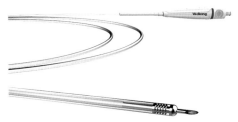

图 3-15　一次性注射针

（2）多环套扎器　套扎器由两个主要元件组成：套扎元件（图 3-16）和配有牵引导丝和内镜固定器的手柄元件（图 3-17）。套扎元件中弹性环材料为制模聚异戊二烯，临床上用于食管静脉曲张和肛门直肠痔的内镜下结扎。

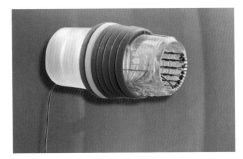

图 3-16　套扎器

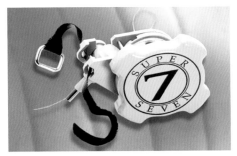

图 3-17　套扎手柄

（3）热止血钳　主要由操作部、先端部、插入部和电缆插头构成，可兼容内镜管道直径在 2.8mm 以上，其前端的钳杯最大开幅可达 5～6.5mm，很适用于内镜下对组织的凝结和止血，对于出血量不大的小血管出血，可使用热凝固治疗，通过对出血的血管进行凝固从而达到止血的效果（图 3-18）。

（4）止血夹　主要由钛合金的夹子和钛夹尾部两部分构成，不同公司为了区分不同的夹子产品，又有不同的产品名称，比如止血夹（图 3-19）、和谐夹、波科大夹、合金耙状夹（OTSC）等，很适用于胃肠道出血的止血和胃肠道组织创面进行闭合治疗。

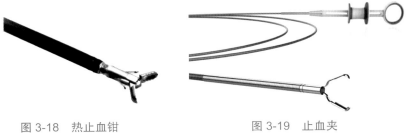

图 3-18　热止血钳　　　　图 3-19　止血夹

3. 消化道穿孔

目前越来越多的消化道穿孔、吻合口瘘均可通过内镜下闭合方法进行即刻缝合或者封堵，常用的方法主要包括：内镜下夹闭术、内镜下缝合术、消化道支架置入术等。

（1）内镜下夹闭术　内镜下利用钛夹等特殊装置对穿孔部位进行夹闭，如钛夹闭合穿孔、钛夹联合尼龙绳荷包闭合穿孔，对于创面较大的闭合可选用 OTSC（图 3-20、图 3-21），可分为 3 种型号：圆齿形夹（a 型）、尖齿形夹（t 型）及长、尖齿形夹（gc 型），分别适用于消化道不同的部位及创面穿孔的闭合（10～30mm）。

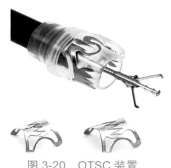
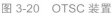
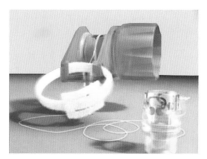

图 3-20　OTSC 装置　　　　　图 3-21　OTSC 释放装置

（2）内镜下缝合术　该方法适用于消化道管壁缺损较大的创面闭合，目前内镜下缝合技术多采用 Eagle claw、OverStitch（图 3-22）、T-tag、尼龙绳联合金属夹（图 3-23）等，但并未普及开展使用。而其中尼龙绳联合金属夹闭合技术无需复杂的辅助器械，仅应用现有的尼龙绳圈及金属夹便能对较大的消化道管壁缺损进行有效的闭合。

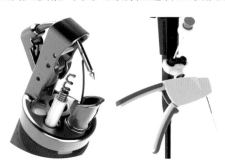
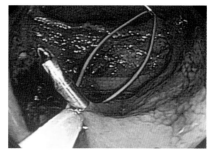

图 3-22　OverStitch　　　　　图 3-23　尼龙绳联合金属夹

（3）消化道支架置入术　常用覆膜支架置入封堵难以闭合的穿孔或瘘口（使用方法见下文消化道梗阻章节）。

4. 消化道梗阻

消化道梗阻可分为良性梗阻和恶性梗阻。以往大多采用外科手术治疗，近年来均可采用内镜下扩张术或支架置入术，已能很好地解决梗阻的问题。

（1）消化道梗阻探条或球囊扩张术　该方法主要用于良性梗阻与狭窄病变的扩张治疗，扩张探条常用的为 Savary 扩张探条，完整的扩张器（图 3-24）由 6 根扩张条和 1 根导引钢丝组成，扩张条柔软度适中，前端有顺滑的圆锥，能起到扩张狭窄部位的作用，根据狭窄情况，可选择不同类型的扩张条直径，如 5mm、7mm、9mm、11mm、13mm、15mm。球囊扩张导管（图 3-25）分为 A 型（球囊扩张导管）与 B 型（带预埋导丝球囊扩张导管）两种。A 型球囊扩张导管由球囊、显影标志、导管、球囊保护套、支撑杆及三通手柄等组成；B 型球囊扩张导管由导引头、球囊、预埋导丝、导管、球囊护套管及三通手柄等组成。

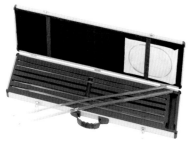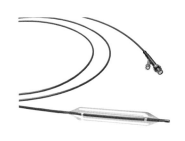

图 3-24　扩张探条　　　　　图 3-25　球囊扩张

（2）消化道梗阻支架置入术　目前支架基本为钛镍合金或不锈钢金属支架，按设计形式可分为无覆膜支架、部分覆膜支架及全覆膜支架。

① 食管支架：支架成分为钛镍形状记忆合金，置入器成分为 PVC、聚乙烯、ABS、医用不锈钢。适用于有手术禁忌的食管癌、贲门癌、化学损伤或其他创伤造成的食管及贲门狭窄、术后吻合口狭窄等方面。食管支架规格参数：直径有 14～22mm，长度有 40～160mm，可分为推送式和捆绑式，在临床上，因使用目的不同而具有不同种类的食管支架。其中覆膜食管支架（图 3-26）不仅能有效扩张狭窄部，同时其覆膜结构能有效防止肿瘤向内生长，降低二次狭窄的可能性。还可选配覆膜防反流食管支架（图 3-27），能有效抑制胃食管反流。

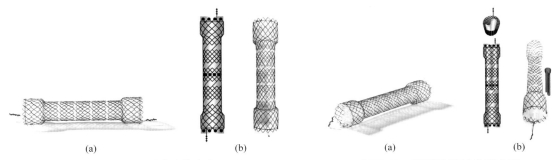

(a)　　　　　　　(b)　　　　　　　(a)　　　　　　　(b)

图 3-26　覆膜食管支架　　　　　　　图 3-27　覆膜防反流食管支架

② 肠道支架：支架是用镍钛合金丝制成的自膨性支架，未释放前均固定在推送器内，推送器以顶头，放射线不透过性标志环，外鞘，外鞘手柄，安全钮，推送杆和推送杆手柄构成，临床上常用于扩张不适宜手术的十二指肠、幽门部癌症、结直肠癌症晚期患者的肠道狭窄的缓解治疗，根据病灶狭窄情况可选择支架直径为 18～25mm，长度为 70～180mm 各种规格型号的肠道支架（图 3-28）及支架推送器（图 3-29）。

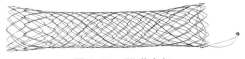

图 3-28　肠道支架

5.胆胰疾病

急诊经内镜逆行胆胰管造影（ERCP）对于挽救患者生命，缓解胆胰症状和阻止病情发展，减少并发症的发生有重要的临床价值，操作过程中需使用以下各类配件（图 3-30～图 3-37）。

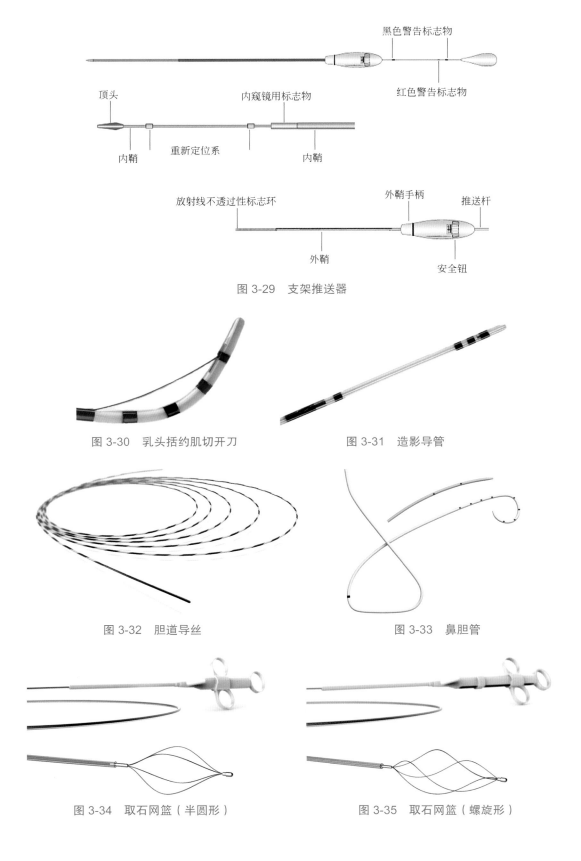

图 3-29　支架推送器

图 3-30　乳头括约肌切开刀　　　　图 3-31　造影导管

图 3-32　胆道导丝　　　　图 3-33　鼻胆管

图 3-34　取石网篮（半圆形）　　　　图 3-35　取石网篮（螺旋形）

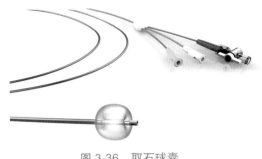

图 3-36　取石球囊

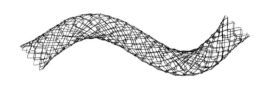

图 3-37　胆道支架

（陈龙平　刘建强）

第二节　急诊消化内镜药品管理

消化内镜中心日常使用的药品种类繁多，包括内镜检查前用药、止血药、镇静药、麻醉药品等，各类药品需规范管理，既要保障日常所需量，又要防止药品积压过多而失效。因此需固定专人负责管理，定期检查药品种类与数量，根据既往药品使用的频率，估算大致需求量，保持固定的药品基数，不经常使用的药品要定期查看失效期。本节将急诊消化内镜常用的药品进行分类介绍。

一、急诊消化内镜药品管理制度

（1）急诊消化内镜药品必须置于指定区域或位置存放，种类和数量要确保满足急诊消化内镜需要。药品每次用后须及时补充，次日应有专人再次核查。保证急诊消化内镜药品处于应急随时可用状态。

（2）其中急救药品必须置于急救车或专用急救柜指定区域存放，要根据药品种类与性质（如针剂、内服、外用、毒麻药等），定位存放，标记明显。

（3）急救药品专人管理，工作人员不得私自取用　有专用急救药品登记本记录急救药品用途、种类、规格、数量、有效期和使用、补充时间等，随时备查。

（4）建立急救药品基数及质量检查制度　急救药品登记本置于急救车外。定期检查急救药品、规格、种类、数量、有效期是否与账目相符，记录并签名。每周检查一次时，可以用封条管理。

（5）麻醉及一类精神药品按相关规定管理　专人管理，专柜存放，加锁保管；每班两名护士清点、交接并双签名，保证基数；医生开具医嘱及专用处方后方可使用，用后保留空安瓿，其他人员不得私自取用、借用；建立麻醉及一类精神药品使用登记本，注明使用时间、患者姓名、床号、药名、剂量及余量处理方式，护士两人核对签名。

二、急诊消化内镜常用药品

消化内镜中心日常使用的急诊药品种类繁多，每一位医护人员必须严格掌握各类药品的适应证、用法用量、禁忌证。只有熟练掌握各类药品知识，才能让其更好地发挥价值，帮助每一位患者。

（一）内镜检查前用药

1. 二甲硅油（或西甲硅油）

二甲硅油（或西甲硅油）为祛泡剂。胃镜检查前 15 ~ 30min，口服或灌注本品 0.5% ~ 1.0% 的水悬液 30 ~ 50ml。在内镜检查中，如仍有泡沫，可经孔道注入冲洗。注意事项：①本品水悬液用时新鲜配制，并应于 3 天内用完；②本品水悬液在温度过低情况下，宜稍加温后再用；③当药品性状发生改变时禁止使用。

2. 链霉蛋白酶颗粒

链霉蛋白酶颗粒用于胃镜检查前溶解去除胃内黏液。胃镜检查前的 15 ~ 30min，将 20000U 的链霉蛋白酶（1 袋）和 1g 碳酸氢钠加入 50 ~ 80ml 饮用水（20 ~ 40℃）中，振摇溶解后，口服。在服用本品后变换体位，可以使效果更佳。疑有胃内出血者慎用。

3. 盐酸达克罗宁胶浆

盐酸达克罗宁胶浆为局部麻醉药。用于上消化道内镜检查时的喉头麻醉和润滑，同时祛除腔道内泡沫，使视野清晰。用时振摇，于胃镜检查前将本品 8 ~ 10ml 含于咽喉部，片刻后慢慢吞下，10 ~ 15min 后可行胃镜检查。急性病患者及消化道黏膜严重损伤患者应酌情减少剂量。

4. 盐酸利多卡因

盐酸利多卡因主要用作表面麻醉。表面麻醉：2% ~ 4% 可作内镜检查用，每次 2% 10 ~ 30ml，4% 5 ~ 15ml。咽喉、气管用一次最大剂量 100 ~ 200mg。使用前询问有无利多卡因过敏史，应用喷雾剂时不要呛进患者的肺部，喷洒时可让患者屏住呼吸或让患者发"啊"的声音，并同时喷洒，儿童、高龄或身体不好的患者要谨慎给药，严格控制药量。

5. 盐酸奥布卡因凝胶

盐酸奥布卡因凝胶用于表面麻醉和润滑镇痛。胃镜检查或食管扩张：可将本品 10 ~ 20ml 含在咽喉部位，大约 5min 后咽下；或滴于患者舌根部，令患者做吞咽动作，立即起麻醉作用。同时将本品涂于胃镜管或扩张器的表面（起润滑作用）即可操作。为避免使用本品后发生过敏反应，故在应用本品时应注意密切观察患者用药后的状态和反应，尽量采用较低浓度及较小剂量给药。对本品和苯甲酸酯类局麻药有过敏史者禁用。

（二）解痉药

急诊消化内镜操作过程中，患者因胃肠痉挛或蠕动强烈，可导致进镜或观察困难，内镜操作过程延长，适当应用解痉药可缓解患者腹痛，减少操作难度。急诊消化内镜常见的解除痉挛药物有以下几种。

1. 间苯三酚注射液

用于消化系统和胆道功能障碍引起的急性痉挛性疼痛。用于胃肠镜检查治疗术前减少胃肠道痉挛或蠕动时，一般于内镜操作前 5 ~ 10min 予间苯三酚注射液 40 ~ 80mg 静脉推注。

对本品过敏者禁用。

2.盐酸屈他维林注射液

常规剂量皮下注射成人每次 40～80mg，肌内注射、静脉注射同皮下注射剂量，静脉注射需缓慢。常于内镜诊疗前 5～10min 使用以减少胃肠道蠕动。严重房室传导阻滞、心力衰竭者及严重肝、肾功能损害者禁用。

3.盐酸山莨菪碱

对胃肠道平滑肌有松弛作用，并抑制其蠕动，作用较阿托品稍弱，其抑制消化道腺体分泌。成人每次肌注 5～10mg，小儿 0.1～0.2mg/kg。不良反应常见的有口干、面红、视物模糊等；少见的有心搏加快、排尿困难等；上述症状多在 1～3h 内消失。用量过大时可出现阿托品样中毒症状。青光眼、前列腺肥大患者禁用。

（三）内镜下治疗常用止血药

消化道出血常需要进行急诊消化内镜下的干预治疗，在治疗消化道出血过程中，部分止血药的局部喷洒或注射有着不可替代的作用，具体介绍如下。

1.盐酸肾上腺素注射液

盐酸肾上腺素注射液 1mg+ 生理盐水 10ml（1∶10000）用于出血部位及血管周围进行多点注射，每点 0.5～1.0ml，直至出血停止。高血压、器质性脑病、心血管病、青光眼等慎用。器质性心脏病、冠状动脉疾病、洋地黄中毒、外伤性及出血性休克、心源性哮喘等患者禁用。

2.重酒石酸去甲肾上腺素

配制成 1∶100000 用于局部黏膜喷洒，具有强烈收缩血管，明显减少血流量，延缓出血，最后达到止血效果。高血压、动脉硬化、甲状腺功能亢进症、糖尿病、闭塞性血管炎、血栓病患者慎用。禁止与含卤素的麻醉剂和其他儿茶酚胺类药合并使用，可卡因中毒及心动过速患者禁用。

3.凝血酶（用于消化道出血）

（1）局部止血用灭菌水或氯化钠注射液配制为 50～200U/ml 的溶液喷雾或本品干粉喷洒于创面。

（2）消化道止血用生理盐水或温开水（不超过37℃）溶解成 10～100U/ml 的溶液。口服或局部灌注，也可根据出血部位及程度增减浓度、次数。严禁注射，必须直接与创面接触，才能起止血作用，现配现用。对本品有过敏史者禁用。

4.注射用凝血酶

本品临床可用于需减少流血或止血的各种医疗情况，也可用来预防出血，如手术前用药，可避免或减少手术部位及手术后出血。静注、肌注或皮下注射，也可局部用药，一般出血：成人 1～2U（1～2支）；儿童 0.3～0.5U（约 1/3～1/2支）。紧急出血：立即静推 0.25～0.5U（1/4～1/2支），同时肌内注射 1U（1支）。可用于内镜过程中喷洒于创面止血，具体配制方法：凝血酶 2U（或 4U）+40ml 生理盐水局部喷洒，局部用药理论上不受剂量限制，可根据创面大小及出血严重程度酌情调整剂量。有血栓病史者慎用。对本品中任何成分过敏者禁用。

5. 聚桂醇注射液

用于内镜下食管－胃底静脉曲张出血的急诊止血及曲张静脉的硬化治疗。食管曲张静脉活动性出血时，采用环绕出血点＋出血点处直接注射技术止血，一个出血点局部用量 10ml 左右，最大剂量不超过 15ml。曲张静脉硬化治疗，采用单纯静脉内注射技术时，每次注射 2～4 个点，每点注射剂量 3～15ml；采用静脉旁－静脉内联合注射技术时，以静脉旁注射为主，从距食管齿状线 1～2cm 处开始逆行性硬化治疗，静脉旁黏膜下多点注射，每点注射量以注射局部出现灰白色隆起为标准，通常用量不超过 1ml，静脉内注射每点 1～2ml；一次硬化治疗总剂量不超过 35ml（详见本书第十章第二节的"内镜下硬化剂注射术"）。不良反应包括暂时胸痛、心功能降低、吞咽困难、胃灼热、反酸、便秘等。患者处于休克状态或对本品过敏者禁用，切记勿注入动脉血管。

6. 组织胶水

适用于食管和胃底静脉曲张栓塞治疗。用于血管栓塞时，在血管内快速聚合固化，形成圆柱形胶体，从而封堵血管，阻止血液流动，达到栓塞止血目的。一般注射点选择在出血灶静脉的近端，形成静脉瘤者选在瘤体侧壁，尽量不在瘤体顶部、出血灶或其旁注射，因其壁薄，易撕裂出血。目前常用的方法有以下 3 种。

① 传统三明治法：高渗糖（碘油）－组织胶－碘油。
② 改良三明治法：聚桂醇－组织胶－聚桂醇。
③ 直接推注法：依据病变血管大小、血液循环时间的长短、栓塞病变血管的容量，按一定比例用碘油或碘苯酯稀释后注射（详见本书第十章第二节）。严重心肺疾患、休克、昏迷、全身衰竭、神经精神异常不能配合者禁用，存在胃肾血管分流者禁用。

（四）镇静、镇痛及拮抗药

为了减少患者的不适，确保急诊消化内镜顺利有效地进行，有时在急诊消化内镜诊疗过程中会使用镇静镇痛药物，术后会使用上述镇静镇痛拮抗剂进行复苏，具体介绍如下。

1. 咪达唑仑

为苯二氮䓬类药物。咪达唑仑用于消化内镜诊疗镇静时，成人初始负荷剂量为 1～2mg（或小于 0.03mg/kg），1～2min 内静脉给药。可每隔 2min 重复给药 1mg（或 0.02～0.03mg/kg）滴定到理想的轻、中度镇静水平，产生镇静、催眠、抗惊厥及肌肉松弛作用，有效减轻或消除内镜操作带来的不适，还可产生短暂的顺行性记忆缺失，使患者不能回忆起在药物高峰期间所发生的事情。操作中应监测血压、脉搏、呼吸、血氧饱和度。妊娠初期 3 个月内的妇女、对苯二氮䓬类过敏者禁用。

2. 舒芬太尼

主要作用于 μ 阿片受体。用作镇痛药。由于与阿片受体的亲和力较芬太尼强，因而不仅镇痛强度更大，而且作用持续时间也更长。麻醉辅助镇痛：麻醉时间长约 2h 者，1~2μg/kg；麻醉时间长为 2~8h 者，2~8μg/kg。麻醉诱导或维持麻醉：10~30μg/kg，分次给予。本药具有呼吸抑制、呼吸暂停、骨骼肌强直、低血压等不良反应，使用时需密切监测生命体征，做好抢救措施。有呼吸系统疾病和肝、肾功能不全的患者慎用。

3. 氟马西尼

用于逆转苯二氮䓬类药物所致的中枢镇静作用。用于终止苯二氮䓬类药物诱导及维持的全身麻醉时，推荐的初始剂量为 15s 内静脉注射 0.2mg。如果首次注射后 60s 内清醒程度未达到要求，则追加给药 0.1mg，必要时可间隔 60s 后再追加给药一次，直至最大总量 1mg，通常剂量为 0.3~0.6mg。妊娠头 3 个月的孕妇、麻醉后肌松剂作用尚未消失的患者禁用。

4. 盐酸纳洛酮注射液

本品为阿片类受体拮抗药。用于解除阿片类药物复合麻醉术后所致的呼吸抑制，并催醒患者。因本品具有明显个体差异，应用时应根据患者具体情况由医生确定给药剂量及是否多次给药。伴有心血管疾病史、肝脏疾病、肾功能不全、阿片类药物躯体依赖患者慎用。

（五）抢救药品

消化科急诊需要急诊消化内镜干预的患者往往病情危重或高龄，或合并有较多心肺等基础疾病，因此在急诊消化内镜干预过程中，要备好常规抢救药品，具体抢救药品介绍如下。

1. 注射用硫酸阿托品

用于各种内脏绞痛，如胃肠绞痛及膀胱刺激症状；全身麻醉前给药；迷走神经过度兴奋所致的窦房传导阻滞、房室传导阻滞等缓慢型心律失常，也可用于继发于窦房结功能低下而出现的室性异位节律；抗休克等。

（1）皮下、肌内或静脉注射　成人常用量：每次 0.3~0.5mg，一日 0.5~3mg；极量：一次 2mg。儿童皮下注射：每次 0.01~0.02mg/kg，每日 2~3 次。静脉注射：用于治疗阿斯综合征，每次 0.03~0.05mg/kg，必要时 15min 重复一次，直至面色潮红、循环好转、血压回升、延长间隔时间至血压稳定。

（2）抗心律失常　成人静脉注射 0.5~1mg，按需可 1~2h 一次，最大量为 2mg。

（3）抗休克改善循环　成人一般按体重 0.02~0.05mg/kg，用 5% 葡萄糖注射液稀释后静注或用葡萄糖水稀释后静滴。青光眼及前列腺肥大者、高热者禁用。

2. 盐酸多巴胺注射液

适用于心肌梗死、创伤、内毒素败血症、心脏手术、肾功能衰竭、充血性心力衰竭等引起的休克综合征；补充血容量后休克仍不能纠正者，尤其有少尿及周围血管阻力正常或者较低的休克。由于本品可增加心排血量，也用于洋地黄和利尿药无效的心功能不全。如危重病例，先按每分钟 5μg/kg 递增至 20~50μg/kg，以达到满意效果。或本品 20mg 加入 5% 葡萄糖注射液 20~300ml 中静滴，开始时按 75~100μg/min 滴入，以后根据血压情况，可加快速度和加大浓度，最大剂量不超过每分钟 500μg。嗜铬细胞瘤、闭塞性血管病、频繁的室性心律失常等患者慎用。

3. 盐酸肾上腺素注射液

主要适用于各种原因引起的心脏骤停进行心肺复苏的主要抢救用药。亦可应用于支气管哮喘。抢救心脏骤停：可用于麻醉和手术中的意外、药物中毒或心脏传导阻滞等原因引起的心脏骤停，以 0.25 ~ 0.5mg 以 10ml 生理盐水稀释后静脉（或心内注射），同时进行心脏按压、人工呼吸、纠正酸中毒。治疗支气管哮喘：效果迅速但不持久。皮下注射 0.25 ~ 0.5mg，3 ~ 5min 见效，但仅能维持 1h。必要时每 4h 可以重复注射一次。用于抗过敏休克时，须补充血容量。高血压、器质性脑病、心血管病、青光眼等慎用。器质性心脏病、冠状动脉疾病、洋地黄中毒、外伤性及出血性休克、心源性哮喘等患者禁用。

4. 重酒石酸去甲肾上腺素

用于治疗急性心肌梗死、体外循环等引起的低血压；对血容量不足所致的休克、低血压或嗜铬细胞瘤切除术后的低血压，本品作为急救时补充血容量的辅助治疗，以使血压回升。用法：用 5% 葡萄糖注射液或葡萄糖氯化钠注射液稀释后静滴。高血压、动脉硬化、甲状腺功能亢进症、糖尿病、闭塞性血管炎、血栓病患者慎用。禁止与含卤素的麻醉剂和其他儿茶酚胺类药合并使用，可卡因中毒及心动过速患者禁用。

5. 复方右旋糖酐 -40 注射液

用于急性出血，特别适用于急性大出血的初始治疗；由于外伤、烧（烫）伤和出血等引起的外科低血容量性休克；手术期间的血容量减少；体外灌注时减少由于体外循环产生并发症的风险。成人每次静脉内输注本品 500 ~ 1000ml，应根据患者年龄、临床表现和体重调整用量。本品禁用于充血性心力衰竭患者及高乳酸血症患者。

6. 注射用硝普钠

用于高血压急症、急性心力衰竭。将本品 50mg（1 支）溶解于 5ml 5% 葡萄糖溶液中，再稀释于 250ml、500ml、1000ml 5% 葡萄糖溶液中，在避光输液瓶中静脉滴注。代偿性高血压如动静脉分流或主动脉缩窄时，禁用本品。

（黄玲　文晓冬）

第三节　急诊消化内镜人员管理

一、人员配备与职责

参与急诊消化内镜的人员至少需包括 1 名医生、2 名护士，急诊消化内镜医生必须既能熟练操作内镜设备及附件，处置各种消化内镜急症，又有丰富的临床及理论知识，应对心搏呼吸骤停等突发事件的应急处理能力，并可随时负责夜间及节假日急诊消化内镜操作。参与急诊消化内镜的护士应经过专业的消化内镜培训，其护龄至少在 3 年以上，认真履行岗位责任制，每天下班前需备好急诊所需物品及器械。急诊医护人员接诊患者需做到首诊责任制，对重症患者需确保"急诊绿色通道"。

检查前需认真执行"三查七对"制度，内镜医生需及时查看患者相关化验、检查结果，排除绝对禁忌证，并对家属充分交代病情及签署知情同意书，用药时护士需认真执行"三查七对"制度。工作人员在操作、消毒消化内镜时应穿工作衣、戴手套，对要求灭菌的消化内镜操作应按无菌手术要求进行穿戴与消毒，使用后内镜及附件需及时清洗、消毒。

二、患者的评估和准备

所有内镜操作须被看成是一种侵入性方法，因此保护患者、防止并发症的产生至关重要，在患者入室前，应对患者的伴随疾病、简要病史及近期用药史和过敏史做详细的询问，需排除严重的心肺疾病，停用相关抗凝药物等，了解最后一次进食或饮水的时间及量，患者还应常规行心电图检查，测量生命体征，必要时行胸部 X 线片或 CT 检查、心脏超声及肺功能检查，测量生命体征。根据检查类别摆放好体位，连接监护设备，自主呼吸下充分给氧（8 ~ 10L/min，3 ~ 5min），开放静脉通道，并记录患者生命体征。

（陈龙平　刘建强）

第四节　急诊消化内镜清洗消毒

内镜和附件的清洗、消毒对于患者来说是最基本的保护，也是减少交叉感染最重要的一种途径，没有完善的设备、高标准的内镜及附件清洗消毒，内镜中心（室）就不能为患者提供一个高标准的服务，因此严格消毒灭菌管理是避免医源性感染的重要手段和保障。急诊消化内镜相对于普通内镜而言，其清洗消毒具有相同点，但由于急诊内镜风险性更大，更加需要引起我们重视，进一步加强防护。

一、清洗消毒设备

清洗消毒设备：①手工清洗槽、漂洗槽、消毒槽、终末漂洗槽；②全管道灌流器，宜配备动力泵；③各种内镜专用毛刷；④压力水枪和（或）压力气枪及相应设备；⑤超声波清洗机；⑥测漏仪器；⑦计时器；⑧内镜及附件运送容器；⑨不掉屑且质地柔软的擦拭布、垫巾；⑩手卫生装置，宜采用非手触式水龙头开关。对于有条件的内镜诊疗中心宜配备内镜自动清洗消毒机，消毒机应具备测漏、清洗、消毒、漂洗、干燥以及水过滤、数据记录与打印等功能。内镜自动清洗消毒机应具备自身消毒功能。

二、水及水处理设备

多个指南推荐漂洗及终末漂洗用水可使用无菌水、过滤水或煮沸过的凉开水，至少应达到饮用水标准，十二指肠镜的终末漂洗用水应是无菌水。许多国家的自来水符合饮用水标准，但并非无菌水，存在分枝杆菌污染的风险，不能直接使用自来水作为冲洗用水。推荐使用过滤水，所使用的滤膜孔径应≤0.2μm，定期监测和更换滤膜，定期监测管道，特别是带过滤网的水龙头，并进行记录存档。

三、消化内镜的常用清洗剂和消毒剂

清洗剂可使污物和微生物在清洗剂溶液中溶解、乳化，增强去污力，更易进行清洁和提高清洗质量。清洗剂应选择适用于软式内镜，且合法、有效的医用清洗剂，含有或不含有酶，也可含有或不含有含抗菌物质。

适用于软式内镜消毒剂应是符合国家标准、有效的消毒剂。高效消毒剂可选用邻苯二甲醛、戊二醛、氧化电位水、过氧乙酸、二氧化氯等；灭菌可选用戊二醛、过氧乙酸等。用于消化内镜高水平消毒的消毒剂应在指定温度下具备广谱抗菌性，如抗细菌（包括分枝杆菌）、真菌及包膜和非包膜病毒等。非活性物质如醇类、酚类和铵基化合物因无法达到内镜高水平消毒的要求，不应用于内镜的高效消毒。

对于消化内镜的清洗消毒应配备经过专门培训的清洗消毒工作人员，不允许临时人员进行内镜的清洗消毒工作。

四、清洗消毒流程

按卫计委《内镜清洗消毒技术操作规范》（2016 版）的要求，软式内镜清洗消毒包括以下程序：床旁预清洗、测漏、酶洗、漂洗、消毒（灭菌）、终末漂洗、干燥。

（一）手工清洗消毒流程

1. 床旁预清洗

（1）检查完毕应立即用含多酶清洗剂的湿纱布或湿纸巾擦拭干净内镜表面的黏液等污物。

（2）将内镜前端放入含有多酶清洗剂的洗涤液中，持续负压吸引 10～15s，同时行注气注水，直至负压吸引引出清澈液体。

（3）关闭内镜主机电源，盖上防水盖，拔出内镜，放入内镜转运车内污物盆内，送到内镜消毒室。

2. 测漏

急诊内镜应每次使用后测漏。

（1）取下各类按钮和阀门。

（2）连接好测漏装置，并注入压力。

（3）将内镜全浸没于水中，使用注射器向各个管道注水，以排出管道内气体。

（4）首先向各个方向弯曲内镜先端，观察有无气泡冒出；再观察插入部、操作部、连接部等部分是否有气泡冒出。

（5）如发现渗漏，应停止浸泡，应及时送检维修，记录测漏情况。

3. 酶洗

（1）在清洗槽内配制清洗液，将内镜、按钮和阀门完全浸没于清洗液中。

（2）用擦拭布反复擦洗镜身，应重点擦洗插入部和操作部。擦拭布应一用一更换。

（3）刷洗软式内镜的所有管道，刷洗时应两头见刷头，并洗净刷头上的污物；反复刷洗至没有可见污染物。

（4）连接全管道灌流器，使用动力泵或注射器将各管道内充满清洗液，浸泡时间应遵循产品说明书。

（5）刷洗按钮和阀门，适合超声清洗的按钮和阀门应遵循生产厂家的使用说明进行超声清洗。

（6）每清洗1条内镜后清洗液应更换。

（7）将清洗刷清洗干净，高效消毒后备用。

4. 漂洗

（1）将清洗后的内镜连同全管道灌流器、按钮、阀门移入漂洗槽内。

（2）使用动力泵或压力水枪充分冲洗内镜各管道至无清洗液残留。

（3）用流动水冲洗内镜的外表面、按钮和阀门。

（4）使用动力泵或压力气枪向各管道充气至少30s，去除管道内的水分。

（5）用擦拭布擦干内镜外表面、按钮和阀门，擦拭布应一用一更换。

5. 消毒（灭菌）

（1）将内镜连同全管道灌流器，以及按钮、阀门移入消毒槽，并全部浸没于消毒液中。

（2）使用动力泵或注射器，将各管道内充满消毒液，消毒方式和时间应遵循产品说明书。

（3）更换手套，向各管道至少充气30s，去除管道内的消毒液。

（4）使用灭菌设备对软式内镜灭菌时，应遵循设备使用说明书。

6. 终末漂洗

（1）将内镜连同全管道灌流器，以及按钮、阀门移入终末漂洗槽。

（2）使用动力泵或压力水枪，用纯化水或无菌水冲洗内镜各管道至少2min，直至无消毒剂残留。

（3）用纯化水或无菌水冲洗内镜的外表面、按钮和阀门。

（4）采用浸泡灭菌的内镜应在专用终末漂洗槽内使用无菌水进行终末漂洗。

（5）取下全管道灌流器。

7. 干燥

（1）将内镜、按钮和阀门置于铺设无菌巾的专用干燥台；无菌巾应每4h更换1次。

（2）用75%~95%乙醇或异丙醇灌注所有管道。

（3）使用压力气枪，用洁净压缩空气向所有管道充气至少30s，至其完全干燥。

（4）用无菌擦拭布、压力气枪干燥内镜外表面、按钮和阀门。

（5）安装按钮和阀门。

（二）内镜自动清洗消毒机流程

使用内镜自动清洗机清洗消毒是在封闭的机器洗消系统中对手工清洗后的软式内镜进行洗消。可以有效地提高清洗效率及工作效率，大大减少人为因素导致的消毒不严格，实现清洗消毒过程标准化，并且可以更成功地保证监控质量和一致性。应根据不同的内镜消毒机选择相应的消毒剂。内镜自动清洗消毒过程包括测漏、清洗、漂洗、消毒、终末漂洗和干燥等步骤。首先应按照手工清洗消毒流程完成测漏、清洗、漂洗后将内镜装入自动清洗消毒机内进行自动清洗消毒。采用内镜自动清洗消毒不能省略手工清洗步骤。如自动清洗消毒机工作过程中断，则消毒效果不能保障，应重新开始新的全过程清洗消毒程序。

（1）内镜清洗消毒机的使用应遵循产品使用说明。

（2）无干燥功能的内镜清洗消毒机，应遵循规范要求进行干燥。

（3）随时注意机器各个功能的报警系统的报警示意，及时解决报警问题，使机器保持正常运作状态。

五、内镜室消毒卫生

每日工作结束后，开窗通风，并对地面、台面等进行消毒处理，达到《医院消毒卫生标准》中环境Ⅲ类标准，每周应进行一次彻底的清扫消毒，急诊消化内镜室应备有消毒工作记录本。

（陈龙平　刘建强）

第五节 急诊消化内镜处理流程

急诊消化内镜不仅可以及时为急危重症患者明确诊断，且可兼行内镜下治疗。在临床工作中，急诊消化内镜解决了很多临床问题，但由于医护人员接诊的急诊患者多为病情危急，急诊内镜诊治也存在较高的风险，熟练掌握消化内镜处理流程（图3-38），可降低因诊疗前

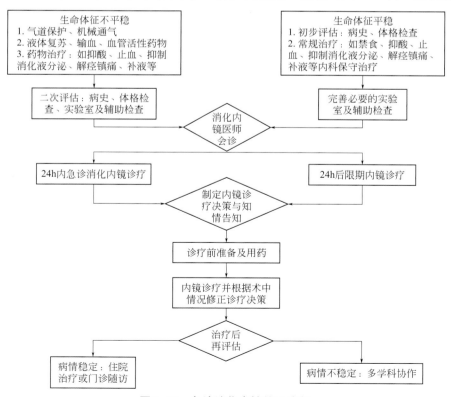

图 3-38　急诊消化内镜处理流程

准备不足、诊疗时处理不当等风险。本章就急诊消化内镜病情评估、内镜诊疗前准备及消化内镜诊治流程展开叙述。其中，具体诊疗决策选择请详见急诊消化内镜诊治及处理部分。

一、快速评估病情及处理

通过全面详细询问病史、体格检查、实验室及影像学等相关检验检查快速分析原发疾病可能。对患者的一般情况、有无合并症、各系统功能、既往史、用药史等进行全面评估及分析，明确患者是否可承受急诊消化内镜检查及治疗。

（一）急诊消化内镜诊疗常见原发病的评估及处理

在急诊消化内镜诊治过程中，最常见的疾病当属消化道异物、急性消化道出血、急性胆道梗阻、急性肠梗阻。下面就这 4 种常见疾病做一简单概述，具体疾病的评估、诊治及处理流程请详见相关章节。

1. 消化道异物

多数患者自诉有误吞异物史，应注意详细询问异物种类、大小、形状、吞食时间及吞食后的主要症状。然而低龄及精神疾病患者无法准确陈述病史时，常常需要根据临床表现推测消化道异物可能。一般就诊时口咽部及食管内异物症状较明显，常表现为异物阻塞感、恶心、呕吐、疼痛、吞咽困难等，其中幼儿表现为拒食、流涎、易激惹等。误吸异物、唾液及异物压迫气管可以导致窒息、喘鸣音和呼吸困难等呼吸系统症状。病史及临床表现提示异物位于口咽部者，先行喉镜检查，发现异物后应尝试取出。喉镜检查结果阴性者尚无法排除异物存留者，需行胸片或颈胸腹部 CT 等影像学检查。对于异物所致出血、穿孔、瘘管、脓肿、异物邻近大血管以及内镜下取出可导致大出血或重要邻近器官损伤等危重情况下应请胸外科、血管外科、麻醉科等相关科室会诊，必要时启动多学科协作（MDT）联合制定诊治方案。消化道异物行急诊内镜检查时机包括以下几种情况：①易损伤黏膜、血管而导致穿孔等并发症的尖锐异物；②腐蚀性异物；③多个磁性异物或磁性异物合并金属；④食管内异物滞留≥24h；⑤食管内异物出现气促、呼吸窘迫等气管严重受压合并梗阻表现；⑥食管内异物出现吞咽唾液困难、流涎等食管完全梗阻表现；⑦胃内或十二指肠内异物出现胃肠道梗阻、损伤表现。

常见消化道异物处理流程见图 3-39。

2. 急性消化道出血

通过详细询问病史、体格检查，尽可能明确患者出血部位、出血量。消化道出血者病情严重程度与失血量呈正相关，可根据血容量减少导致周围循环改变判断出血量（表 3-1）。在体格检查上则可通过神志、生命体征、皮肤色泽、静脉充盈度及尿量等评估出血严重程度。《2018 年亚太地区非静脉曲张性上消化道出血共识（更新版）》中推荐将 Blatchford 评分（Glascow-Blatchford scoring system，GBS）（表 3-2）用于上消化道出血患者的临床预后评估指标。研究表明 GBS 在内镜检查前预判哪些患者是否需要接受输血、内镜检查或手术等后续干预措施有较高的价值。也有研究表明，对于 GBS<1 分者可考虑门诊止血，对于评分 GBS>7 分者可考虑行急诊消化内镜检查；对于高危患者，应尽早启动多学科协作（MDT）

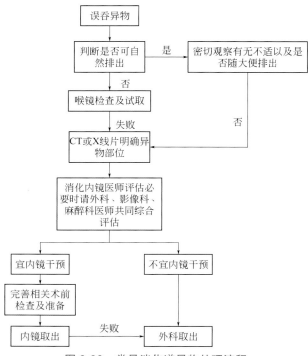

图 3-39　常见消化道异物处理流程

共同制定抢救预案，必要时术前备血、严密监测生命体征变化下可药物治疗的同时行急诊消化内镜诊治，术中注意气道管理、生命体征变化。急性上、下消化道出血处理流程分别见图 3-40、图 3-41。

表 3-1　消化道出血病情严重程度评分

分级	失血量 /ml	血压 /mmHg	心率 /（次 /min）	血红蛋白 /（g/L）	症状	休克指数
轻度	＜500	基本正常	正常	无变化	头晕	0.5
中度	500 ~ 1000	下降	＞100	70 ~ 100	晕厥、口渴、少尿	1.0
重度	＞1500	收缩压＜80	＞120	＜70	肢冷、少尿、意识模糊	＞1.5

表 3-2　Blatchford 评分系统

项目	评分	项目	评分	项目	评分
收缩压 /mmHg		≥25.0	6	＜100	6
100 ~ 109	1	血红蛋白 /（g/L）		其他表现	
90 ~ 99	2	男性		脉搏≥100 次 /min	1
＜90	3	120 ~ 129	1	黑粪	1
血尿素氮 /（mmol/L）		100 ~ 119	3	晕厥	2
6.5 ~ 7.9	2	＜100	6	肝脏疾病	2
8.0 ~ 9.9	3	女性		心力衰竭	2
10.0 ~ 24.9	4	100 ~ 119	1		

注：1mmHg=0.133kPa。积分≥6 分为中高危，＜6 分为低危。肝脏疾病依据病史、临床诊断或实验室检查确诊为慢性或急性肝脏疾病；心力衰竭依据病史、临床诊断或实验室检查确诊为慢性或急性心力衰竭。

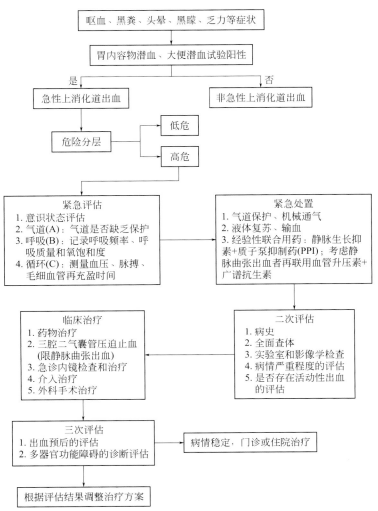

图 3-40 急性上消化道出血处理流程

3.急性胆道梗阻

该病是由各种原因导致胆管急性梗阻后，胆管内压力升高和细菌感染可引起急性化脓性胆管炎，起病急，发展快，病死率高。近年来，随着急诊消化内镜技术的不断发展，急性胆道梗阻的病死率明显下降，得到了比较满意的治疗效果。其典型临床表现为 Charcot 三联征（腹痛、寒战高热、黄疸）或 Reynolds 五联征（腹痛、寒战高热、黄疸、休克、中枢神经系统受抑制），一旦确诊，应尽早行胆道引流、减压、解除梗阻。急诊消化内镜治疗包括内镜逆行胆胰管造影术（ERCP）、内镜下鼻胆管引流（ENBD）、内镜下逆行胆管引流（ERBD），术前应积极抗感染、抗休克、纠正酸中毒及电解质紊乱等。

4.急性肠梗阻

急性肠梗阻是临床常见的一种急腹症，临床表现多为腹痛、腹胀、恶心、呕吐和肛门停止排便排气。结合患者病史、临床表现及腹部 X 线立位平片或腹部 CT 便可明确诊断。治疗的关键是降低胃肠腔压力，减少梗阻以上肠腔液体和气体积聚，改善局部血液循环。可通过

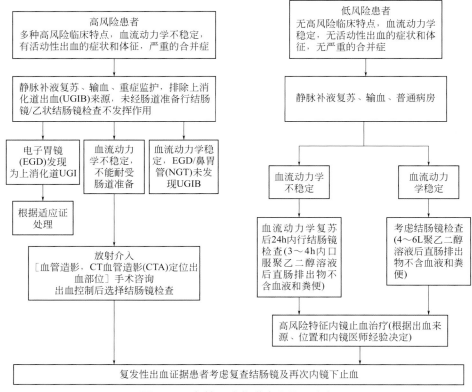

图 3-41　急性下消化道出血处理流程

内镜下支架置入、肠梗阻导管置入等手段达到治疗目的。对于肠腔狭窄者注意进一步明确是腔内狭窄或是腔外压迫，评估有无支架置入指征。

（二）内镜诊疗前评估及处理

当制定诊疗决策后，注意力就应该放在如何确保安全、顺利地完成操作。必要时可启动多学科协作（MDT）共同制定处理措施。凡行消化内镜操作时均应给予持续低流量吸氧，同时监测生命体征。

1.心血管疾病

严重心力衰竭、急性心肌梗死、恶性心律失常和重度心瓣膜病患者一般为急诊消化内镜检查禁忌证，对于身体内置入起搏器或者体内心律转复除颤器（ICD）等装置的患者，应慎用电灼术。对于此种情况，应遵循以下几条原则：

① 操作中严格监测患者心率、心律；

② 接地电极可放置下肢上，远离起搏器或 ICD；

③ 操作前暂停 ICD 工作，操作完毕后重启并重新检查其功能；

④ 带有起搏器的患者，应避免长时间的电凝、电切，以减少对起搏器功能的影响。

对于心律失常而无明显器质性损害者（如窦性心动过速、束支传导阻滞），可根据心率予密切观察处理，必要时予控制心室率后再行急诊消化内镜检查。冠心病者可酌情采用镇痛、镇静甚至无痛检查避免诱发心绞痛，近期有心绞痛病史或心肌梗死病史者，如急需行消化内镜检查，可适当予静滴硝酸甘油并进行内镜诊疗，必要时请心血管内科医师会诊，术中严格监测生命体征。对于高血压者做内镜检查前及治疗前血压小于 180/110mmHg 的患者，可在降压的同时进行内镜诊治；对于血压大于 180/110mmHg 者，应充分评估推迟消化内镜诊治带来的风险与高血压的风险利弊，如若推迟消化内镜诊治带来的风险较大，可在严密监测下积极控制血压后进行消化内镜诊治。对于 NYHA Ⅳ 级者应尽量避免急诊消化内镜检查，待心力衰竭控制后方可行消化内镜诊治。

2. 呼吸系统疾病

内镜诊疗前需评估患者有无呼吸系统疾病，尤其需麻醉下行内镜诊疗患者近期有无急性呼吸道感染、呼吸困难、哮喘发作期等；有无口唇发绀、异常呼吸音、呼吸运动异常、呼吸频率改变等。若合并呼吸道感染者予积极抗感染，必要时可予化痰、镇咳、平喘后再行急诊消化内镜诊治。

3. 肝脏疾病

严重肝脏疾病患者出血倾向较明显，若采取有创伤性的消化内镜治疗，出血的风险将大大增加。因此，应首先评估患者的凝血功能，如国际标准化比值（INR）、血小板计数（PLT）等。如果存在活动性出血，应迅速纠正异常的凝血功能。通常给予新鲜冰冻血浆，目标是至少将国际化标准比值（INR）降到 1.5 以下。活动性出血的肝硬化患者，血小板计数 $< 50 \times 10^9/L$，应考虑输注血小板。另外肝功异常者，会影响药物代谢，使药物的清除半衰期延长。此类患者应用阿片类麻醉剂或镇静药时可能会出现更多的并发症，尤其应该注意是否有呼吸抑制。故有学者提出对于肝功异常者内镜操作前应遵循以下原则：

① 操作者应对所用的镇静、镇痛药物的用法和用量充分了解，掌握镇静、镇痛药物中毒急救措施；

② 减少镇静药物的初始剂量（结合患者自身情况，通常为同等健康患者用量的 1/2）；

③ 小幅度逐渐增加镇静药剂量。

4. 肾功能不全

对于肾功能不全患者需行麻醉时需注意药物剂量及保护肾脏功能；患者内生肌酐清除率小于正常值 5% 时，麻醉风险将大大提高，消化内镜诊疗前需要严格评估麻醉适应证。

5. 糖尿病

对于糖尿病合并糖尿病酮症酸中毒及高渗昏迷的患者需慎行急诊消化内镜诊疗，诊疗前应纠正酸中毒和高渗性昏迷，血糖尽量控制于 11.1mmol/L 左右，对于急需行消化内镜诊治者可酌情放宽标准。糖尿病患者可出现恶心、呕吐及排便习性改变等并发症，对这类患者进行胃肠道准备及消化内镜检查应谨慎。长时间内镜检查及治疗时需监测血糖波动，避免低血糖给患者带来不利影响。

（三）特殊用药史的评估及处理

1. 药物过敏史

询问药物过敏史至少需包括抗生素、术中可能用到的药物、镇静、镇痛等麻醉药物及其他特殊药物，无论过敏轻重尽量避免使用同种或类似的药物。

2. 抗凝药物

我国目前尚无接受抗凝患者行急诊消化内镜检查时有可能发生的临床问题的处理意见，具体的抗凝方案需要个体化，美国消化内镜学会（ASGE）建议诊断性操作（无论是否活检）通常无需改变患者的抗凝方案。对于急诊消化内镜操作，可考虑应用新鲜冰冻血浆扭转抗凝机制（目标是使 INR 达到 1.5），病情允许时可术前 3～5 天中断口服的抗凝治疗，并根据情况改用短效抗凝药物，具体方案应由消化内镜医师和制订抗凝方案的医师共同探讨，制订个体化方案。

二、麻醉前评估

在行急诊消化内镜检查及治疗过程中如需行麻醉，需有麻醉医师在场，且向患者及家属说明情况，签署麻醉知情同意书。可参照麻醉医师学会（ASA）手术前分级标准对患者进行评估（表 3-3）ASA Ⅰ、ASA Ⅱ级患者对麻醉耐受良好风险性较小；ASA Ⅲ级患者对麻醉耐受能力减弱，风险性较大，如术前准备充分，尚能耐受麻醉；ASA Ⅳ级患者麻醉和内镜治疗风险性很大，术前准备需充分、慎重选择麻醉、镇静药物及剂量；ASA Ⅴ级者为濒死患者，麻醉和消化内镜诊治异常危险。

表 3-3　ASA 分级标准和围手术期病死率

分级	患者体质状况	病死率 %
Ⅰ	体格健康，发育良好，各器官功能正常	0.06～0.08
Ⅱ	除外科疾病外，有轻度并存疾病，功能代偿健全	0.27～0.40
Ⅲ	并存疾病较严重，体力活动受限，但尚能应付日常活动	1.82～4.30
Ⅳ	并存疾病严重，丧失日常活动能力，经常面临生命威胁	7.80～23.0
Ⅴ	无论手术与否，生命难以维持 24h 的濒死者	9.40～50.7
Ⅵ	确诊脑死亡	—

三、诊疗决策与谈话告知

对患者疾病的性质、一般情况及所需采取的消化内镜治疗方式进行全面综合评估，选择操作风险较小、患者受益最大的检查及治疗（具体诊疗决策选择详见急诊消化内镜诊治及处理各个章节）。对患者身体状况、内镜检查及治疗承受能力、可能出现的风险以及术后恢复情况进行全面评估，并将上述内容告知患者及家属，签署知情同意（具体谈话告知详见医患沟通及谈话告知章节）。

四、消化内镜诊疗前准备及用药

（一）上消化道内镜诊疗前准备及用药

1. 禁食、禁水

原则上消化内镜检查者需禁食至少 6～8h 以便排空胃内容物，禁水至少 2h，对于危急患者可酌情放宽禁食、禁水时间。必要时可留置胃管冲洗、引流或洗胃清除胃内容物。

2. 祛泡剂与祛黏剂

使用祛泡剂与祛黏剂可使胃镜检查的视野清晰，降低漏诊率。祛泡剂可改变气泡表面张力，使之分解，从而达到祛除气泡作用。对于上消化道检查者一般采用消化内镜诊疗前口服祛泡剂，亦可在检查过程中局部喷洒，临床上常用的祛泡剂有西甲硅油、二甲硅油。祛黏剂可切断胃黏液蛋白的肽键，溶解祛除黏液，同祛泡剂口服可进一步为胃镜检查提供清晰的视野，临床上常用的祛黏剂是链蛋白酶。

3. 咽喉部麻醉

咽喉部麻醉可减轻内镜插入过程中对咽喉部黏膜的刺激及损伤，从而减轻恶心、呕吐等不适反应。临床上常用咽喉部麻醉有饮用麻醉胶浆制剂及局部喷雾法两种方法，临床上常用的麻醉胶浆制剂有达克罗宁胶浆、利多卡因胶浆，因其兼有局麻及祛泡作用，临床上应用较为广泛；麻醉喷雾法使用相对较少，一般于检查前 15min 局部喷雾 2% 利多卡因或丁卡因。

（二）下消化道内镜诊疗前准备及用药

1. 肠道准备

行肠镜检查者需行肠道准备，清洁的肠道准备不仅能准确观察肠黏膜、活检、止血等操作，而且可降低术后局部感染率，理想的清洁肠道时间不应超过 24h，消化内镜诊疗最好于口服肠道清洁剂结束后 6h 内进行检查，无痛肠镜检查者建议在 6h 后进行。临床上一般采取口服导泻剂或者灌肠两种方法。

（1）口服导泻剂　临床上较为常用的口服导泻剂有聚乙二醇电解质散剂、硫酸镁、磷酸钠盐、甘露醇等，一般单药导泻，必要时可联合用药导泻。

① 聚乙二醇电解质散剂（PEG）：口服聚乙二醇电解质散剂是临床上采用较多，且易被接受的肠道清洁剂，属容积性泻剂，导泻温和，常于内镜检查前 4～6h 服用 PEG 等渗溶液 2000～4000ml，如有腹胀或不适可放慢服用速度；一般在服下 1h 后可产生导泻作用。因其不影响肠道吸收和分泌，不会引起水电解质紊乱、不损伤肠道黏膜、不产生可燃气体和不破坏肠道正常菌群，效果安全肯定。必要时可与硫酸镁联合导泻。电解质紊乱、晚期肝病、充血性心力衰竭和肾衰竭等特殊人群患者服用 PEG 溶液是相对安全的，同时也是孕妇及婴幼儿肠道准备（具体用量需个体化）的首选用药。

② 硫酸镁：硫酸镁是传统的肠道准备清洁剂，属高渗性泻剂，导泻迅速，常于检查前 4h 口服稀释硫酸镁 50g，同时饮水量约 2000ml，大多数患者服用 0.5～1h 后即可产生导泻作用。但是镁盐对肠道刺激大，容易引起恶心、呕吐，严重者可引起低血容量性休克。由于硫酸镁能引起肠黏膜炎症、溃疡、造成黏膜形态改变等并发症，故不推荐确诊及可疑炎症性肠病、慢性肾脏疾病患者服用。

③ 磷酸钠盐：属高渗性泻剂，建议分 2 次服用，即检查前当晚和检查前 3～5h，每次标准剂量为 45ml，用 750ml 水稀释，中间间隔 12 h 左右，与 PEG 相比效果相似，但患者口服磷酸钠盐溶液量少，依从性较好，腹胀、恶心等胃肠道反应较小。可在镁盐、PEG 无效或不耐受情况下使用。在肠道准备中可有体液和电解质紊乱，在老年人群、慢性肾病、电解质紊乱、心力衰竭、肝硬化或服用血管紧张素转化酶抑制剂的患者中慎用。

④ 甘露醇：属高渗性泻剂，常用于外科手术肠道准备，也有少部分医院用于肠镜检查前准备，可于检查前 4h 服用 20% 甘露醇 250ml，同时饮水 500～1000ml，一般于 0.5～1h 后即可产生导泻作用。其口服不被肠道吸收，高渗透性甘露醇对肠壁刺激较大，易引起电解质紊乱、血糖升高，加快脱水甚至诱发急性肠梗阻。甘露醇在大肠内可被细菌分解产生可燃气体，当达到可燃浓度时如进行高频电凝术，可引起爆炸，因此行电凝术前需用二氧化碳、一氧化氮等惰性气体置换。

（2）灌肠法　灌肠对远端结肠清洁效果较好，可用于直肠、乙状结肠处病变、对肠道清洁度要求较低的诊治或对口服导泻剂不能获得充分肠道准备者。

① 开塞露：为轻度刺激性泻剂，纳肛后通过高渗、润滑作用可使聚积在肠道中的粪便及气体排出。临检前纳肛 20～40ml，忍耐片刻后排便，可满意观察大多数患者的直肠及全乙状结肠。

② 清洁灌肠：常用硫酸镁甘油、甘油、开塞露、肥皂水（浓度 1%～2%）、温开水或等渗盐水 500～1000ml 进行灌肠，灌肠过程中可嘱患者多次旋转体位，这有助于灌肠液体充分充盈整个结肠，刺激肠壁，增加结肠收缩，达到清洁肠腔作用。

③ 洗肠：对于特殊人群（如严重便秘、清洁灌肠效果不佳、无法口服导泻剂患者）可考虑消化内镜诊疗前洗肠，一般采用结肠水疗仪在控制压力下缓慢洗肠，此法安全性较高、肠道清洁度较高。

2. 祛泡剂

半数结肠镜检查中会遇到泡沫，对于下消化道检查者可服用泻药后服祛泡剂，亦可在检查过程中局部喷洒，为肠道检查提供清晰视野。

（三）消化内镜操作前用药及输血

1. 抗生素

大多数消化内镜操作发生感染的危险度较低，一般不需要应用抗生素。研究发现，某些治疗性操作容易导致菌血症包括：①食管扩张术（22.8%）；②食管静脉曲张硬化治疗（15.4%）；③ERCP 支架置入术（11%）；④食管静脉曲张套扎治疗（8.9%）。对于以上几种消化内镜操作，建议在术前或术后当日预防性应用抗生素。

2. 解痉剂

解痉剂可抑制胃肠道蠕动，有利于进镜、寻找病灶、内镜下治疗等，必要时可予内镜诊疗前或诊疗中肌内注射平滑肌解痉药或抗胆碱药，对于心动过速、青光眼、前列腺肥大或近期发生尿潴留患者慎用抗胆碱药。常用解痉药有间苯三酚、屈他维林、阿托品、山莨菪碱等。

3. 镇痛、镇静药（具体详见第五章急诊消化内镜麻醉镇静及监护）

使用镇痛、镇静可消除或减轻患者在接受消化内镜检查和治疗过程中疼痛、腹胀、恶心、呕吐等主观不适和痛苦感，提高患者对消化内镜接受度，同时也为消化内镜医师创造更良好的诊疗条件。目前常用的镇静镇痛药物包括苯二氮䓬类（咪达唑仑、地西泮）、类罂粟碱类（芬太尼、二氢吗啡）、丙泊酚（异丙酚）等。内镜及麻醉医师应对所用药物的理化性质、用法、用量及不良反应等特点综合分析，针对不同患者及不同操作做出正确的选择。

4. 输血

对于消化道出血、肝硬化等患者进行急诊消化内镜操作时可根据病情考虑进行成分输血。

（1）红细胞　多数消化道出血不需要输血液制品。亚太工作组推荐了一种限制性输血策略，但没有说明血红蛋白阈值应该是 70g/L 还是 80g/L。一般存在以下情况可考虑输血：收缩压＜90mmHg 或较基础收缩压下降＞30mmHg；血红蛋白＜70g/L；血细胞比容＜25%；心率＞120 次 /min。在输入较多库存血时可每输血 600ml 时静脉补充葡萄糖酸钙 10ml。对于肝硬化或者急性胃黏膜损伤的患者，应使用新鲜血液。对于高龄、心肺肾功能不全者应防止输液过多、过快，引起急性心功能不全、肺水肿等。在临床工作中常常以输注浓缩红细胞多见，其预测补充量可根据下列公式推算：红细胞补充量 =（Hct 预计值 ×55× 体重 −Hct 实际值 ×55× 体重）/0.60。

（2）血浆、血小板　对于凝血因子缺乏、血小板缺乏及功能异常者可考虑输注新鲜冰冻血浆、浓缩血小板等成分。使用新鲜冰冻血浆指征：PT 或 APTT＞正常的 1.5 倍或 INR＞2.0，创面弥漫性渗血；急性大出血输入大量库存全血或浓缩红细胞（出血量或输血量相当于患者全身血容量）而引起凝血机制异常；病史或临床过程表现有先天性或获得性凝血功能障碍；紧急对抗华法林的抗凝作用（常规剂量：5～8ml/kg）；各种原因引起的多种凝血因子或抗凝血酶缺乏并伴有出血表现。对于以下情况可考虑输注浓缩血小板：急诊消化内镜诊疗前血小板计数＜50×10⁹/L；血小板计数在（50～100）×10⁹/L 者可根据消化内镜诊疗过程中出血风险进行评估；诊疗过程中如出现不可控制出血，实验室检查提示血小板功能低下，输血小板可不受上述指征限制。

（杨炳灿　许白燕　张晓兰）

第六节　急诊消化内镜抢救管理

消化内镜检查及治疗属于侵入性操作，存在一定的风险和并发症，消化内镜检查中猝死病例较罕见，呼吸、心搏骤停常发生于严重的心律失常基础上，如房室传导阻滞、病态窦房结综合征和室性心律失常、冠心病、急性心肌梗死及老年心肌炎患者较为多见。另外有些患者精神紧张、焦虑，检查时憋气，甚至挣扎都可加重症状，诱发心律失常。消化内镜检查中可发生误吸导致急性呼吸窘迫综合征，部分患者因慢性阻塞性肺疾病导致呼吸困难。此外，消化内镜检查及治疗导致的医源性消化道出血及穿孔亦不少见。因此针对消化内镜检查及治疗中可能出现的并发症及危重情况，可部分参考以下管理流程。

一、抢救人员要求

当遇到危重患者时，应掌握生命体征、密切观察病情变化。抢救工作由现场最高年资的医师负责组织，并及时将病情报告上级医师，必要时科主任或主任医师应亲自到现场指导和协助抢救。需要相关科室协助诊治者，同时立即联系相关科室如麻醉科、呼吸科、心内科、急诊科等参与抢救。

二、抢救步骤

（一）呼吸、心搏骤停

1. 及早识别患者并急救

呼吸、心搏骤停患者可能出现难以辨认的类似癫痫症状或濒死喘息。内镜医师应经过专门培训以识别呼吸、心搏骤停的相关临床表现，从而快速识别呼吸、心搏骤停并能立即进行心肺复苏。

2. 心肺复苏

在消化内镜操作过程中一旦发现患者出现呼吸或心搏骤停，应立即终止操作，即行心肺复苏术可提高患者的存活率。心肺复苏过程中每分钟的胸外按压次数对于患者能否恢复自主循环（ROSC）以及存活后是否具有良好的神经系统功能非常重要。每分钟的实际胸外按压次数由胸外按压速率以及按压中断（例如，开放气道、进行人工呼吸或进行自动体外除颤器分析）的次数和持续时间决定。在大多数研究中，更多按压次数可提高存活率，而较少按压则会降低存活率。进行足够胸外按压不仅强调足够的按压速率，还强调尽可能减少中断这一心肺复苏关键因素。规范的心肺复苏步骤如下：

（1）患者取仰卧位，同时建立静脉通路。

（2）开放气道，取下牙垫，清理口腔异物。

（3）判断有无呼吸。

（4）如无呼吸，立行气管插管，球囊辅助呼吸。

（5）保持头后仰，另一手检查颈动脉有无搏动。如有脉搏，可仅做球囊辅助呼吸；如无脉搏，立即进行胸外心脏按压，每按压 15 次，球囊吹气 2 次，然后重新定位，按压 15 次，如此反复进行。心肺复苏开始 1min，或者连续操作四个循环后，检查一次呼吸和脉搏、瞳孔变化，以后每进行 4~5min 检查一次，每次不超过 5s。

（6）患者复苏成功后予护送病房进一步治疗。

3. 除颤器使用

呼吸、心搏骤停时最常见的心律失常是心室颤动。及时的胸外按压和人工呼吸虽可维持部分心脑功能，但极少能将室颤转为正常心律，而迅速恢复有效的心律是复苏成功至关重要的一步。终止室颤最有效的方法是电除颤，时间是治疗室颤的关键，每延迟除颤 1min，复苏成功率下降 7%~10%。除颤电极的位置：右侧电极板放在患者右锁骨下方，左电极板放在与左乳头齐平的左胸下外侧部。其他位置还有左右外侧旁线处的下胸壁，或者左电极放在标准位置，其他电极放在左右背部上方。如采用双向波电除颤可以选择 150~200J，如使用单项波电除颤应选择 360J。一次电击无效应继续胸外按压和人工通气，5 个周期的 CRP 后（约 2min）再次分析心律，必要时再次除颤。呼吸、心搏骤停后电除颤的时间是心肺复苏成功最重要的决定因素。电除颤虽然列为高级复苏的手段，但如有条件应越早进行越好，并不拘泥于复苏的阶段，提倡在初级心肺复苏中即行电复律治疗。

4. 呼吸、心搏骤停后的药物治疗

呼吸、心搏骤停患者在进行心肺复苏时应尽早开通静脉通道。周围静脉通常选用肘前静脉或颈外静脉，手部或下肢静脉效果较差尽量不用。中心静脉可选用颈内静脉、锁骨下静脉和股静脉。如果静脉穿刺无法完成，某些复苏药物可经气管给予。肾上腺素是呼吸、心搏骤停的首选药物，可用于电击无效的室颤及无脉室速、心搏停搏或无脉性电生理活动。常规给药方法是静脉推注 1mg，每 3～5min 重复 1 次，可逐渐增加剂量至 5mg。严重低血压可以给予去甲肾上腺素、多巴胺、多巴酚丁胺。

5. 呼吸困难的处理

对于消化内镜检查中病因暂时未明的急性呼吸困难者，首先应迅速对其气道、呼吸和循环状况进行评估判断，同时进行相关病史收集和有重点的体格检查，立即监测生命体征、建立静脉输液通路并吸氧；麻醉胃镜更易出现呼吸困难，因此保持呼吸道通畅是保证麻醉安全的重要要求，因此对无痛胃镜检查术的麻醉实施提出如下建议：①应当严格控制适应证，尤其是小儿、高龄、以及病情复杂的危重患者；②麻醉实施前应重点了解患者气道情况；③应监测 SpO_2、ECG 后再实施麻醉；④麻醉实施前应准备好气管插管、环甲膜穿刺和气管切开包；⑤实施场所应当具备氧源、呼吸机等基本急救设备。

（二）消化道出血

随着内镜创新技术的不断发展，内镜下诊疗范围日趋扩大，内镜医师更常见地面临着穿孔、出血等严重情况。因患者病情本身的穿孔、出血等情况的处理在后续相关章节中叙述，本节仅涉及消化内镜操作过程中或术后如出现穿孔、出血等并发症时的处理。术中或术后一旦出现消化道出血即行如下处理。

1. 局部药物注射 / 喷洒

局部注射或喷洒药物仅适用于出血量较小的患者，若患者出血量较大，使用局部喷洒药物止血效果并不理想，局部喷洒药物包括冰盐水去甲肾上腺素（8mg/100ml）、凝血酶、血凝酶（立止血）、止血粉等。

2. 机械止血

对于搏动性出血或喷血性出血，可使用止血夹止血，主要是用钛夹将出血血管的残端夹住，从而达到止血的目的。但由于出血的血管比较脆弱，因此每例患者在使用止血夹止血时，应使用 1～5 枚钛夹进行止血。

3. 热凝止血

对于出血量不大的小血管出血者，可使用热凝固进行治疗，热凝固治疗主要是通过对出血的血管进行凝固从而达到止血的效果。热凝止血包括高频电凝、氩离子凝固术、热探头、微波凝固等方法。

4. 联合方法

临床证据表明，局部药物注射 / 喷洒、内镜下热凝治疗、止血夹治疗消化道出血均具有

良好的止血效果，两者或三者联用的止血效果更佳，且再出血率更低，可以进一步提高局部病灶的止血效果。

在进行内镜下止血治疗时需同时建立静脉通道，以保证能及时补充血容量及静脉给药。在治疗过程中，应严密观察患者的生命体征如心率、血氧饱和度、血压、脉搏，如非手术治疗及内镜下治疗失败，需尽快联系外科行手术治疗。

（三）消化道穿孔

消化内镜操作过程中发现消化道穿孔、术后腹部 X 线平片发现膈下游离气体、CT 提示腹腔游离气体、术中造影见造影剂外溢或临床上可见腹膜刺激征，应考虑为医源性消化道穿孔，一旦发现，可以通过内镜下闭合的方法进行治疗，如金属钛夹闭合、带膜支架封堵、生物胶、套扎技术等方法。具体处理方法如下。

1. 操作过程中穿孔经发现，在暴露病灶时一定要注意少注气或适当吸气，病灶处的液体须吸净，如果伴随局部出血，须重复充气、吸气以便暴露病灶，如必要时进行止血。

2. 内镜下穿孔闭合术

（1）金属钛夹闭合　金属钛夹闭合是目前最为常用的内镜下穿孔闭合术方法之一。具体方法是用装有金属钛夹的可旋式夹闭器插在内镜前端的后拉塑料套管上，要注意使钛夹露出；收紧使钛夹张开至最大角度并向病灶处旋转，调整内镜使钛夹垂直并接触病灶；当钛夹接触两侧黏膜后收紧钛夹并取出置放器。

（2）生物胶黏堵术　适用于小穿孔和易发生隐匿性穿孔创面；材料为组织胶如生物蛋白胶之类的医用黏合剂；方法为内镜直视时，局部喷涂覆盖处理。还可以用于其他闭合方法之后，喷涂于缝合后的缝隙及创面，以便于创面愈合和病情控制。

（3）带膜支架封堵术　适用于食管穿孔，不适用于胃和结肠穿孔。多为临时、短期的治疗，如被膜食管支架对穿孔的封堵处理。

（4）镜下联合治疗　适用于较大的穿孔；方法多为在钛夹技术关闭创口不理想时，利用OTSC、双腔治疗内镜或者辅助管道或者双内镜技术在镜下联合闭合治疗，如镜下同时联合使用 Olympus 尼龙圈结扎装置和钛夹技术。

（5）套扎技术　适用于息肉切除时发生的小穿孔；方法为利用或辅助使用套扎器对小穿孔周围组织进行套扎治疗。

3. 消化道穿孔

为临床急症，如未及时处理，可继发胸腹膜腔感染，甚至危及生命。因此，及时有效的急诊内镜干预治疗尤为重要，如果内镜下治疗失败，应及时手术干预。

随着医疗技术的发展，消化内镜技术的应用也在不断推广，但是伴随的内镜下并发症亦不容忽视。平时我们需要严格把握内镜检查及治疗的适应证及禁忌证，尽量减少或避免此类并发症的发生。遇到病情危急的情况，立刻实施有效、连续的救治，必要时可联合多学科一起参与抢救，为患者赢得了宝贵的治疗时间，减少病情加重甚至危及生命的可能性。

（何小建　叶舟）

参考文献

[1] 张娜娜，李鹏，张漱田等 . 透明帽在消化内镜诊治中的应用 [J]. 中华消化内镜杂志，2012, 29(5): 298-300.

[2] 中华医学会消化内镜学分会 . 中国上消化道异物内镜处理专家共识意见（2015 年，上海）[J]. 中华消化内镜杂志，2016, 33(1): 19-28.

[3] Sagawa T, Kakizaki S, Lizuka H, et al. Analysis of colonoscopic perforations at a local clinic and a tertiary hospital[J]. World J Gastroenteral, 2012, 18(35): 4898-4904.

[4] Rey JF, Bjorkman D, Dufo forest-Rey D, et al. WGO-OMGE/OMED practice guideline endoscope disinfection[J]. World Gastroenterol, 2006, 11(Suppl.): 1-12.

[5] Beilenhoff U, Neumann CS, Rey JF, et al. ESGE-ESGENA guideline for quality assurance in reprocessing: microbiological surveillance testing in endoscopy[J]. Endoscopy, 2007, 39(2): 175-181.

[6] Petersen BT, Chennat J, Cohen J, et al. Multisociety guideline on reprocessing flexible gastrointestinal endoscopes[J]. Gastrointest Endosc, 2011, 73(6): 1075-1084.

[7] Link MS, Berkow LC, Kudenchuk PJ, et al. Adult Advanced Cardiovascular Life Support 2015 American Heart Association Guidelines Update for Cardiopulmonary Resuscitation and Emergency Cardiovascular Care[J]. Circulation, 2015, 132(18 Suppl 2): S444-464.

[8] 刘会兰 . 与临床护士谈药品的保管与作用 [J]. 护理学杂志，1993, 3(8): 118.

[9] 王飞，李芊蔚，周旖旎等 . 急诊内镜静脉断流术治疗上消化道静脉曲张破裂出血的临床疗效 [J]. 中国内镜杂志，2018, 24(7): 46-50.

[10] 王立群 . 急诊胃镜下组织胶治疗胃底静脉曲张破裂出血的临床分析 [J]. 中国卫生标准管理，2016, 7(12):37-38.

[11] 郭玉飞，屈银宗，计春燕等 . 急诊胃镜下结扎治疗 40 例食管静脉曲张破裂活动性出血的临床疗效分析 [J]. 实用临床医药杂志，2013, 17(23): 63-64.

[12] 赵冬梅，安红军，贾珊珊等 . 套扎环、组织胶及硬化剂治疗食管胃底静脉曲张的方案选择及其效果 [J]. 中国组织工程研究，2011, 15(21): 3961-3964.

[13] 王劲松，林荣彬 . 芬太尼、咪达唑仑复合小剂量异丙酚用于无痛胃镜检查术的临床观察 [J]. 中国实用医药，2017, 12(29): 132-134.

[14] 张福清，陈一丽，姚梦夏等 . 瑞芬太尼与舒芬太尼在无痛内镜检查中的效果比较 [J]. 中国医药指南，2013, 11(26): 26-27.

[15] 孙美华 . 无痛结肠镜检查中舒芬太尼复合丙泊酚的应用价值研究 [J]. 中国现代药物应用，2018, 12(20): 114-115.

[16] 施闻晗，胡道美，徐焕海等 . 二氧化碳结合间苯三酚在结肠镜检查中的镇痛疗效与安全性评价 [J]. 中国临床药理学杂志，2015, 31(12): 1118-1120.

[17] 王东旭，朱宏斌，李伟等 . 成人消化道异物内镜诊疗进展 [J]. 解放军医药杂志，2017, 29(12): 113-116.

[18] 李兆申，邓小明，张澍田等 . 中国消化内镜诊疗镇静 麻醉专家共识意见 [J]. 中国实用内科杂志，2014, 34(8): 756-764.

[19] 赵宇，罗和生 . 内镜下处理上消化道异物的研究进展 [J]. 胃肠病学和肝病学杂志，2018, 27(5): 573-576.

[20] Joseph JY Sung, Philip CY Chiu, Francis K L Chan, et al. Asia-Pacific working group consensus on non-varicealupper gastrointestinal bleeding: an update 2018. Gut, 2018, 67(10): 1757-1768.

[21] 赵豫鄂，朱秀琴 . 上消化道出血危险性评估量表的研究进展 [J]. 护理研究，2017, 31(7): 775-781.

[22] 张笑平，屈丽，许开云 . 不同危重病情评估系统在急性消化道出血患者中的应用 [J]. 海军医学杂志，2017, 38(01): 85-87.

[23] 中国医师协会急诊医师分会 . 急性上消化道出血急诊诊治流程专家共识 [J]. 中国急救医学，2015, 35(10): 865-873.

[24] Strate LL, Gralnek IM. ACG Clinical Guideline: Management of Patients With Acute Lower Gastrointestinal Bleeding[J]. The American Journal of Gastroenterology, 2016, 111(4): 459-474.

[25] 高卫东，姚礼庆，何国杰等 . 急诊内镜治疗急性化脓性胆管炎 [J]. 中华消化内镜杂志，2002, 19(6): 359-360.

[26] McGuire BM.Safety of endoscopy in patients with end-stage liverdisease[J]. Gastrointest Endosc Clin N Am, 2001, 11(1): 111-130.

[27] Eisen GM, Baron Th, Dominitz JA, et al. Guideline on the management of anticoagulation and antiplatelet therapy for endoscopic procedures[J]. Gastrointest Endosc, 2002, 55(7): 775-779.

[28] Sharma Vk, Howden CW. Meta-analysis of randomized, controlled trialsof antibiotic prophylaxis before percutaneous endoscopic gastroatomy[J].Am J Gastroenterol , 2000, 95(11): 3133-3136.

[29] 肖建国，李闻，杨云生等 . 内镜检查和治疗前病人的评估及准备 [J]. 中国消化内镜，2007, 1(2): 54-57.

[30] 杜奕奇，汪鹏，王邦茂等 . 中国消化内镜诊疗相关肠道准备指南（草案）[J]. 中国实用内科杂志，2013, 33(09): 705-707.

[31] 蒋冬玲 . 实用临床输血指南 [M]. 北京：人民卫生出版社，2006.

[32] 中国研究型医院学会心肺复苏学专业委员会，中华医学会科学普及分会 . 2018 中国心肺复苏培训专家共识 [J]. 中华危重病急救医学，2018, 30(5): 385-398.

[33] 呼吸困难诊断、评估与处理的专家共识组 . 呼吸困难诊断、评估与处理的专家共识 [J]. 中华内科杂志，2014, 53(4): 337-341.

[34] 刘妍，李佩，闵培等 . 医源性消化道穿孔内镜处理研究进展 . 胃肠病学，2016, 21(8): 501-504.

[35] Qiao Z, Ling X, Zhu J, et al. Therapeutic application of purse-string sutures with nylon loops and metal clips under single-channel endoscopy for repair of gastrointestinal wall defects. Exp Ther Med, 2018, 15(5): 4356-4360.

[36] Hopt UT, Makowiec F, Adam U et al. Routine use of Hemospray for gastrointestinal bleeding: prospective two-center experience in Switzerland[J]. Endoscopy, 2014, 46(07): 619-624.

[37] Skinner M, Gutierrez JP, Neumann H, et al. Over-the-scope clip placement is effective rescue therapy for severe acute upper gastrointestinal bleeding[J]. Endosc Int Open, 2014, 2(01): E37-E40.

[38] 潘骏，李兆申 . 消化性溃疡出血内镜下局部用药治疗的进展 [J]. 中华消化内镜杂志，2016, 33(6): 418-420.

[39] 赵九龙，李兆申 . 外置内镜夹在消化道穿孔、瘘（漏）及出血内镜治疗中的应用 [J]. 中华普通外科杂志，2015, 30(5): 422-424.

第四章

急诊消化内镜的辅助技术配合

随着内镜技术发展的日新月异，高级内镜技术日益成熟，操作难度不断提高。作为内镜诊疗的重要参与者，内镜护士的重要性逐渐凸显，内镜专科护士不但要配合医师的操作，同时也应掌握其他相关技术，由单一的合作者，变为主动的学习者，以适应不断变化和发展的内镜技术的需要。高水平的护理工作已成为内镜规范化操作不可忽视的一部分。

急诊消化内镜已成为消化道系统疾病紧急治疗的重要手段之一。要求内镜护理人员应具有较强的应急能力及丰富的工作经验，先进的专业知识和高超的临床技能，并且要熟悉急诊消化内镜诊疗各项流程，急诊消化内镜抢救技术规范等。因此，有效的急诊消化内镜诊断和治疗，都离不开内镜护理人员的完美配合。

第一节 急诊消化内镜护理工作流程

规范化急诊消化内镜流程，急诊护士应严格按照制度执行。护士的专业技能与配合能力对于提升急诊消化内镜护理质量的影响是显而易见的，消化内镜医生需要有经验的护士配合，否则，内镜下微创治疗的效果不仅不能令人满意，甚至可能对患者造成危害。因此，内镜护士的责任非常重大。

一、规范急诊消化内镜护理排班

（1）规范急诊消化内镜排班，严格执行　急诊消化内镜设一线、二线和三线值班护士。进修护士值班时应在本院护士指导下进行急诊消化内镜护理配合。如同时遇到多台急诊，或ESVD、ERCP等需要两个护士以上完成的内镜急诊治疗，可呼叫急诊二线、三线护士协助。

（2）急诊消化内镜实行24h值班制，应随叫随到，通讯应保持24h畅通。

（3）急诊物品应及时交接、登记，补给　急诊物品应及时清点；每次急诊后使用的急诊物品应给予登记，及时补给，保证急诊急救工作顺利开展。

二、接获通知

（1）了解做急诊消化内镜的目的、地点及时间　急诊护士接获急诊通知，要了解患者急诊消化内镜的原因、需要急诊消化内镜检查、治疗的部位以及需要什么时间在哪个科室进行急诊等。

（2）了解患者基本情况 急诊护士应先了解急诊患者的一般情况：如患者年龄、性别、生命体征、有无亲属陪伴、是否禁食或肠道准备、有无禁忌证及麻醉药物过敏史等。

（3）根据病情了解急诊备物要求 急诊护士应先了解患者的一般情况后，准备各种急诊消化内镜的相关物品。

（4）通知相关人员到位 如急诊医生、二线（三线）急诊护士、麻醉医生以及运送中心人员等。

三、用物准备

（1）检查仪器性能 治疗前，应检查各仪器设备是否能正常使用，并处于备用状态。

（2）根据病情需要准备药品 如麻醉药物、镇静药物、拮抗剂药物、胃肠动力抑制药物、止血药物、急救药品等。

（3）根据病情需要准备相应的内镜、器械等物品 根据患者病情准备需要的相应内镜及物品，使用前检查内镜及各物品性能是否良好。

四、患者护理

（1）核实患者信息 核对患者基本信息及诊疗项目，录入消化内镜电脑工作站。

（2）评估和咨询 评估患者一般情况，注意有无禁忌证及麻醉药物过敏史。

（3）术前谈话签字及宣教工作 详细解释检查目的、准备及配合注意事项等。

（4）术前建立静脉通道，给予镇静或者麻醉。

（5）患者做好术前准备 协助患者取下义齿、眼镜、围巾，排空膀胱等；胃镜检查者术前口服祛泡剂；结肠镜检查者更换结肠镜检查专用裤。

（6）协助患者正确摆放体位。

（7）严密监测生命体征。

五、术中配合

（1）协助麻醉或遵医嘱给予静脉推注镇静药物。

（2）常规内镜前准备，协助医师插入内镜并进行各种诊疗操作。

（3）协助并配合医师进行急救操作。

（4）固定好患者身上的各种管道并保持通畅。

（5）术中严密观察病情变化，如患者的神志、呼吸、血氧、血压、脉搏等，及时发现，报告医生，病情变化时，迅速给予相应处理。

六、术后护理

（1）检查治疗结束根据医嘱给予静脉推注拮抗剂。

（2）密切观察患者生命体征和意识恢复情况。

（3）做好术后宣教工作，离院患者拔除浅静脉留置针，住院患者做好交接班登记。

（4）通知相关人员执行转运流程；帮助患者安全离开。

（5）清理内镜室，物品归位，软式内镜应及时清洗、消毒。

（6）做好相应的护理记录及费用录入。

（丁述兰 文晓冬）

第二节 急诊消化内镜的辅助技术配合流程

一、急诊消化内镜麻醉及镇静辅助技术

在开展急诊检查或治疗的内镜中心，麻醉或镇静药物准备必不可少，药物的使用可以减轻患者在检查或治疗过程中的痛苦和不适，取得患者的合作同时大大提高诊断或治疗率；且可对术中常见问题如心律失常等给予及时处理，以确保治疗的安全性。

（一）仪器准备

1. 氧气装置（调至备用状态）

（1）确保氧气流量表（已连接流量表快插接头）处于关闭状态，将流量表插入墙壁设备表中。

（2）打开一次性吸氧装置包装，取出一次性氧气加湿通路瓶，拔出加湿通路瓶体进气口密封帽，将加湿通路瓶体进气口插入流量表快插接头，听到"咔"声并略用力向下拉动不脱离即连接成功。

（3）拔下一次性氧气加湿通路瓶体出气口密封帽，打开氧流量表开关，调氧流量（一般成人氧流量 2～4L/min；小儿 1～2L/min；严重缺氧者 4～6L/min）10s 后，将一次性吸氧管与加湿通路瓶体出气口连接，确定氧气流出通畅。

2. 吸引装置（调至备用状态）

（1）将一次性负压引流袋放入负压瓶内，用扣具锁紧硬质盖，然后用硅胶管连接三通，三通的一端接弯头通气接头，一端接抽出口接头，一端接墙上中心负压装置（负压调压器），再把吸入口接头接在内镜吸引接口上。

（2）打开墙上中心负压装置调压旋钮，根据使用需要调节负压大小。

3. 心电监护仪（调至备用状态）

（1）连接电源，打开主机开关，将各导联线与监护仪相应接口连接。

（2）缠绕血压计袖带。

（3）安放血氧饱和度探头。

（4）设置监护仪各参数。

4. 急救用品（调至备用状态）

急救药品与用品应集中于急救药品车内，便于流动抢救。包括简易球囊呼吸器、复苏药

物以及止血药物等。

5. 内镜测试

（1）将内镜连接光源和主机，做好白平衡，检查内镜图像，注水和注气、吸引功能是否正常。

（2）内镜工作站测试　确保内镜工作站、计算机图像储存系统、打印机功能正常。

（二）用物准备

（1）注射盘（浅静脉留置针、皮肤消毒剂、止血带、棉签、胶布或敷贴）、生理盐水、一次性输液器、无菌盘、注射器（2ml、5ml、10ml、50ml）、镇静/麻醉药物及拮抗剂（遵医嘱抽吸稀释妥当，标识清楚）等。

（2）根据检查需要准备　胃镜检查包、灭菌注射用水、干纱布、酒精纱布、润滑油、擦手纸、床侧预处理用物。

（三）患者准备

（1）核对　患者基本信息及诊疗项目，胃镜术前禁食、禁水6~8h；结肠镜检查者再次评估肠道准备，确认肠道清洁。

（2）评估和咨询　评估患者一般情况，了解有无禁忌证及麻醉药物过敏史。

（3）知情同意　评估患者的身心状况，与患者及家属签署知情同意书。

（4）心理护理　向患者说明检查的目的、大致过程和注意事项，解除患者顾虑，取得合作。

（5）协助患者取下义齿、眼镜、围巾，排空膀胱等。

（6）胃镜检查者术前口服祛泡剂；结肠镜检查者更换结肠镜检查专用裤。

（四）浅静脉留置针穿刺

（1）留置针连接输液器排气。

（2）选择合适的静脉，穿刺点上方6cm扎止血带。

（3）穿刺点消毒，直径＞8cm。

（4）30°角进针，见回血，再次15°角进针少许，推送套管。

（5）胶布固定套管，压迫穿刺点上方3横指处的静脉，退出针芯。

（6）调节滴速，加强固定。

（五）麻醉镇静配合

（1）根据消化内镜诊疗需求安置患者体位，胃镜检查者放置口圈后嘱患者咬住，将口水巾垫于患者口下。肠镜检查者应先更换好结肠镜检查专用裤。

（2）给予吸氧、心电监护。

（3）遵医嘱静脉推注镇静或麻醉药并记录，注意查对并遵守无菌原则。

（4）检查过程中安抚患者，指导配合。

（六）麻醉镇静过程的监护

（1）密切监测患者的生命体征。

（2）时刻保持患者呼吸通畅，必要时抬高下颌、吸痰等处理。

（3）保障患者安全，严防坠床。

（4）出现异常情况及时配合医师处理。

（七）麻醉镇静后的苏醒

（1）检查结束根据医嘱给予静脉用药。

（2）观察患者生命体征和意识恢复情况。

（3）离院患者拔除浅静脉留置针，住院患者做好交接班登记。

（4）防呛咳、误吸、坠床，避免意外损伤，保障患者安全离院或转运。

（5）向患者及其家属交代术后注意事项　患者意识清醒，生命体征平稳，自我意识清醒、能独立行走，无明显不适感方可离院；检查当天不要驾驶汽车、骑电动车、高空作业或进行精细工作等，最好不要饮酒；检查完成苏醒后 1~2h，若无不适，头脑清醒，便可开始少量进饮进食；离院后如有剧烈头痛、头晕、恶心等不适，应及时返回医院或就近就诊。

二、上消化道异物取出辅助技术

众多学者认为大多数消化道异物可经内镜安全取出，主张在确定没有穿孔的情况下应做紧急的消化内镜检查，通过消化内镜取出异物。上消化道异物的内镜治疗成功率高达 95%。经消化内镜取上消化道异物具有方法简便、痛苦小、安全性高、费用低的优点。因此，内镜治疗是上消化道异物治疗的首选方法。

（一）术前准备

（1）内镜　选择具有附送水功能的治疗内镜，安装好透明帽。

（2）同急诊消化内镜麻醉及镇静辅助技术。

（3）常用取异物器械　根据异物的性质和形状选择合适的附件（异物钳、圈套器、鳄口形钳、三爪钳、五爪钳、取石网篮、螺旋取石器、碎石器、内镜专用剪刀、内镜透明帽等），各种器械在使用前应在体外进行模拟试验。

（4）患者准备　携带内镜及相关 CT、X 线报告。

（二）术中辅助配合

同急诊消化内镜麻醉及镇静辅助技术。进一步确定异物的部位、形态、性质，吸净黏液，充分暴露异物。不同异物的操作方法和技巧如下。

（1）薄片状异物　如各种硬币、鱼刺等，一般用异物钳、鳄口钳直接抓取比较方便。

（2）球形、表面光滑异物　如玻璃球、果核等，此类异物表面光滑，无法钳取，套取也较困难。可尝试用网篮形取石器或螺旋取石器套取。

（3）条形、短棒形异物　如铁钉、钥匙等，此类异物套取的位置要尽可能接近其一端。根据各自的特点可选择圈套器、异物钳、鳄口钳等。

（4）体型较大、硬的异物　如胃石、植物树皮等，需先在食管、胃内进行切割或粉碎后再分块取出或让其自行排出。

（5）食物团块　如有食管狭窄的患者，可能出现食物团块的梗阻。如果条件允许，可用圈套器或网篮形取石器将食物团块粉碎后送过狭窄段，送入胃腔。无法送入胃腔者，可用网篮形取石器或螺旋形取石器取出。

（6）锐利及已嵌顿的异物　首先排除无穿透伤及大的动脉，其次排除急性穿孔，并在备外科手术及麻醉的前提下，方可轻微操作。操作前应在内镜头端部固定一橡皮保护套管后，根据异物的特点可选择异物钳、鳄口钳等，仔细观察试取。如条件允许也可用钬激光从异物中间烧断，再用异物钳慢慢松动两侧的异物随内镜退出。

（三）术后护理

（1）同急诊消化内镜麻醉及镇静辅助技术。

（2）门诊患者应留观 2～4h，一般情况好无异常即可离开。

（3）儿童应在麻醉下进行操作，减少不必要的风险。

（4）无黏膜损伤者 2h 后可正常饮食，造成损伤或有轻度渗血者应禁食，可使用抑制胃酸分泌的药物和黏膜保护剂；出血不止者可在内镜下止血；有穿孔者可在内镜下修补，不成功者行胃肠减压，外科手术修补。

（5）所取的若为贵重或特殊物品应妥善清洗保管，并交还患者及其家属。

（6）企图自杀、自伤患者，应给予心理辅导及看护，防止再吞异物。

三、下消化道异物取出辅助技术

（一）术前准备

（1）内镜　选择具有附送水功能的治疗结肠内镜，选择合适的透明帽并安装好。

（2）同急诊消化内镜麻醉及镇静辅助技术。

（3）根据异物的性质和形状选择合适的附件（异物钳、圈套器、鳄口钳、三爪钳、五爪钳、网篮形取石器、螺旋取石器、碎石器、内镜专用剪刀、内镜透明帽等），各种器械在使用前应在体外进行模拟试。

（4）患者准备　携带内镜及相关 CT、X 线报告。

（5）确认患者肠道准备清洁情况。

（二）术中辅助配合

（1）同急诊消化内镜麻醉及镇静辅助技术。

（2）给予患者扩肛润滑、协助医师插入内镜。

（3）进一步确定异物的部位、形态、性质。冲洗周边粪渣，充分暴露异物。

（4）不同异物的操作方法和技巧

① 薄片状异物　一般采用异物钳钳取比较方便。

② 球形异物　以粪石、胆石居多，可以用三爪钳抓取或用网篮形取石器取出，对于较大的结石，可先用碎石器粉碎后再取出。

③ 条形、短棒形异物　可用圈套器套取异物一端，然后随内镜一起带出体外。

④ 吻合口缝线残留拆除　一般用活检钳钳夹拔除即可，如缝线比较牢固，可用内镜专用剪刀剪断缝线，再用活检钳拔除。

（三）术后护理

（1）同急诊消化内镜麻醉及镇静辅助技术。

（2）门诊患者应留观 2 ~ 4h，一般情况好无异常即可离开。

（3）儿童应在麻醉下进行操作，减少不必要的风险。

（4）指导患者健康的生活方式，保持大便通畅。

四、消化道穿孔辅助技术

随着消化内镜技术的发展及相关附件的研制，越来越多的消化道穿孔，都可以通过适当的内镜下闭合方法进行即刻缝合或者封堵，从而避免外科手术，节省医疗资源，减少患者痛苦。

（一）术前准备

（1）内镜　根据需要选择具有附送水功能的治疗内镜或双钳道内镜，安装好透明帽。

（2）同急诊消化内镜麻醉及镇静辅助技术。

（3）物品准备　急救车（包括急救药品及物品）、氩气刀凝固系统、高频电凝装置、热止血钳、不同型号止血夹、不同型号的尼龙绳及装置、OTSC 吻合夹及相关组件、喷洒导管、药品［肾上腺素、多糖止血修复生物胶浆（术泰舒）、复合微孔多聚糖止血粉（止血粉）等］。

（二）术中辅助配合

同急诊消化内镜麻醉及镇静辅助技术；找到穿孔位置，配合医师选择合适的封闭方式。

（1）止血夹闭合术　适用于 1cm 以下消化道内腔壁穿孔的闭合。

① 选择合适型号及大小的止血夹。

② 撕开包装，轻轻闭合夹子前端，将夹子前端以闭合的状态递给医师送入钳道，直至插入部先端及穿孔部位在内镜视野中。

③ 缓慢向前推动把手，打开夹子。

④ 在内镜直视下转动手柄，调整夹子至最佳方向。

⑤ 将夹子抵在目标病灶上，医师按吸引按钮，使腔壁松软。

⑥ 用力向后拉动把手，夹住目标组织。

⑦ 经医师再次确认夹住目标组织后，夹闭夹子，看到闭合的夹子从鞘管上脱落后退出夹子装置。

（2）荷包缝合术　需使用双钳道内镜。

① 根据穿孔大小选择合适规格及大小的尼龙绳。

② 拉动外鞘管接头到头，将螺旋鞘管从外鞘管中伸出。

③ 向前推动滑动把手，将挂钩从螺旋鞘管中伸出，将尼龙绳的连接环连接至挂钩。

④ 向后拉动滑动把手，将连接环收入螺旋鞘管中，轻轻拉拽，确认尼龙绳没有断裂。

⑤ 向前推动外鞘管接头，将尼龙绳收入外鞘管中，递给医师从一侧钳道送入。

⑥ 待在内镜直视下能看见尼龙绳头端，回收外鞘管，将张开圈套的尼龙绳预先放置在

穿孔处，穿孔位于尼龙绳中央。

⑦ 从另一侧钳道用多个止血夹夹住尼龙绳，固定于穿孔周边黏膜上。

⑧ 向前推动外鞘管，收拢缩小尼龙绳圈套，将穿孔创面边缘黏膜对拉向中心聚拢。

⑨ 确定达到闭合创面的效果后，向后拉动滑动把手并同步回收外鞘管，直至卡锁固定在先端部，过程中保持前端收拢的尼龙绳圈套松紧度不变。

⑩ 再次确认闭合创面后，向前推动滑动把手，使尼龙绳的连接环与挂钩分离。

（3）OTSC 缝合术　需使用双钳道内镜。

① 预先在内镜上安装好 OTSC 金属夹。

② 润滑内镜前端，协助医师插入内镜到达穿孔部位。

③ 将抓钳闭合递给医师从钳道进入，到达穿孔部位，配合医师准确迅速地抓钳穿孔组织的两边拉入套帽内。

④ 协助医师使用配套旋转扳机系统经过连线把 OTSC 牵拉释放。

⑤ OTSC 脱离套帽后迅速恢复原状对合，闭合穿孔创面。

（三）术后护理

同急诊消化内镜麻醉及镇静辅助技术；遵医嘱放置胃肠减压装置；通知相关人员执行转运流程，并做好交接。

五、上消化道梗阻辅助技术

上消化道狭窄导致患者不能正常进食，长时间可引起营养不良及机体水、电解质紊乱等。通过内镜下治疗，可以良好地解除狭窄部位的障碍，并且有创伤小、安全、有效、可重复进行等优点，为患者带来福音。

（一）术前准备

（1）内镜　胃镜。

（2）同急诊消化内镜麻醉及镇静辅助技术。

（3）仪器准备　开启 X 线机测试，确保透视、拍片正常工作。

（4）物品准备　乳头切开刀或造影导管、各型号的支架、导引钢丝、黄斑导丝、探条式扩张器、水囊扩张导管、压力泵、造影剂、0.9% 生理盐水、活检钳、灭菌水、丝线、剪刀。

（二）术中辅助配合

同急诊消化内镜麻醉及镇静辅助技术；配合医师选择合适的治疗方式。

1. 内镜下探条扩张术

（1）协助医师插入内镜到达狭窄部位，观察狭窄情况并记下狭窄距门齿的距离。

（2）经内镜活检孔道进导引钢丝，在 X 线监视下确认导引钢丝通过病灶狭窄段，医师退镜，护士送导丝，两者的速度保持一致，待内镜退到口腔处，护士左手固定口腔外导丝不动，确保不会滑脱，右手把剩余的导丝绕圈固定于左手上。

（3）医师先选择较细的探条进行扩张，探条头部的中孔插入导引钢丝的尾部，保持导丝固定不动，润滑探条头端，在 X 线监视下匀速向前推进，至探条标记越过狭窄段，保持

1～3min，记下探条进入的深度并与前狭窄距门齿距离进行比对。

（4）退探条时需均速，要向前推送导丝，防止导丝同探条一起退出。

（5）同上述方法进行第 2 条、第 3 条探条扩张，直至扩张至合适的直径。

2. 内镜下水囊扩张术

（1）协助医师插入内镜到达狭窄部位，观察狭窄情况并记下狭窄距门齿的距离。

（2）经内镜活检孔道进黄斑导丝，在 X 线监视下确认黄斑导丝通过病灶狭窄段，并将导丝尽可能深插后保存。

（3）退镜至狭窄部开口处，选择合适型号的水囊导管，水囊导管中孔插入黄斑导丝尾部并从内镜活检孔道插入。

（4）经黄斑导丝引导并在 X 线监视下插入狭窄部位。

（5）确认水囊到位后，连接压力泵，遵医嘱慢慢向水囊内注无菌水，直至扩张到合适的直径，同时固定好镜身和水囊导管，使扩张起来的水囊恰好位于狭窄处，保持 1min。

（6）抽空水囊内的水，将水囊从活检孔道退出。

3. 内镜下支架置入术

（1）钳道外释放

① 协助医师插入内镜到达狭窄部位，观察狭窄情况并记下狭窄距中切牙（门齿）的距离。

② 经内镜活检孔道进导引钢丝，在 X 线监视下确认导引钢丝通过病灶狭窄段，医师退镜，护士推送导丝，两者的速度保持一致，待内镜退到口腔处，护士左手固定口腔外导丝不动，确保导丝不会滑脱，右手把剩余的导丝绕圈固定于左手上。

③ 医师先选较细的探条进行扩张，探条头部的中孔插入导引钢丝的尾部，保持导丝固定不动，润滑探条头端，在 X 线监视下匀速向前推进，至探条标记越过狭窄段，保持 1～3min，记下探条进入的深度并与狭窄距离中切牙距离进行比对。退出探条时需匀速，要向前推送导丝，防止导丝同探条一起退出。

④ 同上述方法进行第 2 条、第 3 条探条扩张，直至扩张至合适的直径。

⑤ 留置导引钢丝，配合医师边送导丝边退胃镜，直至把胃镜全部退出。

⑥ 配合医师将导丝穿入根据病变长度选择的支架置入器头端的孔中，向前推送支架置入器。

⑦ 进入患者口腔前，润滑油润滑支架置入器，并将患者下颌稍向上抬。

⑧ 将置入器送入食管腔内，在 X 线监视下见支架到达病变部位，调整支架位置使支架中点基本与病变部位吻合。

⑨ 拉开保险帽，在 X 线监视下缓慢退出置入器的外套管释放支架。遵循"边拉边入"原则，即先满足远端，远端张开后边释放边往近端拖拉，对近端准确定位后再完全释放。

⑩ 待支架完全张开后，将置入器连同导丝一起退出。

（2）钳道内释放

① 同内镜下水囊扩张术辅助技术配合流程。

② 留置导丝，将导丝尽可能地深插；沿导丝插入造影导管或乳头切开刀。

③ 注入造影剂，在 X 线透视下确定病变部位的长度、狭窄程度，选择合适型号的支架，支架的上下端均须超过病变部位 2cm 以上。

④ 退造影导管或乳头切开刀，留置导丝，配合医师将导丝穿入根据病变长度选择的支架置入器头端的孔中。

⑤ 将置入器向前推送至病变部位，固定导丝位置不变，旋开保险帽，一边在胃镜下监视支架上端，一边在 X 线透视下缓缓退出置入器的外套释放支架。

⑥ 待支架完全张开后，将置入器连同导丝一起退出钳道，支架置入完成。

六、下消化道梗阻辅助技术

在我国大肠肿瘤的发病率呈逐年上升趋势，部分结直肠癌患者临床表现中会出现急性肠梗阻症状，85% 梗阻患者需要急诊手术治疗。结直肠恶性梗阻患者行外科手术治疗后并发症发生率为 20%～60%，病死率为 17%～35%。内镜下治疗为失去手术根治机会的晚期结直肠癌患者提供了一个姑息性解除梗阻的治疗方法，是一种择期行一期手术的过渡性治疗手段。

（一）术前准备

（1）内镜　选择具有附送水功能的治疗肠镜，安装好透明帽。

（2）同急诊消化内镜麻醉及镇静辅助技术。

（3）仪器准备　开启 X 线机测试，确保透视、拍片正常工作。

（4）物品准备　乳头切开刀或造影导管、导引钢丝、黄斑导丝、肠梗阻导管套件（经鼻插入型 / 经肛插入型）、扩张导管、造影剂、0.9% 生理盐水、活检钳、灭菌水、丝线、剪刀。

（二）术中辅助配合

同急诊消化内镜麻醉及镇静辅助技术；配合医师选择合适的治疗方式。

（1）肠道支架置入

① 协助医师进镜，找到狭窄部位。

② 先检查器械的完整性。

③ 将导引钢丝递给医师从钳道进入，在 X 线透视辅助下将导引钢丝插入狭窄远端。

④ 沿导引钢丝插入造影导管，注入造影剂，在 X 线透视下确定病变部位的长度、狭窄程度，选择合适型号的支架，支架的上下端均须超过病变部位 2cm 以上。

⑤ 并将导丝尽可能深插后保存，退出造影导管。

⑥ 退镜至狭窄部开口处，通过导丝将支架置入器插入内镜钳道推送至病变部位。

⑦ 在医师的指令下即可在 X 线透视及内镜直视下缓慢地释放支架并及时校正支架的位置。

⑧ 待支架完全张开后，将支架置入器连同导丝一起退出钳道，支架置入完成。

（2）经鼻插入型肠梗阻导管置入，需使用十二指肠镜。

① 协助医师进胃镜检查，了解腔内一般情况。

② 协助医师将十二指肠镜经口插入至十二指肠降部，由钳道插入并留置导丝至十二指肠降部，慢慢退出十二指肠镜。

③ 检查器械的完整性，协助医师由鼻腔插入内拉通管，由口腔引出，将导丝的后端部

插入内拉通管，由鼻腔引出，之后拔去内拉通管。

④ 遵医嘱将肠梗阻导管内腔（由吸引口到前端侧孔）加满灭菌蒸馏水。然后将带内塞的接头接到肠梗阻导管吸引口上。

⑤ 将适量利多卡因软剂涂抹于肠梗阻导管的前端部分，沿导丝经鼻插入肠梗阻导管，插至十二指肠降部，插入过程中，每间隔 10min，可旋紧带内塞接头的螺旋封头，遵医嘱入水口处注入 20ml 灭菌蒸馏水，向前气囊内注入灭菌蒸馏水 10～15ml（注入量为 30ml以内）。

⑥ 退出导丝后，继续将肠梗阻导管向胃内送入，使其在胃内呈松弛状态。确认肠梗阻导管的侧孔部分确实进入十二指肠降部。

⑦ 固定导管，记录鼻外导管刻度。

（3）经肛插入型肠梗阻导管置入，需使用大肠镜。

① 协助医师进镜，找到狭窄部位。

② 检查器械的完整性。

③ 将导丝递给医师从钳道进入，在 X 线透视辅助下将导丝插入狭窄远端。

④ 沿导丝插入造影导管，注入造影剂，在 X 线透视下确定病变部位的长度、狭窄程度。

⑤ 将导丝尽可能深插后保存，退出肠镜和造影导管。

⑥ 沿导丝置入已润滑的扩张导管过狭窄部进行扩张（3～5min）。

⑦ 退出扩张导管，沿导丝置入导管，并使球囊部分通过狭窄部。

⑧ 注入 30～40ml 灭菌水/造影剂打起球囊。

⑨ 抽出导丝，固定导管。

（三）术后护理

（1）同急诊消化内镜麻醉及镇静辅助技术。

（2）生理盐水 500～1000ml 冲洗肠道 1～2 次，用 50ml 注射器每次注入生理盐水 100ml，5～10min 后吸出。每日再以负压吸引间断吸引 2～3 次，每次 15～20min，避免过度负压吸引。

（3）经常挤压导管，解除一些不严重的前端侧孔堵塞。

（4）记录每日的冲洗量和引流量、导管刻度以及患者生命体征情况。

（5）定期透视观察。

（6）观察 20min 后按照转运交接流程将患者送回病房。

七、急性非静脉曲张上消化出血辅助技术

非静脉曲张性消化道出血是指除食管－胃底静脉曲张破裂出血以外的其他上消化道出血。临床主要表现因出血量、出血部位、出血速度、患者的全身情况差异而不同，是消化内科常见的危急重症。内镜下止血术是近年来开展非手术治疗上消化道大出血的新方法之一，能迅速有效地控制急性上消化道出血。内镜止血具有见效快、经济等优点，内镜护士的操作配合是内镜治疗成功的重要保证。

（一）术前准备

（1）内镜　选择具有附送水功能的治疗内镜，安装好透明帽。

（2）同急诊消化内镜麻醉及镇静辅助技术。

（3）物品准备　急救车（包括急救药品及物品）、氩气刀凝固系统、高频电凝装置、热止血钳、止血夹、局部注射针、喷洒导管、药品（肾上腺素、多糖止血修复生物胶浆、止血粉等）。

（二）术中辅助配合

同急诊消化内镜麻醉及镇静辅助技术；医师找到出血点后配合医师选择合适的止血方式。

（1）药物喷洒

① 将去甲肾上腺素与 0.9% 冰生理盐水遵医嘱进行稀释后，用 50ml 注射器抽取向钳道注射喷洒于出血表面。

② 将凝血酶与 0.9% 生理盐水遵医嘱进行溶解后，用 50ml 注射器抽取向钳道注射喷洒于出血表面，需现配现用。

③ 用 50ml 注射器抽取 50ml 多糖止血修复生物胶浆（术泰舒），将喷洒导管管腔内充满药液通过内镜管道喷洒于出血表面。

④ 将复合微孔多聚糖止血粉（止血粉）倒在无菌容器进行溶解，1g：15ml 灭菌注射用水摇匀；1min 内拿 20ml 注射器进行抽取，借助喷洒导管通过内镜管道找准出血点推射即可。

（2）局部注射

遵医嘱将 1：10000 盐酸肾上腺素用 20ml 注射器抽取，连接注射针使注射针管腔内充满药液，注射针以收针的状态递给医师送入钳道，到达病变部位后出针，保持针头与黏膜呈15°～30°角，控制内镜注射点的数量，均速推药，且每个注射点注射量不多于 2ml，注射药液后收针，以针管压迫针眼防止出血。

（3）热凝固止血

① 氩离子凝固术　选择合适的模式和参数，递送氩气软管时动作轻柔，防止弯折。

② 电凝止血术　选择适当的电凝强度和热活检钳于出血点直接钳夹电凝止血；或用圈套器，将圈套器头端伸出 1～2mm，每次电凝操作的通电时间不超过 3s 为宜。

（4）金属夹使用

① 选择合适型号及大小的止血夹。

② 撕开包装，轻轻闭合夹子前端，将夹子前端以闭合的状态递给医师送入钳道，直至插入部先端及穿孔部位在内镜视野中。

③ 缓慢向前推动把手，打开夹子。

④ 在内镜直视下转动手柄，调整夹子至最佳方向。

⑤ 将夹子抵在目标病灶上，医师按吸引按钮，使腔壁松软。

⑥ 用力向后拉动把手，夹住目标组织。

⑦ 经医师再次确认夹住目标组织后，夹闭夹子，看到闭合的夹子从鞘管上脱落后退出夹子装置。

八、急性食管 - 胃底静脉曲张出血辅助技术

静脉曲张性上消化道出血主要是指食管 - 胃底静脉曲张破裂出血，是门脉高压最严重的并发症之一，其病死率高、出血率高。随着内镜技术的提高，经内镜下注射硬化剂、栓塞剂，套扎法治疗食管 - 胃底静脉曲张出血已在国内外广泛应用，并取得良好疗效。

（一）术前准备

（1）内镜　选择具有附送水功能的治疗内镜或双钳道内镜。

（2）同急诊消化内镜麻醉及镇静辅助技术。

（3）物品准备　急救车（包括急救药品及物品）、七环套扎器、注射针、硬化剂、组织胶、0.9% 生理盐水及 2ml、5ml、10ml 注射器。

（二）术中辅助配合

同急诊消化内镜麻醉及镇静辅助技术配合流程；配合医师选择合适的治疗方式。

（1）内镜下食管 - 胃底静脉曲张精准断流术（ESVD）治疗

① 将硬化剂、组织胶溶液及 0.9% 生理盐水遵医嘱进行抽取备用。

② 将抽取硬化剂的注射器连接注射针，使注射针管腔内充满药液。

③ 注射针以收针的状态递给医师送入钳道，注射时当注射针对准注射部位后出针，针头刺入血管，微回抽注射器，带点负压，见注射针前端有回血后，遵医嘱匀速推入硬化剂。

④ 更换抽取组织胶溶液注射器遵医嘱快速推注。

⑤ 更换抽取 0.9% 生理盐水注射器遵医嘱快速推注后收针，以针管压迫针眼防止出血。

（2）套扎治疗术　正确安装套扎器，插入后观察食管静脉曲张状况，通常先从下端，近贲门侧开始，先套扎最有可能出血的静脉，持续吸引，将曲张静脉吸入套装器内，转动控制器，将橡皮圈套住曲张静脉基底部。成功后再分别套扎其他曲张静脉。

（三）术后护理

同急诊消化内镜麻醉及镇静辅助技术；遵医嘱放置胃肠减压装置；通知相关人员执行转运流程，并做好交接。

九、ERCP 诊治辅助技术

随着内镜技术的发展和临床应用的不断扩大，ERCP 不仅能用于疾病的准备诊断，而且可用于越来越多的胆胰疾病的治疗，大大降低了传统开放性手术带来的创伤与风险。

（一）术前准备

（1）内镜　十二指肠镜（侧视）。

（2）同急诊消化内镜麻醉及镇静辅助技术。

（3）仪器准备　开启 X 线机测试，确保透视、拍片正常工作；开启高频电发生器，连接电极板，检查通电是否良好，选择合适模式。

（4）物品准备　急救车（包括急救药品及物品）、乳头切开刀、黄斑导丝、取石球囊、

柱状扩张球囊、压力泵、压力枪、造影剂、无菌注射用水（备针状刀、造影导管、超滑导丝、止血夹、紧急碎石器等），各种附件多配备几种产品和型号。

（5）患者准备　患者采取俯卧位，头偏向右侧，右肩下置斜坡垫。

（二）术中辅助配合

同急诊消化内镜麻醉及镇静辅助技术；配合医生进行操作治疗。

（1）插管　十二指肠镜插入十二指肠降部，寻找乳头，视野中清晰地显示主乳头。检查器械的完整性，润滑导丝，将导丝插入乳头切开刀或造影导管后递给医师，经钳道进入；当导管置于乳头开口处时导丝伸出2～3mm。配合医师插管，护士左手握刀柄，右手插导丝，注意用力适度，通过进退、旋转、抖动等方法寻找胆管开口，也可通过拉伸乳头切开刀使导管翘起，改变导丝方向寻找胆管。

（2）切开　插管成功后造影，确认有结石需要切开取石的，连接高频电外科设备单极连接线缆，调整切开刀位置，在导丝引导下，将切开刀前1/3刀丝插入乳头开口内，后2/3的露于乳头外，以保证仅有小部分组织被电切；轻微拉动刀丝，沿着乳头的根部，大致在11点至1点的方向逐渐切开；在切开过程中医师要不断调整方向，护士应注意不能自主地改变刀丝的张力，应根据医师的要求逐渐拉起，避免过度和快速切开。

（3）扩张　如需行乳头扩张，需根据胆管直径、结石大小和数量来选择球囊的型号；先将压力泵抽满造影剂固定在压力枪上，并排气；沿导丝插入球囊导管进入胆道，连接压力泵，根据球囊压力说明和医师要求缓慢注入造影剂，慢慢加大压力至所需要求，同时进行X线透视，持续至球囊腰线消失再维持有效压力1min，抽空造影剂，拉出球囊导管。

（4）取石

① 网篮取石：若结石较小（＜1.0cm），可直接用取石网篮取出结石；若结石较大（2.0cm），可插入碎石器，将大结石挤碎，然后用网篮分别取出。将网篮插入乳头开口，在X线监视下慢慢越过结石，在结石上方慢慢打开网篮，回拉套取结石并慢慢回收网篮，将结石拉出乳头开口，置于十二指肠腔。

② 球囊取石：如胆总管内结石较多，尤其是小结石，可用气囊取石。取石时沿导丝插入球囊进入胆管，在X线监视下慢慢越过结石后充气，要随时对球囊进行充气或放气以使其大小与胆管的直径一致，关闭球囊通道，轻轻抖动由上向下缓慢牵拉，气囊退出到胆管下段，根据乳头切开情况，可将气囊略收小一点，直至将结石带出；当医师向外拉球囊时，护士应相应地插入导丝，保持导丝原位不动直至将结石带出。

（5）鼻胆管引流术

① 选择合适造型的鼻胆管，顺导丝向肝内插入鼻胆管，护士向外拉导丝，速度要保持一致。

② 鼻胆管到达所需位置后，在X线透视下边进鼻胆管，边退内镜。

③ 当内镜退出口腔外后将导丝完全退出鼻胆管，护士应一手固定住靠近口侧的鼻胆管，另一手将内镜钳道内的鼻胆管向外牵拉盘在左手上，并注意保持鼻胆管位置不变。

④ 将导丝折成半圆的圈，经口腔伸入咽喉部，再从鼻腔插入转化管进入圈内，拉出口外，将鼻胆管末端插入转化管内，一手拉转化管，一手送鼻胆管，将鼻胆管从鼻腔拉出后连

接负压引流器，用胶布妥善固定。

⑤ X 线下透视，确保鼻胆管在目标胆道中。

（6）塑料支架置入术

① 选择合适规格的支架，将支架安装于推送器。

② 在 X 线的监视下，沿导丝插入支架及推送器，待推送前端的标记越过狭窄段后，固定不动。

③ 将推送器外鞘管和内芯松开，一手固定内芯及导丝不动，一手向前推送外套管。

④ 当支架越过狭窄段 1～2cm 后，调整好支架位置，尾部倒刺部分在十二指肠乳头外，依次退出导丝、推送管内芯和外管。

⑤ X 线下透视，确保在所需部位。

（三）术后护理

（1）同急诊消化内镜麻醉及镇静辅助技术。

（2）禁食 24h，术后 3h 及翌晨复查血淀粉酶及血常规，1 周复查肝功能。

（3）观察生命体征，注意有无腹痛、恶性呕吐及相关并发症，黄疸是否消退，皮肤瘙痒有无减轻，粪尿颜色变化等。

（4）根据医嘱使用止血、消炎、抑酶及保护胃黏膜等药物。

（5）注意合理补充电解质，维持水、电解质平衡。

十、急诊阑尾炎内镜治疗辅助技术

外科阑尾切除术治疗阑尾炎已有超过百年的历史，是治疗急性阑尾炎的标准术式。由于微创理念的深入及技术的发展，内镜逆行性阑尾炎治疗技术可以有效地对阑尾炎进行病因治疗。具有安全性高，术后见效快，经济实用，无术后疼痛，后续治疗简单等优点，即方便了患者，也极大地节约了医疗资源。

（一）术前准备

（1）内镜　选择具有附送水功能的治疗肠镜，安装好透明帽。

（2）同急诊消化内镜麻醉及镇静辅助技术。

（3）仪器准备　开启 X 线机测试，确保透视、拍片正常工作。

（4）物品准备　造影导管、黄斑导丝、取石球囊、塑料支架、造影剂、0.9% 生理盐水或甲硝唑。

（二）术中辅助配合

（1）同急诊消化内镜麻醉及镇静辅助技术。

（2）协助医师经肛门进镜至回盲部，寻找阑尾开口，可借助内镜透明帽技术将阑尾开口充分暴露出来，并在内镜的辅助下给予导丝配造影导管进行阑尾腔插管，之后将阑尾内部积液抽吸，便于将阑尾内镜的压力有效缓解；在 X 线的辅助下给予阑尾腔注射造影剂，将患者阑尾具体形态暴露出来，确认梗阻物的位置、形态，给予 0.9% 生理盐水或甲硝唑反复加压冲洗阑尾腔，将梗阻物取出。

（3）如阑尾腔内有较大块的粪石，可沿导丝插入取石球囊进入阑尾腔，在 X 线的监视下越过粪石后充气至合适大小，关闭球囊通道，轻轻抖动向外牵拉，直到粪石排出。

（4）必要时可在阑尾腔内置入 1 枚支架引流。

（三）术后护理

（1）同急诊消化内镜麻醉及镇静辅助技术。

（2）手术后，患者白细胞很快降至正常，术后第二天即可痊愈出院。

（3）患者 1 周后腹透支架是否在位，如在肠腔择期行门诊结肠镜下拔出阑尾支架。

（丁述兰　文晓冬）

参考文献

[1] 中华医学会消化内镜学分会 . 中国上消化道异物内镜处理专家共识意见 . 中华消化内镜杂志，2016, 33: 19-28.

[2] 席惠君，张玲娟 . 消化内镜护理培训教程 . 上海：上海科学技术出版社，2014.

[3] 王萍，徐建鸣 . 消化内镜诊疗辅助技术配合流程 . 上海：复旦大学出版社，2016.

[4] 张琼英，胡兵 . 消化内镜护士手册 . 北京：科学出版社，2015.

[5] 王书智，胡冰 . ERCP 护理培训教程 . 上海：上海科学技术出版社，2016.

[6] 中华消化杂志编辑委员会 . 不明原因消化道出血诊治推荐流程 . 中华消化杂志，2012, 32(6): 361-364.

[7] 中华医学会消化内镜学分会 . 中国上消化道异物内镜处理专家共识意见（2015 年，上海）[J]. 中华消化内镜杂志，2016, 33(1): 19-28.

[8] 中华内科杂志社，中华医学杂志社，中华消化杂志社等 . 急性非静脉曲张性上消化道出血诊治指南（2015 年，南昌）[J]. 中华消化杂志，2015, 35(12): 793-798.

第五章

急诊消化内镜麻醉镇静及监护

急诊内镜检查及治疗往往时间较长，治疗期间患者精神紧张，不易配合，术中容易出现生命体征波动，给医生操作带来困难和很大的心理压力。随着无痛及镇静内镜检查治疗技术的开展，通过在急诊消化内镜治疗过程中应用镇静药和麻醉性镇痛药，可消除患者对消化内镜诊疗的紧张、焦虑和恐惧心理，减轻患者在接受消化内镜检查或治疗过程中的疼痛、腹胀、恶心、呕吐等主观痛苦和不适感，降低患者发生心率增快、血压升高、心律失常，甚至诱发心绞痛、心肌梗死、脑卒中或心搏骤停等严重并发症的风险，提高患者对消化内镜的接受度，同时为消化内镜医师创造良好的诊疗条件。但是镇静和（或）麻醉本身具有较高风险，有些可引起严重并发症，因此我们需要严格掌握其适应证、禁忌证、操作流程以及相关并发症防治等，以利于急诊消化内镜诊疗工作的顺利进行。

一、麻醉或镇静前评估

1. 适应证

（1）所有因诊疗需要并愿意接受消化内镜诊疗镇静和（或）麻醉的患者。

（2）对消化内镜诊疗心存顾虑或恐惧感、高度敏感而不能自控的患者。

（3）操作时间较长、操作复杂的内镜诊疗技术，如 ESVD、ERCP、内镜下止血术等。

（4）一般情况良好，ASA Ⅰ级或Ⅱ级患者。

（5）处于稳定状态的 ASA Ⅲ级或 ASA Ⅳ级患者，可酌情在密切监测下实施。

2. 禁忌证

（1）有常规内镜操作禁忌证或拒绝镇静和（或）麻醉的患者。

（2）ASA Ⅴ级的患者。

（3）未得到适当控制的可能威胁生命的循环与呼吸系统疾病，如未控制的严重高血压、严重心律失常、不稳定型心绞痛以及急性呼吸道感染、哮喘发作期等。

（4）肝功能障碍（Child-Pugh C 级以上）、急性上消化道出血伴休克、严重贫血、胃肠道梗阻伴有胃内容物潴留。

（5）无陪同或监护人者。

（6）有镇静和（或）麻醉药物过敏及其他严重麻醉风险者。

3. 相对禁忌证

以下情况须在麻醉医师管理下实施镇静和（或）麻醉，禁忌在非麻醉医师管理下实施镇静：

（1）明确困难气道的患者如张口障碍、颈颏颌部活动受限、类风湿脊柱炎、颞颌关节炎等。

（2）严重的神经系统疾病者（如脑卒中、偏瘫、惊厥、癫痫等）。

（3）有药物滥用史、年龄过高或过小、病态肥胖、排尿困难等患者。

4. 麻醉前访视及评估

根据病史、体格检查有病史（包括心肺疾病检查和实验室检查），评估患者的身体状况，对麻醉的耐受程度。药物过敏史、呼吸睡眠暂停综合征、目前用药及吸烟、饮酒情况。体检包括生命体征、体重、心肺听诊、意识状态、实验室检查。注意患者有无肥胖、短颈、颈椎疾患。评估其原发病是否存在贫血、电解质紊乱、肝肾功能异常等。

5. 谈话告知及知情同意

向患者和（或）患者受托人告知：

① 镇静和（或）麻醉的目的、方案；

② 镇静和（或）麻醉的风险；

③ 取得患者和（或）委托人同意，并签署知情同意书。

二、麻醉或镇静实施

患者根据检查类别摆放好体位，连接监护设备，自主呼吸下充分给氧去氮（8～10L/min，3～5min），开放静脉通道，并记录患者生命体征。根据消化内镜的诊疗目的和镇静和（或）麻醉深度的需求，可采用下列不同的麻醉或镇静方法。

1. 咪达唑仑

用于消化内镜诊疗镇静时，成人初始负荷剂量为 1～2mg（或小于 0.03mg/kg），1～2min 内静脉给药。可每隔 2min 重复给药 1 mg（或 0.02～0.03mg/kg）滴定到理想的轻、中度镇静水平。静脉注射咪达唑仑具有"顺行性遗忘"的优点，即患者对后续检查过程有所"知晓"，且可配合医师，但待完全清醒后对检查无记忆。

2. 芬太尼

用于消化内镜诊疗镇静时，成人初始负荷剂量 50～100μg，每 2～5min 追加 25μg；应用舒芬太尼时，成人初始负荷剂量 5～10μg，每 2～5min 追加 2～3μg，直至达到理想的轻、中度镇静水平。

3. 丙泊酚

对于镇痛要求不高的诊疗过程（如诊断性胃肠镜检查）或胃肠镜下简单治疗（如急诊内镜下取异物）等，一般单用丙泊酚即可满足要求，即缓慢静脉注射初始负荷剂量 1.5～2.5mg/kg。患者呼吸略缓慢但平稳、睫毛反射消失、全身肌肉松弛即可开始内镜操作。操作过程中严密监测患者呼吸和循环情况，确定是否需要气道支持（如托下颌、鼻咽通气管甚至辅助或控制呼吸）和循环药物支持（如麻黄碱、阿托品）。如果诊疗时间稍长或操作刺激较强，根据患者体征如呼吸加深、心率增快，甚至体动等，可每次静脉追加 0.2～0.5mg/kg，也可持续泵注 6～10mg/（kg·h）。诊疗过程中应维持良好的镇静和（或）麻醉深度，以确保患者无知觉和体动，直至检查结束。

4. 氯胺酮

1～5 岁的小儿急诊消化内镜诊疗可选用氯胺酮，肌内注射 3～4mg/kg 后开放静脉，待患儿入睡后进行检查；必要时可持续泵入 2～3mg/（kg·h）维持。如果患儿配合且有条件情况下，可以七氟烷吸入诱导后开放静脉，再以丙泊酚维持。

5. 右美托咪啶

对于急诊消化内镜诊疗时间长、内镜操作或体位不影响呼吸循环的患者如 ESVD、ERCP 等，右美托咪啶也是一个较好的选择，可使患者安静地处于睡眠状态，呼之能应，循环稳定且无明显呼吸抑制。一般建议静脉泵注右美托咪啶 0.2～1.0μg/kg（10～15min）后，以 0.2～0.8μg/（kg·h）维持；可联合瑞芬太尼 0.1～0.2μg/（kg·min），以加强镇痛作用。

6. 全身麻醉

对急诊消化内镜操作要求的体位明显影响呼吸或消化内镜诊疗过程可能明显影响呼吸时，宜选用常规气管内插管全身麻醉。

值得注意的是，联合应用镇静药与麻醉性镇痛药时，宜适当减少药物剂量，并密切观察有无呼吸循环抑制。

三、麻醉或镇静监护

1. 生命体征监测

镇静和（或）麻醉中及恢复期的监护镇静和（或）麻醉中及恢复期患者生命体征监测是消化内镜诊疗镇静和（或）麻醉中的重要环节。常规监测应包括：心电图、呼吸、血压和脉搏、血氧饱和度，有条件者可监测呼气末二氧化碳分压；气管插管（包括喉罩）全身麻醉宜常规监测呼气末二氧化碳分压。

2. 呼吸监测

应密切监测患者呼吸频率与呼吸幅度，并注意有无气道梗阻。呼吸变慢变浅，提示镇静和（或）麻醉较深；呼吸变快变深，提示镇静和（或）麻醉较浅。如出现反常呼吸，往往提示有气道梗阻，最常见原因是舌后坠，其次是喉痉挛。托下颌往往即可解除因舌后坠引起的气道梗阻，必要时可放置口咽或鼻咽通气管。

3. 血压监测

一般患者无创动脉血压监测（间隔 3～5min）即可，但特殊患者（严重心肺疾病，循环不稳）可能还需有创动脉压监测。一般患者血压水平变化超过基础水平的 30%，高危患者血压水平变化超过基础水平的 20%，即应给予血管活性药物干预并及时调整镇静和（或）

麻醉深度。

4.脉搏血氧饱和度监测

在实施镇静和（或）麻醉前即应监测患者血氧饱和度，并持续至完全清醒后。值得注意的是，脉搏血氧饱和度主要代表肺的换气功能，其反映低通气早期不敏感；脉搏血氧饱和度下降提示通气功能已明显下降。因此需要严密观察。

四、镇静或麻醉深度评估

不同患者耐受消化内镜诊疗所需的镇静和（或）麻醉深度不同，理想的状态是患者安全、舒适、无记忆，内镜操作易于实施。消化内镜诊疗所需镇静和（或）麻醉深度受诸多因素的影响，包括患者年龄、健康状况、受教育程度、正在使用的药物、术前焦虑状态、疼痛耐受程度、内镜操作类别及操作者熟练程度等。

现在常用 Ramsay 分级法（表 5-1），根据镇静深度和对运动的反应分级。

表 5-1　常用 Ramsay 分级法

分级 / 分	状态	描述	备注
1	清醒	患者焦虑、躁动或烦躁，或两者都有	2～4级（镇静满意）5～6级（镇静过度）
2		患者安静、配合、有定向力	
3		患者仅对指令有反应	
4	睡眠	对轻拍眉间或大声听觉刺激有敏捷反应	
5		对轻拍眉间或大声听觉刺激有迟钝反应	
6		对轻拍眉间或大声听觉刺激无反应	

要完全抑制咽喉反射，往往需要深至 5～6 级的镇静，目前的内镜镇静术多维持在 3 级以上水平。由于消化内镜检查常需患者的配合，因此理想的内镜检查的镇静终点标准是"清醒镇静"，其目的是让患者安静，不焦虑，注意力下降，遗忘，虽行动迟缓但仍具有语言交流和合作能力，可遵医嘱作出反应，配合检查，即利用药物对患者中枢神经系统产生抑制，提高患者的耐受性和依从性，使内镜检查和治疗操作得以顺利进行。

五、镇静或麻醉后恢复

镇静或麻醉后复苏时应密切观测患者的生命体征及神志状态，严格掌握患者离院标准：

（1）无支撑下可以行走。

（2）能吞咽口腔分泌物。

（3）能自行排尿，恶心感轻微。

（4）定向力好，意识清楚。

（5）有人照顾，并保证医护人员在场，以避免患者出现坠床、摔伤等意外。离院后至少在 2h 内不饮酒，不驾车；术后 2h 内有人陪护，如原有高血压、冠心病等慢性疾病者，检查当日应常规服药。如有不适应立即与医院联系。

六、常见麻醉镇静并发症及处理

1. 呼吸抑制

常表现呼吸变慢变浅，血氧饱和度下降。如怀疑舌后坠引起的气道梗阻，应行托下颌手法，必要时放置口咽或鼻咽通气管；同时应增加吸氧流量或经麻醉面罩给予高浓度氧。必要时嘱内镜医师退出内镜。如果患者脉搏血氧饱和度低于 85%，应立即处理。可通过大声询问和压眶刺激患者加深呼吸。如采取上述措施后仍无效，则应给予辅助或控制呼吸，必要时行气管内插管或放置喉罩。如果患者采用苯二氮䓬类药物镇静，还应立即静脉给予氟马西尼。

2. 反流与误吸

镇静和（或）麻醉能使胃肠道蠕动减弱，加上胃镜检查过程中大量的注气和注水，使胃肠道张力下降。如果患者伴有胃食管交界处解剖缺陷、口咽或胃内大量出血或幽门梗阻等均可增加反流与误吸风险。无论固体或液体误吸入呼吸道均可造成呼吸道梗阻、气道痉挛、吸入性肺不张和吸入性肺炎等严重后果。因此应采取措施来减少胃内容物和提高胃液 pH 值；降低胃内压，使其低于食管下端括约肌阻力；保护气道等。一旦发生误吸，则应立即退出内镜并沿途吸引，尤其口咽部；同时立即使患者处于头低足高位，并改为右侧卧位，因受累的多为右侧肺叶，如此可保持左侧肺有效的通气和引流；必要时应及时行气管内插管，在纤维支气管镜明视下吸尽气管内误吸液体及异物，行机械通气，纠正低氧血症。

3. 血压下降

血压水平变化超过基础水平的 30%，高危患者血压水平变化超过基础水平的 20%，即应给予血管活性药物干预并及时调整镇静和（或）麻醉深度；患者血压下降可给予或加快输液速度，必要时可给予去氧肾上腺素 25～100mg 或去甲肾上腺素 4～8mg，且可反复使用。明显窦性心动过缓合并低血压时，可酌情静脉注射麻黄碱 5～15mg。对于操作时间较长、深度镇静和（或）麻醉的患者应常规预防性补充液体。

4. 心律失常

内镜操作本身对自主神经的刺激以及镇静和（或）麻醉药物的作用均可能引起心律失常。窦性心动过速一般无需处理。如心率小于 50 次 /min，可酌情静脉注射阿托品 0.2～0.5mg，可重复给药；必要时可静脉给予肾上腺素 0.02～0.1mg。关键在于及时发现，并及时处理。

5. 心肌缺血

消化内镜操作无论是否采取镇静和（或）麻醉均可能诱发或加重心肌缺血。在内镜操作过程中吸氧可以显著减少 ST 段压低。因此应加强监测，维持良好的心肌氧供与氧耗。

（何小建　叶舟）

参考文献

[1] 李兆申，邓小明，张澍田等. 中国消化内镜诊疗镇静麻醉专家共识意见 [J]. 中国实用内科杂志，2014,(8): 756-764.

[2] Wilson S. Guidelines for monitoring and management of pediatric patients during and after sedation for diagnostic and therapeutic procedures: an update.[J]. Pediatric Anesthesia，2010, 18(1): 9-10.

[3] Riphaus A, Geist F, Wehrmann T. Endoscopic sedation and monitoring practice in Germany: re-evaluation from the first nationwide survey 3 years after the implementation of an evidence and consent based national guideline[J]. Zeitschrift Für Gastroenterologie, 2013, 51(09): 1082-1088.

[4] Schlag C, Wörner A, Wagenpfeil S, et al. Capnography improves detection of apnea during procedural sedation for percutaneous transhepatic cholangiodrainage[J]. Canadian Journal of Gastroenterology, 2016, 27(10): 582-586.

[5] 李鹏，冀明，张澍田 . 无痛消化内镜操作共识 [J]. 中国实用内科杂志，2010, (7): 605-607.

[6] 郑丰平，黎嘉妍，郭云蔚等 . 丙泊酚联合芬太尼作为肝硬化患者无痛胃镜检查镇静剂的临床效果观察 [J]. 中华消化内镜杂志，2012, 29(6): 311-315.

[7] 徐福涛 . 内镜术的镇静与麻醉 [J]. 中华消化内镜杂志，2002, 19(6): 325-326.

[8] 叶启文，陈杰，黄艳春等 . 清醒镇静状态下急诊胃镜套扎止血 42 例 [J]. 现代消化及介入诊疗，2014, (2): 130-131.

第六章

急诊消化内镜多学科协作

一、多学科协作诊疗模式（MDT）

多学科协作诊疗模式是指多个相关学科专科医师组成工作组，针对某种疾病进行讨论，从而明确诊断或得到一个最佳治疗方案。早在半个世纪以前，美国肿瘤科医师就提出了MDT的临床诊疗模式，最初开展MDT的目的是进行医学教育。随着人们的不断重视，至20世纪80年代，MDT模式开始广泛应用于临床，不仅用来进行医学教育，更是为了提高患者的诊疗质量。

联勤保障部队第九○○医院自2017年开始开展关于多种疾病的MDT：胃肠肿瘤MDT、肝胆疾病MDT、食管疾病MDT、肺结节MDT、胃食管反流病MDT等。在循证医学指导下，为患者提供科学、规范、合理的个性化临床方案，避免各专科间因治疗角度不同而提供不同甚至相互冲突的治疗方案，更避免了单科治疗无法为患者提供全方位的诊疗策略。

在急诊消化内镜诊疗过程中，许多疾病也需要多学科的协作：如消化道出血、消化道异物、消化道穿孔等。往往这些急诊消化内镜患者或病情危及患者生命，需要基本的生命保障，故需麻醉科、呼吸科、心血管科的支持，以及输血科的血源保障；或病灶部位特殊，需要影像科的精准阅片，相关外科的手术备台；或患者年龄、身份等特殊，需要相关科室的专业保障，多学科的诊疗策略。

二、消化道出血的多学科协作

消化道出血，特别是消化道大出血，无论是上消化道出血还是下消化道出血都是棘手的问题。严重消化道出血患者短时间内大量失血，血流动力学不稳定，全身灌注量下降、血管阻力增高、氧运输效率降低和应激等势必会引起低体温、代谢性酸中毒和凝血功能障碍等病理生理性变化，这三者之间相互影响，相互促进，进而导致死亡。早期快速止血，终止恶性循环是其首要任务。因此，常需要消化内科、急诊科、ICU、普外科、介入科、肝胆外科、麻醉科等学科相互合作拟定多学科协作治疗方案。引起急性上消化道大出血的病因中，以肝硬化食管－胃底静脉曲张破裂出血最凶险，往往出血量大，再出血率和病死率高。若在没有保证液体复苏与气道保护的情况下，急诊消化内镜风险很大。赵蕊等对沈阳市第六人民医院，将2013年3月至10月救治的45例患者做回顾性分析。在ICU、麻醉科、消化内镜诊治中心各司其职，以多学科协作方式进行抢救治疗。45例胃镜下直视观察，全部止血治疗成功，除1例因复苏不成功脑死亡（后家属放弃治疗临床死亡）外，其余44例均复苏成功。

不明原因消化道出血（OGIB）更是需要多学科的协作，常常需要影像科、介入科、消化内科、普外科等相关科室的相互协作来确定出血位置。特别是不明原因的小肠出血，需要常规行胃肠镜检查后排除上消化道出血及结肠出血，进一步行全腹部CTA检查是否有责任血管出血，如有则进一步行介入栓塞或外科手术；若无则进一步行胶囊内镜或开腹探查、术中内镜明确出血病灶。不明原因消化道出血的处理流程见图6-1。

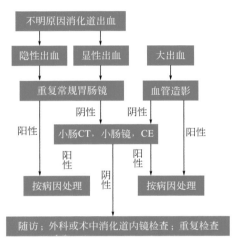

图 6-1　不明原因消化道出血的处理流程

三、上消化道异物的多学科协作

上消化道异物若处理不及时，可能造成严重并发症，甚至导致死亡。根据《中国上消化道异物内镜处理专家共识意见（2015年）》，符合消化内镜处理相对禁忌证的患者，经各相关科室医生会诊后拟定多学科协作治疗方案。符合消化内镜处理相对禁忌证患者的处理流程见图6-2。不宜消化内镜干预的患者应通过外科手术处理；如需消化内镜干预，复杂或较危险的消化道异物应按照外科手术标准做术前准备，在外科医生的协助下，内镜医生于手术室试取异物，消化内镜处理失败者转为外科手术。上消化道异物消化内镜处理的相对禁忌证：①异物导致瘘管形成者；②异物导致局部脓肿、积气者；③异物导致可疑或明确穿孔者；④异物邻近重要器官与大血管，消化内镜下取出后可能导致器官损伤、大量出血等严重并发症者。

另外，儿童消化道异物，常需要消化内科、儿科、麻醉科，甚至急诊科的多学科协作处理。其治疗方案的确定受多种因素影响，包括患儿的年龄、临床情况，异物的大小、形状，摄入物体的类型、解剖位置，停滞时间，是否嵌顿等。消化道异物的处理方式主要包括自然排出、消化内镜处理及外科手术。与传统的外科手术相比，消化内镜处理兼具诊断及治疗的双重价值，原则上无并发症出现的普通上消化道异物均可行内镜处理。因儿童无法配合内镜操作，需由麻醉医师进行气管内插管全身麻醉，消化内镜医师再进行操作，顺利取出异物后进入儿科病房观察。特别注意的是，如果患儿在不同时间吞入多个磁体，磁体之间的吸引力

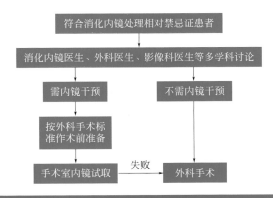

图 6-2　符合消化内镜处理相对禁忌证患者的处理流程

足够大时，会导致磁体隔着肠壁吸在一起，持续压迫肠壁导致压迫坏死，引发穿孔、腹膜炎、肠瘘、肠梗阻等。如果压迫肠系膜血管可造成腹腔内出血。如患儿有腹部症状，在腹部平片见到金属异物时，若高度怀疑多个磁性异物，必须急诊剖腹探查。如患儿无任何症状，X 线检查发现患儿体内有 1 个以上的磁铁，若在胃内，建议通过胃镜取出；如果磁铁已通过幽门，经 X 线证实磁铁未吸在一起，可密切观察，一旦发现磁铁吸在一起则应立即行外科手术。

（谢隆科　陈志平）

参考文献

[1] 赵蕊，张丽瑶，吴云海等 . 45 例多学科协作抢救急性上消化道大出血患者的临床分析 [J]. 中华急诊医学杂志，2014，23(11): 1268-1270.

[2] 中华消化杂志编辑委员会 . 不明原因消化道出血诊治推荐流程（修改稿，2012 年 3 月，上海）[J]. 中华消化杂志，2012, 32(6): 361-364.

[3] 中华医学会消化内镜学分会 . 中国上消化道异物内镜处理专家共识意见（2015 年，上海）[J]. 中华消化内镜杂志，2016, 33(1): 19-28.

[4] 方莹 . 儿童消化异物的内镜处理 [J]. 中华消化内镜杂志，2017, 34(2): 80-82.

第七章

消化道异物

消化道异物是临床常见急症之一，有80%~90%的异物可以自行从体内排出而不引起任何临床症状，但仍有10%~20%的异物不能自行排出。异物堵塞或损伤消化道可引起异物感、呕吐、疼痛、进食困难等症状，部分消化道穿孔、出血或堵塞气道而引起严重并发症，甚至危及生命，故必须及时处理，甚至需要手术治疗。目前国内尚无关于消化道异物的确切发病例数及病死率统计，我国近5年的文献报道消化道异物近2万多例，但是实际消化道异物病例数量应该更多，美国每年有1500~1600人死于消化道异物的各种并发症。急诊消化内镜是消化道异物最常用的诊治方式。

第一节 上消化道异物

2015年《中国上消化道异物内镜处理专家共识意见》指出，上消化道异物是指上消化道内不能被消化且未及时排出而滞留的各种物体，占急诊内镜诊疗的4%~18.3%。上消化道异物滞留最好发的部位为食管，尤以食管入口异物最多见，其次为胃、十二指肠。据资料显示食管异物的患病率为13/100000，但这个数据可能低估了食管异物的患病率。解放军联勤保障部队第九○○医院因消化道异物就诊患者平均每天1~2例，节假日消化道异物就诊患者更多。

一、病因

不同年龄层及不同地区患者的消化道异物病因有所差异。

（一）年龄

1.儿童

6个月至6周岁的儿童是消化道异物的高发年龄段，因为这个年龄段好奇心最重，他们吞食的异物主要有硬币、玩具、纽扣电池、铅笔、笔套等。

2.成年人

成年人发生消化道异物主要是因为进食过快或不慎误吞了异物，误食的异物包括鱼刺、鸡鸭骨头、菜中竹签、枣核等。部分吸毒、精神异常等特殊情况患者可能吞服刀片、钥匙、打火机、毒品包等各种异物。

3. 老年人

老年人也是上消化道异物的高发年龄段，其原因可能是牙齿脱落导致患者进食时咀嚼少、吞咽快。老年患者义齿过松，或进食食物黏性过大或口腔黏膜感觉减退，或睡眠时警觉性较低都可能使义齿脱落从而进入食管。

（二）地区

1. 中国

我国发生的消化道异物病例多由误吞引起，也有部分是因合并食管自身病变，如食管肿瘤、食管瘢痕狭窄等，或本身神经性病变引起咽反射消失或吞咽反射减退所致。此外，消化道异物也可由于醉酒、昏迷、入睡时误吞，或是医源性异物，如全麻时义齿脱落、暴力拖拽牙垫导致患者牙齿脱落而进入食管、食管支架脱落等。早些年，也有些木工、鞋匠或装修工将钉、螺丝等含在口中，不慎吞入此类异物。我国南方及北方地区异物的种类也可能有所不同，其原因可能跟饮食有关，南方沿海地区海鲜类食品丰富，因此异物以鱼骨、贝壳类多见，北方是盛产大枣地区，有部分地区粽子内常包有带核的大枣，易造成误咽，此外，有部分北方地区，过节时习俗在饺子馅内包裹金属硬币，也是易造成误咽异物的部分原因。

2. 西方国家

有报道西方成人发生上消化道异物多是因为患者本身合并基础疾病，这些基础疾病包括食管狭窄（37%）、嗜酸性食管炎（33%）、食管肿瘤（10%）、贲门失弛缓症（2%）等疾病。

（三）其他高发特殊人群

如精神病患者、监狱犯人、毒贩蓄意吞服异物（各式各样的异物见图 7-1）。

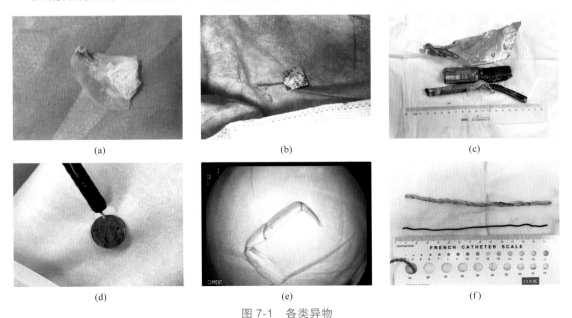

(a)　　　　　　　　　　(b)　　　　　　　　　　(c)

(d)　　　　　　　　　　(e)　　　　　　　　　　(f)

图 7-1　各类异物

二、诊断

（一）病史采集

上消化道的异物如果宽径大于 2～2.5cm 则不易通过幽门，如果异物长径长于 5～6cm 将不能通过十二指肠经消化道自然排出体外，因此上消化道异物一经确诊，需立即了解异物的大小、形状、种类、数量等，以帮助判断是否需要治疗、治疗的紧急程度及治疗方式的选择，所以病史的采集尤为重要。对于高龄儿童或者可以正常沟通的成年患者，我们需要询问患者吞入异物的时间、异物的种类和形状及患者的症状，如果是幼儿、精神疾病史或者其他很难或无法进行沟通的患者，我们需要与家属及陪护进行沟通，并且根据患者的临床表现来推断患者消化道异物的可能。食管异物患者一般会出现异物滞留处有异物感或疼痛、进食困难、吞咽疼痛、咽喉部不适、恶心呕吐等，有部分食管异物即使已自然通过食管进入胃腔，因异物划伤食管（镜下表现见图 7-2），患者仍会出现咽部或胸骨后异物感或疼痛的临床表现，应注意鉴别（图 7-2）。食管异物可引起消化道穿孔或穿透胸主动脉从而引起严重并发症，甚至危及生命。

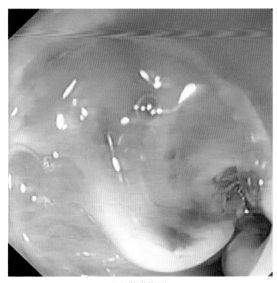
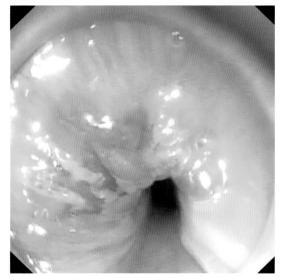

(a) 黏膜撕裂   (b) 黏膜划伤

图 7-2　食管异物损伤食管的镜下表现

胃和十二指肠球部的异物可无典型的临床症状，但是有部分胃石存留胃腔过久可引起患者出现溃疡而出现上腹胀、腹痛，如患者出现腹痛加重、有压痛、反跳痛等腹膜炎表现，需要考虑有消化道异物所致的穿孔可能。

（二）辅助检查

1. 喉镜检查

如果异物在口腔或喉咽部和环咽肌水平，患者可在口腔科或耳鼻喉科行喉镜检查评估是否有异物，如有发现异物则行喉镜下异物下取出。

2. 影像学检查

如果喉镜无法检出异物或已经进入食管，可建议患者行 X 线摄片检查，X 线摄片可发现约 87% 的异物，而有些细小金属、木制品异物、塑料异物、玻璃异物、鱼骨、鸭骨等，X 线片可能无法显影，有报道称 X 线片对鱼骨的检出率只有 23%。因此，对于此类患者建议行 CT 检查，CT 检查对消化道异物检查的敏感性为 90%～100%，特异度为 93.7%～100%，对于疑似穿孔的患者，CT 检查可以显示异物的位置、形状、深度及异物周边的组织和器官，也可评估异物周边是否有脓肿形成、纵隔炎、食管气管瘘等。因此，欧洲胃肠内镜学会（European society of Gastrointestinal endoscopy，ESGE）推荐 CT 扫描可作为诊断上消化道异物的最重要影像学手段，特别是疑似异物引起消化道穿孔或需要外科干预的患者，均应行 CT 检查（图 7-3 及图 7-4）。

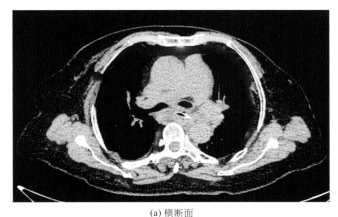

(a) 横断面　　　　　　　　　　　　　　　　(b) 冠状面

图 7-3　CT 显示食管中上段相当于胸 5～6 椎体水平横行梭形异常高密度影，红色箭头提示异物位置

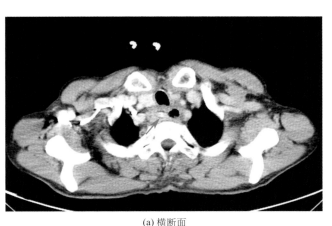
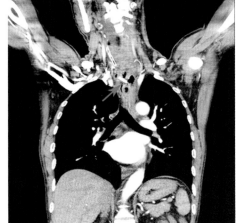

(a) 横断面　　　　　　　　　　　　　　　　(b) 冠状面

图 7-4　CT 显示食管中上段见一长条形高密度影，长约 2cm，红色见图提示异物位置

有许多基层医院对异物的患者行上消化道钡餐检查，但是 2015 年《中国上消化道异物内镜处理专家共识意见》认为钡餐中含有钡剂、棉花，虽然对异物检出率有所帮助，但因棉

花、钡剂包裹异物，可影响内镜操作视野（图 7-5），延迟急诊胃镜检查时间，使异物取出复杂化，甚至有误吸入肺导致急性肺水肿的风险及缺点，故不建议用于诊断上消化道异物。

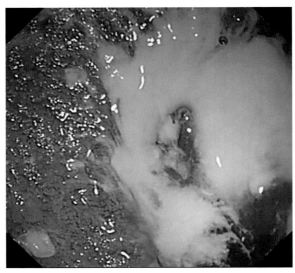

图 7-5　患者行钡餐检查，影响操作视野

3. 其他检查

因消化道异物许多都需要急诊内镜或需要麻醉科配合进一步治疗，因此，患者需行心电图检查以评估内镜及麻醉风险，此外，血常规可评估患者是否有并发感染，凝血四项是评估患者内镜下治疗出血风险的指标，如果患者禁食时间较长，需要行肝肾功能及电解质检查以评估患者全身情况。

三、急诊消化内镜下治疗

胃镜有诊断和治疗的双重特点，并且胃镜具有经济、有效、快速、痛苦小、创伤及并发症少等优势，因此胃镜是治疗上消化道异物的首选方法，虽然西方国家报道有 10%～20% 的消化道异物需要内镜处理，1% 异物需要外科手术治疗，但是我国异物种类跟西方国家有所不同，故需要内镜下治疗的异物比例更高。

（一）内镜处理的适应证及禁忌证

1. 适应证

凡无法自然排出上消化道内异物，均可尝试内镜下取出，尤其是对锐利异物及有毒性异物（如纽扣电池等），更应积极试取。

2. 禁忌证

（1）绝对禁忌证

① 异物导致消化道大出血，或异物存留体内过长导致全身严重感染，或在消化管内发生严重嵌顿者。

② 某些胃内巨大异物，无法将其粉碎，退出贲门有困难者。

③ 吞入用塑料、橡皮包装的可卡因等毒品者。

④ 有上消化道内镜检查禁忌者（如有严重心肺功能不全，不能耐受胃镜检查者）。

（2）相对禁忌证

① 异物导致瘘管形成者。

② 异物导致局部脓肿、积气者。

③ 异物导致可疑或明确穿孔者。

④ 异物邻近重要器官与大血管，内镜下取出后可能导致器官损伤、大量出血等严重并发症者。

符合内镜处理相对禁忌证的患者，经各相关科室医生会诊后拟定多学科协作治疗方案：不宜内镜干预的患者应通过外科手术处理；如需内镜干预，应按照外科手术标准做术前准备，在外科医生的协助下，内镜医生于手术室试取异物，内镜处理失败者即转为外科手术。

（二）患者准备

（1）根据需要摄颈部、胸部正侧位或腹部 X 线平片或 CT 扫描，以了解异物的位置、性质、形状、大小及有无穿孔，但切勿做吞钡检查。

（2）常规患者禁食 6～8h 以排空胃内容物，急诊胃镜检查可适当放宽禁食禁水时间。

（3）小儿、精神失常及操作不合作者或异物发生嵌顿、异物较大、多件异物、锐利异物或内镜操作难度大、时间长等，应在麻醉师协助下，全麻或气管插管下钳取异物。

（三）器械准备

1. 内镜选用

各种前视式胃镜均可。估计异物取出有困难或较大异物，采用双孔道手术胃镜。婴幼儿可选用外径较细的内镜。

2. 钳取器械的选择

主要取决于异物大小和形状，常用器械有活检钳、圈套器、三爪钳、扁平钳、异物钳（鼠齿钳、鳄口钳）、取石网篮、取石网兜等。

器械的选择可根据异物大小、形状、种类等而决定。据文献报道鼠齿钳的使用最为广泛，鼠齿钳使用率为所有使用器械的 24.0%～46.6%，圈套器的占 4.0%～23.6%；一般认为长条形棒状异物使用圈套器较好，如体温表、牙刷、竹筷、钢笔、汤勺等，而被圈套器套住的一端位置不超过 1cm，否则不易退出贲门。

（1）对于表面光滑外径较细如牙签的棒状异物，选择三爪钳、鼠齿钳、扁平钳等较为方便；球形异物（如果核、玻璃球、纽扣电池等）用取石网篮或取石网兜取出相对不易滑脱。

（2）对于长型锐利异物应使异物的长轴与管腔纵轴平行，锐利端或开口端朝下，边注气边退出，对于圈状异物或有孔异物可采用穿线法取出较为安全；对于食物团块及胃内巨大结石可用咬钳咬碎后用三爪钳或圈套器取出。

3. 保护器材

对于难取且有风险的异物尽量使用保护装置，目前常用的保护器材有透明帽、外套管、保护罩。

（1）透明帽 在异物取出术中应尽量在内镜头端使用透明帽，可以避免黏膜被异物划伤，并扩张食管以缩小异物取出时遇到的阻力，也可以帮助钳夹异物，套取异物，利于异物的取出。对于食管内两端均嵌入黏膜的条状异物，可以用透明帽轻轻推动异物一端周围食管黏膜，使异物一端退出食管黏膜壁，避免直接取出造成食管穿孔。透明帽还可以为器械的操作提供足够的施展空间，利于食管颈段狭窄处的异物发现和取出。同时透明帽可通过负压吸引作用，有助于吸取食物团块，方便后续处理。

（2）外套管 外套管在保护食管和食管－胃交界处黏膜的同时，便于内镜下试取长异物、尖锐异物、多件异物和清理食物团块，降低了上消化道异物取出术并发症的发生率，增加治疗的安全性与有效性。对于儿童，外套管并不常用，因为外套管插入时有损伤食管的危险。

（3）保护罩 将保护罩倒置于内镜前端，钳取异物后，退镜时保护罩顺势翻转并包裹异物，避免异物与消化道黏膜接触，起到保护作用。

（4）不同类型上消化道异物的处理方式

① 食管内食物团块：报道认为多数较小的食管内食物团块可以轻柔推入胃内待其自然排出，简单便利且不易引起并发症。在胃镜推入过程中，可以向食管管腔中适当充气，但部分患者有可能伴发食管恶性肿瘤或食管术后吻合口狭窄等情况（图7-6），如若有阻力而暴力蛮推，施加过多的压力将增加穿孔风险，建议可用取石网篮、取石网兜将异物直接取出，如果食团较大，可用异物钳、圈套器等捣碎后再行分次取出。

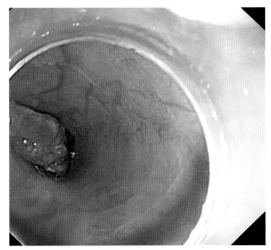

图7-6 患者食管癌术后，伴发食管狭窄，食团存留

② 短、钝异物：绝大多数短、钝异物可通过异物钳、圈套器、取石网篮、取石网兜等取出（图7-7）。若食管内异物不易直接取出，可推入胃内调整方位后再试行取出。胃内直径＞2.5cm的短、钝异物较难通过幽门，应尽早内镜干预；直径较小的胃内或十二指肠内异物若无胃肠道损伤表现，可等待其自然排出，若停留3～4周以上仍无法排出者，须内镜下取出。

③ 长异物：长度≥6cm的异物（如体温表、牙刷、竹筷、钢笔、汤勺等）不易自然排出，常用圈套器或取石网篮套取。可用圈套器套住一端（离端不要超过1cm），置入透明帽

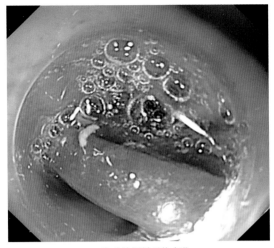
(a) 患者被塑料异物卡住

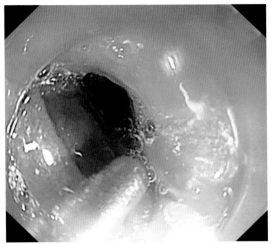
(b) 内镜下三爪钳将异物一端钳住，置入透明帽中

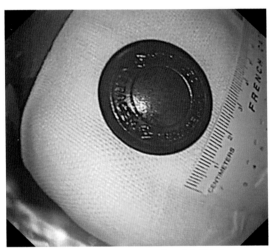
(c) 取出体外的塑料异物，为一个塑料纽扣

图 7-7　塑料异物及其取出方法

中取出，也可采用外套管装置，套取异物后平稳退入外套管内，以免损伤黏膜。

④ 尖锐异物：鱼刺、禽类骨头、义齿、枣核、牙签、回形针、刀片、药片锡箔包装纸等尖锐异物（图 7-8）应引起足够重视，对于易损伤黏膜、血管而导致穿孔等并发症的尖锐异物，应急诊内镜处理。内镜下取出尖锐异物时易划伤消化道黏膜，推荐使用透明帽，可充分暴露管腔，避免划伤管壁，应设法使异物的较钝的一端靠近内镜头端，使异物其中一端置入透明帽内，用异物钳或圈套器抓住异物，后尽量保持异物的纵轴和食管平行退镜。嵌顿入食管一侧的异物，内镜前端放置透明帽后缓慢进入食管入口即可取出，而对于两端均嵌顿于食管腔的异物时，应先松脱嵌入浅的一端，通常是近端侧，后顺势拔出另一端，调整异物方向使头端纳入透明帽内取出。或使用激光刀将异物中间切割后，我们的经验是先松脱主动脉弓或心脏侧，再分次取出。

a. 义齿：进食、咳嗽、说话时，患者不慎脱落义齿，而后随吞咽动作进入上消化道，两端附有金属卡环的尖锐义齿易嵌顿于消化道管壁，取出难度较大，常规内镜处理失败者，可

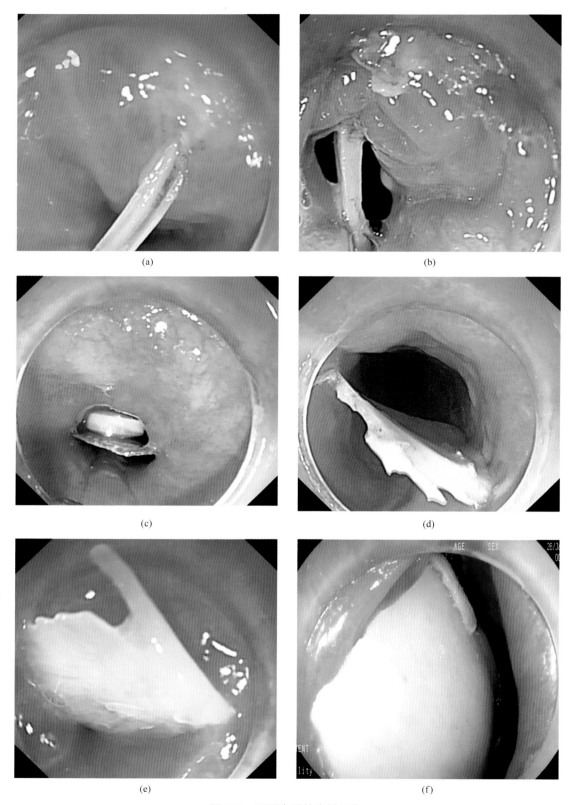

图 7-8　不同类型的尖锐异物

在双通道内镜下联合使用多个钳取器械尝试取出。

b. 枣核：嵌顿于食管的枣核通常两端尖锐，较短时间内即可导致黏膜损伤、出血、局部化脓性感染穿孔等并发症，应急诊内镜处理（图 7-9）。胃内或十二指肠内枣核若无胃肠道损伤表现，绝大多数可在 48h 内排出体外，无法自然排出者应尽早取出。

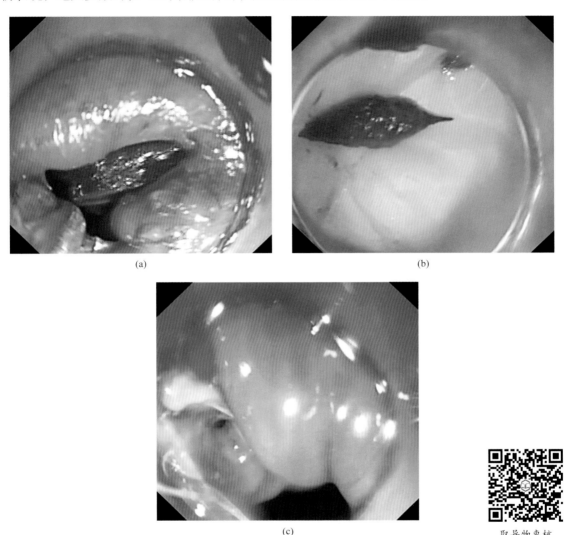

(a)　　　　(b)

(c)

图 7-9　枣核

患者外院提示异物 4 天，CT 提示食管异物伴穿孔，内镜下取出两端尖锐枣核，再次进入胃镜，见食管管壁有瘘口形成

⑤ 较大较长边缘锐利异物（图 7-10）

a. 内镜下安装外套管：从外套管中心插入胃镜，使外套管下缘贴近胃镜弯曲部上缘，常规插入胃镜近异物处，通过活检管道插入适当器械，如圈套器、异物钳等，抓住异物后将它放入外套管中，整个装置随镜一同退出。

b. 自制黏膜保护套：用医用橡胶手套大拇指套料自制内镜前端保护套，沿手套拇指根斜面剪下，呈喇叭形，在指尖部剪一小孔，将镜身前端穿过小孔，用细小的橡皮胶圈将其固定

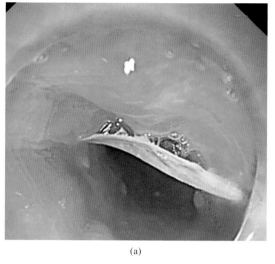

(a)

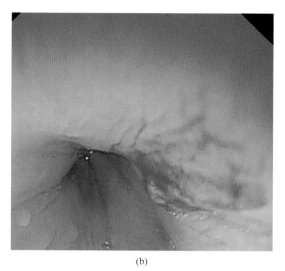

(b)

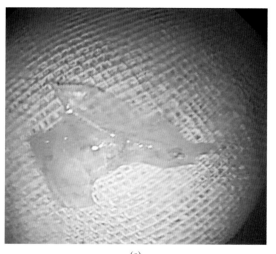

(c)

取异物鱼刺

图 7-10　尖锐的鱼骨行内镜取出，有黏膜划伤

在距胃镜头前端 1.0cm，反套入胃镜上端，随同胃镜一起送入至异物处抓取异物后随同胃镜一起退出，该保护套由于阻力的作用自然向异物方向反转，会包在异物外起保护作用。

⑥ 金属性异物：除常规钳取器械外，金属性异物可尝试在磁性异物钳吸引下取出。危险性较大或取出难度较高的金属性异物，可在 X 线透视下行内镜处理，建议可用取石网篮或取石网兜。硬币在儿童消化道异物中较常见（图 7-11），虽然食管内硬币大多数能自然排出，但建议择期内镜处理。因为儿童配合度差，故儿童内镜下取异物最好在全麻下进行。不易取出者可推入胃内后再取出，胃内硬币若无症状，可等待其自然排出，停留 3～4 周以上未排出者，须内镜下处理。

⑦ 腐蚀性异物：腐蚀性异物易造成消化道损伤甚至坏死，确诊后应急诊内镜处理。电池是最常见的腐蚀性异物，常发生于 5 岁以下儿童（图 7-12），其损伤食管后可能造成食管狭窄，须在数周内复查内镜，若狭窄形成，应尽早扩张食管。

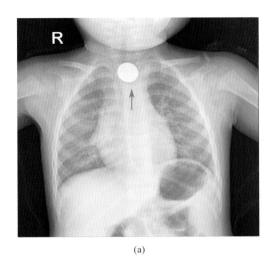 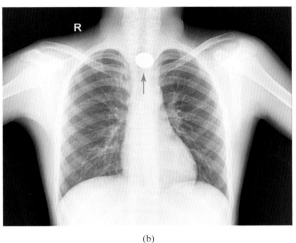

(a)   (b)

图 7-11 金属硬币异物

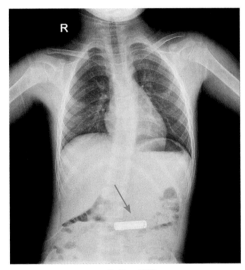 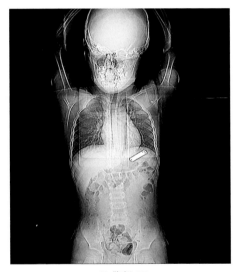

(a) 腹部 X 线片   (b) 腹部 CT

图 7-12 电池异物，红色箭头为异物位置

⑧ 磁性异物：当多个磁性异物或磁性异物合并金属存在于上消化道内，各物体之间相互吸引，压迫消化道管壁，容易造成缺血坏死、瘘管形成、穿孔、梗阻、腹膜炎等严重的胃肠道损伤，需急诊内镜处理。单个磁性异物也应尽早取出。除常规钳取器械外，磁性异物可尝试在磁性异物钳吸引下取出。

⑨ 胃内异物：多为犯人故意吞服打火机、铁丝、铁钉等，大多数异物较长、较大，不容易通过贲门，且易划伤黏膜，多推荐使用避孕套联合鼠齿钳进行内镜下异物取出，首先将鼠齿钳经内镜活检孔道插入至内镜前端，由鼠齿钳钳夹避孕套底部的橡胶环，之后将鼠齿钳向活检孔道内收，使避孕套露在活检孔道外的长度尽量减少，不影响视野，然后随同内镜一同插入胃腔内，发现异物后将异物套入避孕套内，若套取困难则将避孕套放置在胃腔，由鼠齿钳钳夹异物放入避孕套内，将鼠齿钳钳夹避孕套随镜一起退出。

⑩ 胃结石：胃石分为植物性胃石、动物性胃石、药物性胃石及混合性胃石，以植物性胃石最常见，多因空腹大量进食柿子、山楂、冬枣、桃子、芹菜、海带、椰子等所致。植物性胃石中柿子、山楂、冬枣等含鞣酸、果胶、树胶，在胃酸作用下形成不溶于水的鞣酸蛋白，后者与果胶、树胶、植物纤维及果皮、果核等黏结成胃石。胃石对胃壁产生机械压迫，并刺激胃酸分泌增加，易引起胃黏膜糜烂、溃疡甚至穿孔，体积小、质地松软的胃结石可用碳酸氢钠等药物溶解后等待其自然排出。药物治疗失败者，首选内镜下取石（图 7-13）。因体积较大而难以在内镜下直接取出的胃结石，使用异物钳、圈套器、取石网篮等直接碎石后取出；质地较硬而无法捣碎者，可考虑经内镜切割碎石、激光碎石或高频电碎石治疗，当胃结石碎石后小于 2cm，再用三爪钳或异物钳尽量钳夹取出。要注意防止切割后大于 2cm 的结石经胃排入肠腔造成肠梗阻。

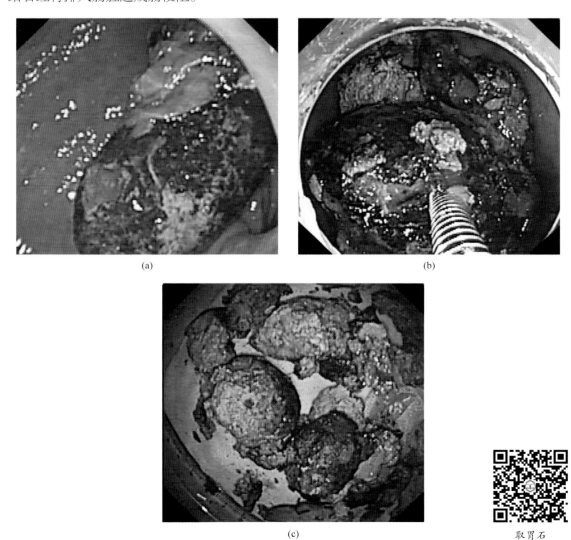

(a)

(b)

(c)

取胃石

图 7-13　胃内结石

⑪ 毒品袋：毒品袋破裂后会造成致命危险，为内镜处理禁忌证。无法自然排出或怀疑

毒品袋破裂的患者，应积极行外科手术。

四、并发症及处理

因异物的性质、形状、滞留时间和医生的操作水平与异物的并发症有关，其主要的并发症有食管黏膜损伤、出血、穿孔感染。如异物较小，取出时无明显黏膜损伤者，术后无需住院，禁食 6h 后进软质饮食即可。对于食管黏膜损伤者可予谷氨酰胺颗粒、磷酸铝凝胶等黏膜保护剂对症治疗，必要时禁食，给予外周营养。对于黏膜损伤明显及出血的患者，可在内镜直视下进行治疗，如喷洒冰生理盐水去甲肾上腺素液，或行内镜下钛夹夹闭创面。对于术前 CT 提示且经内镜取出异物后证实异物已穿透食管壁的患者，如异物滞留时间不超过 24 h，且 CT 发现食管管腔外无脓肿形成，可直接行内镜治疗，在内镜取出异物后，采用钛夹夹闭穿孔处食管内壁，可同时起到止血和关闭食管内壁的作用，并在内镜直视下放置胃管和鼻空肠营养管，留院给予继续治疗，治疗上予禁食、胃肠减压、抗生素和营养等对症治疗，同时要严密观察体温等生命体征，观察有无颈部皮下气肿或纵隔气肿等并发症的出现，术后第 3 天碘水造影提示无漏口后可开放饮食；如异物滞留时间已超过 24h，出现发热、畏寒、白细胞计数明显升高等感染症状，CT 提示食管管腔外脓肿形成，或已发生严重并发症的患者，应及时转外科治疗。

五、注意事项

（1）异物在食管内停留时间愈长，手术难度愈大，并发症越多，因此，急诊内镜干预治疗显得尤为必要。

（2）异物较大，外形不规则或有尖刺，特别是异物在食管中段，与主动脉弓邻近，内镜取出有困难时，不要强拖硬拉，宜请多学科会诊，做好备台、手术准备。

（3）合理使用食管保护装置，可以降低并发症的发生。

（郑林福　王雯）

第二节　下消化道异物

近年来，随着消化道异物的频发，除了食管、胃及十二指肠等部位，下消化道异物也越来越多见。总体来看，下消化道异物发生率低，但近年来呈上升趋势。下消化道异物指进入下消化道内不能被消化且未及时排出而滞留的各种物体，类似于上消化道异物，下消化道异物的高发人群是幼儿及儿童，其次是老年人，有性自慰或畸形性行为的年轻人也越来越多见。但下消化道异物由于其特殊的发病原因和不同于上消化道的解剖结构，往往早期症状不明显，发现时间晚，临床上处理的方式有限，处理难度大。目前国内外暂无下消化道异物的共识意见或指南。因此，下消化道异物的处理需要引起重视。

一、病因

下消化道异物发生的主要原因包括吞食的异物经胃肠蠕动至下消化道和因特殊原因从直

肠进入消化道的异物，以及较少见的医源性因素如肠道支架或胆道支架脱落，以及胶囊内镜等。根据位置可分为低位异物和高位异物；根据来源可分为内源性异物和外源性异物，外源性异物中又可分为经口异物和经肛异物。吞食的异物通过幽门及十二指肠之后，在小肠很少发生滞留，下消化道滞留的主要部位有回盲部、阑尾隐窝、结肠憩室以及直肠。报道的经口异物有鱼刺、蛙腿骨等。除一些体积较大的异物外，正常的结、直肠很少有异物滞留，主要见于自体性娱者或畸形性行为过程中塞入，或恶意攻击损伤、意外事件等，如儿童测量肛温时不慎将体温计滞留于直肠内。此外，本身存在肠梗阻、肠道肿瘤、炎症性肠病等器质性疾病的患者也属于本病的高发人群。据我院急诊消化内镜所见及相关文献报道，吞食的异物可有牙签、枣核、铁丝等尖锐物和纽扣电池等表面较光滑的异物，而较大的滞留于结直肠内的异物包括灯泡、黄瓜、胡瓜（图 7-14）等。

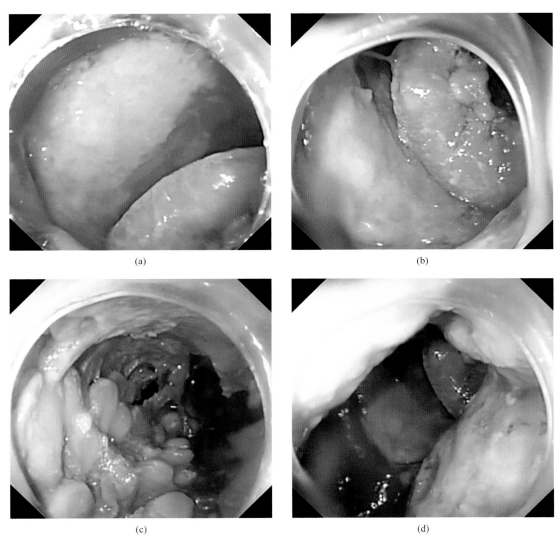

(a)　(b)　(c)　(d)

图 7-14　一例经肛门自行插入胡瓜数日患者，除已破碎滞留的胡瓜外，可见直肠壁多发因压迫造成的溃疡

二、诊断

（一）临床表现

下消化道异物的患者可无临床表现，需详细追问病史，吞食或经直肠进入消化道的异物的时间、大小、种类、数量等，以及有无消化道支架置入史或行胶囊内镜检查史等。部分异物可能引起滞留部位的腹痛、腹胀，如异物滞留于直肠内也可有里急后重感，部分异物如存留时间过久也可导致肠梗阻或消化道出血的症状，如恶心、呕吐，停止排便、排气，黑粪或便血，梗阻程度较重继发感染时也可有寒战、发热等表现。

下消化道异物的患者可无特异性的体征，仅有异物滞留部位压痛，无反跳痛。如患者出现腹痛加重，腹肌紧张、压痛、反跳痛等体征时，需要考虑消化道异物所致的急性腹膜炎或消化道穿孔可能。

（二）辅助检查

大部分患者可行腹部平片或 CT 明确异物的位置（具体可参考上消化道异物的部分内容），为下一步诊断及治疗提供依据。

消化内镜有可同时行诊断和治疗的优点，如内镜下所见消化道异物，可以直观地判断异物的位置、大小，决定下一步治疗方案。超声内镜在消化道异物的诊断中也有一定作用。有研究表明无症状的下消化道异物长期滞留，可引起炎症性包裹形成肉芽肿，在白光内镜下仅表现为黏膜下隆起，需超声内镜协助诊断。

三、治疗

消化道异物在临床上较常见，但以上消化道异物为主，大部分吞食消化道异物者就诊时多位于上消化道，并已及时采取治疗措施。滞留于下消化道的异物并不多见，所采取的处理措施应根据具体情况来定，比如异物的性质、位置、大小、种类等。目前的观点认为大部分下消化道异物（80%~90%）可自行排出体外，出现滞留或导致肠梗阻症状等无法排出体外的应尽早处理，首选内镜下治疗，因内镜不仅可以对消化道异物进行诊断、治疗，还可以观察是否存在消化道的原发疾病如消化道肿瘤等。只有少数内镜治疗失败或出现需手术处理的并发症如消化道穿孔、腹腔脓肿、消化道瘘等时需要及时手术治疗。

1. 小肠内异物

当异物通过十二指肠进入小肠，内镜已无法进一步检查及治疗。应动态行腹部平片或 CT 检查，跟踪异物在肠内的运行情况，若无明显症状，可暂不手术治疗，密切观察异物位置。在观察的过程中可口服液状石蜡促进肠蠕动，加快异物排出。仔细检查大便，查看异物是否已排出。有研究认为直径小于 2cm 且表面光滑的异物可不予临床干预，观察异物排出。尖锐异物不宜立即使用导泻剂，因刺激肠蠕动可能使异物进一步嵌顿而诱发肠黏膜出血或穿孔。对可能造成消化道黏膜严重损伤，或有消化道穿孔可能的需予抗感染治疗，必要时及时外科手术。对电池等腐蚀性异物，需及时手术治疗。

若下消化道异物停留在某一位置 3 天以上，通常提示异物已嵌顿，或突然出现腹部剧烈疼痛、发热、腹胀、呕吐、便血等症状时，提示已出现肠梗阻、消化道出血或消化道穿孔等情况，需按肠梗阻或消化道出血或消化道穿孔治疗，大多需行手术治疗，取出异物。手术前应再次行腹部平片或 CT 检查，确定异物位置，排除异物移位或已排出，若合并有肠狭窄、憩室等病变应一并处理。

2. 结肠内异物

结肠内异物多为经口异物，绝大部分都可经肛门取出。在病情允许的情况下行内镜下异物取出前需完善肠道准备或灌肠，并评估是否存在内镜检查的禁忌证。取出前可适当运用解痉药，减少异物刺激胃肠道导致的痉挛，为了减少医源性并发症的发生，尽量要在直视下取出异物。在内镜取出异物过程中要注意旋转镜身，必要时让患者变换体位，让异物走向与肠腔走向一致。灵活使用异物钳、圈套器等器械，注意角度、手法，尤其是乙状结肠或直乙交界处应顺肠管走向，不可暴力退镜。异物取出后应用内镜复查原异物嵌顿的部位，以排除异物取出前已存在、未被发现的病变或医源性肠壁穿孔、出血，或异物残余等现象的发生。

部分经肛异物进入直肠后，肛门括约肌强烈收缩，肠管受到牵拉刺激产生逆向蠕动，加之肠内黏液润滑作用，异物很容易向上移动至乙状结肠弯曲部并嵌顿。此时内镜取出困难，可尝试经手推挤辅助取出。在确定异物为钝性的前提下，以一只手经腹沿乙状结肠走向轻柔推压异物，同时嘱患者做排便动作，配合肛内的手指取出异物。也可尝试经直肠置入三腔二气囊管或导尿管的方式取出异物。先初步评估异物滞留的位置，插入导管使水囊位于异物以上的位置，水囊充水后拖出导管，将异物带出。若异物导致消化道穿孔、并发急性腹膜炎或在取出过程中出现穿孔时，应立刻手术治疗。

3. 直肠、肛门异物

直肠及肛门属于消化道末端，是下消化道最易被损伤的地方。不同于结肠内异物，直肠、肛门内异物大多为经肛异物，因此具有体积大、形状不规则，甚至易碎等特点，需视情况选择最佳的取出方式。体积较小的直肠、肛门异物可在内镜下直接取出。若内镜取出困难，且异物体积较大时，则需要进行局部麻醉或骶管麻醉，在肛门括约肌松弛的情况下通过卵圆钳等器械钳夹取出，避免夹碎玻璃类异物（可将钳夹等器械包绕纱布）；异物距肛门口较近时可经手直接取出。如果异物体积太大，难以通过肛门时，可在直肠内将异物弄碎后分块取出，无法弄碎的或弄碎后可能造成损害的异物需外科手术治疗。也有文献报道必要时可在肛门后正中线做一切口，扩大肛门，取出异物后立即缝合切口。试取失败，观察时又见难以自行排出，或已导致消化道穿孔等并发症时，需手术取出。肛门被损伤时局部易产生炎性反应、化脓，形成肛周脓肿。肛周周围脓肿形成后，应行脓肿切开引流术，并取出异物。

此外，还需注意心理治疗。大部分经肛异物源于性自慰或畸形性行为，可通过适当的心理疏导来引导患者，对于避免下消化道异物的发生有重要意义。

总之，消化内镜在消化道异物的诊治过程中发挥着重要的作用。下消化道异物因发病特点及解剖结构不同于上消化道异物，不能盲目套用上消化道异物的治疗方案，要在科学诊断的基础上，根据异物的位置设计最佳治疗方案，才能够及时清除消化道异物。异物嵌顿后就诊时间越短，发生并发症的风险越小，预后越好。

（陈嘉韦　张观坡）

参考文献

[1] Ambe P, Weber SA, Schauer M, et al. Swallowed foreign bodies in adults. Dtsch Arztebl Int, 2012, 109(50): 869-875.

[2] Birk M, Bauerfeind P, Deprez PH, et al. Removal of foreign bodies in the upper gastrointestinal tract in adults: European Society of Gastrointestinal Endoscopy (ESGE) Clinical Guideline. Endoscopy. 2016. 48(5): 489-496.

[3] 中华医学会消化内镜学分会. 中国上消化道异物内镜处理专家共识意见（2015 年，上海）. 中华消化内镜杂志，2016, (1): 19-28.

[4] Erbil B, Karaca MA, Aslaner MA, et al. Emergency admissions due to swallowed foreign bodies in adults. World J Gastroenterol, 2013, 19(38): 6447-6452.

[5] Anderson KL, Dean AJ. Foreign bodies in the gastrointestinal tract and anorectal emergencies. Emerg Med Clin North Am, 2011, 29(2): 369-400, ix.

[6] 林金欢，徐晖，李兆申. 上消化道异物内镜处理进展. 中华消化内镜杂志，2015, 32(12): 864-866.

[7] 胡丹琼，戴光荣，刘图. 上消化道异物的胃镜治疗新进展. 延安大学学报 (医学科学版)，2012, 10(4): 54-56.

[8] Eisen GM, Baron TH, Dominitz JA, et al. Guideline for the management of ingested foreign bodies. Gastrointest Endosc, 2002, 55(7): 802-806.

[9] Ikenberry SO, Jue TL, Anderson MA, et al. Management of ingested foreign bodies and food impactions. Gastrointest Endosc, 2011, 73(6): 1085-1091.

[10] Chiu YH, Hou SK, Chen SC, et al. Diagnosis and endoscopic management of upper gastrointestinal foreign bodies. Am J Med Sci, 2012, 343(3): 192-195.

[11] 晏洁影，雷平光，李秋兰等. 复杂上消化道异物的内镜处理. 胃肠病学和肝病学杂志，2010, 19(7): 661-663.

[12] Emara MH, Darwiesh EM, Refaey MM, et al. Endoscopic removal of foreign bodies from the upper gastrointestinal tract: 5-year experience. Clin Exp Gastroenterol, 2014, 7: 249-253.

[13] 陈涛，钟芸诗，姚礼庆等. 食管嵌顿性异物内镜治疗分析. 中华消化内镜杂志，2012, 29(9): 495-499.

[14] Chotigavanich C, Ballali S, Foltran F, et al. Foreign bodies injuries in children: analysis of Thailand data. Int J Pediatr Otorhinolaryngol, 2012, 76 Suppl 1: S80-83.

[15] Sung SH, Jeon SW, Son HS, et al. Factors predictive of risk for complications in patients with oesophageal foreign bodies. Dig Liver Dis, 2011, 43(8): 632-635.

[16] 沈刚，李功俊，周立军等. 消化道异物滞留阑尾腔 1 例. 中国医师进修杂志，2016, 39(7): 656-657.

[17] 孙聚珊，李万富，梁挺等. 小儿消化道异物 104 例分析. 中华小儿外科杂志，2017, 38(9): 671-675.

[18] Rodrigeus FJ, Campos JB, DaSilva G, et al. Endoscopy ultrasound in the diagnosis of foreign bodies of the colon and rectum. Rev Assoc Med Bras, 2016, 62(9): 818-821.

[19] Chandrasekar TS, Gokul BJ, Yogesh KR, et al. A new endoscopic method of retrieval of a migrated and transmurally embedded intrauterine contraceptive device in the rectum. Indian J Gastroenterol, 2016, 35(6): 489-491.

第八章

消化道穿孔

一、概述

消化道穿孔，即胃肠道管壁穿破后与腹腔相通，是临床常见急腹症，原因包括消化道疾病（如消化道溃疡、消化道憩室、消化道恶性肿瘤等）、医源性损伤（内镜检查及治疗性操作）、外源尖锐性或磁性异物、外伤等。该病起病急骤，发展迅速，由于胃肠道内容物及细菌漏入腹腔，可导致腹腔污染和腹膜炎症，严重时可发生中毒性休克，引发多器官功能衰竭（MODS），甚至危及生命。

以往消化道穿孔为消化内镜的禁忌证，但随着消化内镜技术的发展和应用的扩展，越来越多的消化道穿孔可以通过适当的内镜下穿孔闭合方法进行缝合或者封堵。消化道穿孔的内镜下治疗，可以避免外科手术，降低创伤，节省医疗资源开销，减轻患者痛苦。因而，一旦确诊穿孔，合理、及时的急诊内镜下干预就显得极为重要。

二、病因

消化道穿孔可以发生在全消化道各个部位，上消化道常见部位为咽喉梨状窝、食管下段、胃和十二指肠；下消化道常见于直肠与乙状结肠交界及乙状结肠，空肠、回肠穿孔相对较为少见。其常见病因包括以下几个方面。

（1）胃肠道本身疾病 如消化道溃疡、消化道憩室、消化道肿瘤、肠系膜缺血性疾病、炎症性肠病、肠结核、肠伤寒等可导致消化壁结构薄弱。

（2）内镜检查 消化道弯曲较多，内镜操作具有一定困难，如十二指肠球降交界部位、乙状结肠等部位；另外，操作者不熟练、手法不当、操作过程粗暴，没有完全遵循寻腔进镜的原则，术中过度充气、勾拉镜身力量过大等均可导致穿孔发生。

（3）内镜下治疗性操作 消化道肿物内镜下治疗（包括 ESD、ESE、EFR 等）医源性穿孔；ERCP 术中行十二指肠乳头切开时范围过大、方向偏斜等引起穿孔；胆管导丝探查或狭窄扩张诱发胆道穿孔；食管－胃底静脉曲张内镜下注射硬化剂过深，组织胶在排胶过程中形成深部大溃疡穿孔；治疗性人工造口（如经皮内镜下胃造瘘术、经胃穿刺引流术、经自然腔道内镜手术的胃肠道管壁造口等）。

（4）外源尖锐性或磁性异物 包括鱼刺、禽类骨头、义齿、枣核、牙签、回形针、刀片、药片铝箔包装纸等尖锐异物，较短时间内即可导致黏膜损伤、出血、局部化脓性感染、穿孔等并发症（图 8-1），应急诊消化内镜处理，内镜下取尖锐异物时易划伤消化道黏膜，推荐使用透明帽。孩童玩耍时不慎误吞磁珠，进入消化道后无法被胃液消化，且磁铁之间相互吸引，压迫消化道管壁，容易造成缺血坏死、瘘管、穿孔等，需急诊消化内镜治疗。

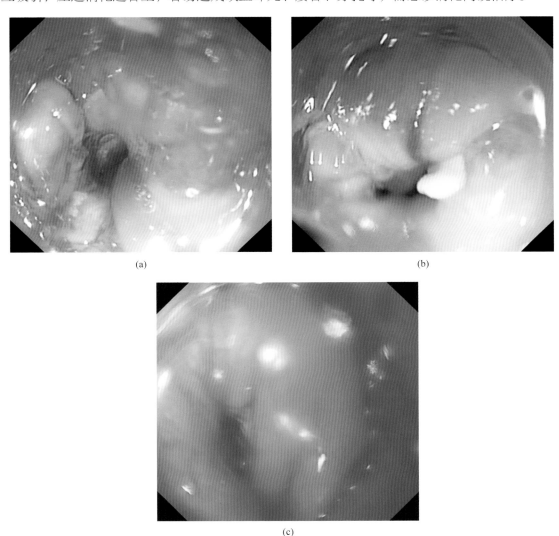

图 8-1 不同外源尖锐性异物取出术后可见食管穿孔

（5）外伤 尖锐利器可直接导致消化道破裂穿孔。此外，交通事故、高处坠落、重物砸伤等外伤后肠蠕动减弱、肠腔积气、肠液潴留、消化液腐蚀，或因合并其他脏器损伤时的严重缺血，或休克纠正不及时，使患者血液浓缩，肠壁毛细血管内血液淤积，小血管痉挛、栓塞，均可继发肠壁坏死穿孔。

（6）其他 消化道外科手术后吻合口迟发性穿孔、消化道外科手术后吻合口瘘、特发性消化道穿孔、自发性食管穿孔等。

三、临床表现及诊断

1. 食管穿孔

患者主要表现为胸部、胸骨后或上腹部突发性或持续性剧烈疼痛，疼痛常可放射至肩部、肩胛部或背部；吞咽困难，伴反复呕吐，呕吐物常见有咖啡样血性食物，也可为暗红色血液；颈部皮下气肿，气体为纵隔气肿的蔓延或直接来源于颈段食管破裂口；气胸或液气胸，多为胸段食管破裂至胸膜腔的表现；此外，口咽部及消化道的内容物、分泌物、微生物等进入纵隔或胸腔诱发感染，可出现缺氧、气短、气促、呼吸困难伴畏寒、发热、血象升高等表现，部分患者无法平卧；晚期患者还会出现休克、水电解质失衡和酸碱代谢失调等症状。

食管穿孔或食管破裂为临床急症。处理食管穿孔的关键在于迅速诊断、详细的病史采集和全面的体格检查，确诊应辅以必要的检查。X线摄片最简便易行，提示纵隔影增宽、纵隔积气，一侧或双侧胸腔可见气体、液体。另口服30%复方泛影葡胺，见造影剂漏出食管外也可确诊。上消化道泛影葡胺造影可明确穿孔的部位、大小及累及范围，但存在约10%的假阴性结果。胸腔穿刺抽出臭味胸液混有胃内容物或食物残渣、口服亚甲蓝（美蓝）后抽出浅蓝色胸液、胸液生化检查淀粉酶增高及pH值低于6.0均可诊断。CT检查对食管穿孔的诊断敏感性达90%；内镜检查不是确诊的必需手段，不建议对食管穿孔患者盲目插胃管，以防穿入其他部位，食管充气可致纵隔内污染进一步扩散，使穿孔扩大，且在合并其他食管病变时，难以全面观察病变情况，故仅用于选择性病例，如食管癌术后吻合口迟发性穿孔（图8-2）。

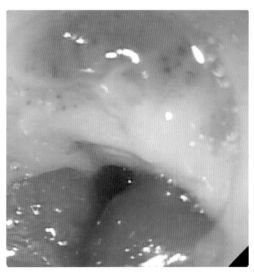

图 8-2　食管癌术后吻合口迟发性穿孔

2. 胃、十二指肠穿孔

为腹腔内穿孔，穿孔瞬间常有突发性剧烈疼痛，随后可出现腹膜炎表现。胃、十二指肠球部急性穿孔后，胃液、十二指肠液或食物残渣进入腹腔引起化学性腹膜炎，数小时后因细菌繁殖而转变为细菌性腹膜炎，部分可伴有肠麻痹，随后毒素吸收入血，可导致患者出现感染中毒性休克。患者主要表现为剑突下、上腹部刀割样剧烈疼痛，伴有面色苍白、出冷汗、脉搏细速等中毒症状，并伴有恶心、呕吐、腹胀、便秘等症状，腹痛很快扩散至全腹。

查体可见全腹部压痛、反跳痛，腹肌紧张呈板状腹，肝浊音区缩小或消失，部分可出现移动性浊音阳性，肠鸣音减弱或消失。腹部立位 X 线检查见膈下游离气体即可确诊。此外，腹部超声、CT 检查也可协助诊断。诊断性腹腔穿刺可抽出含胆汁、消化液或食物残渣的脓性液体，诊断结果明确。

3. 小肠及结肠穿孔

肠道穿孔后，肠液及肠内容物流入腹腔引起腹腔感染导致弥漫性细菌性腹膜炎，严重时出现中毒性休克危及生命。患者主要表现为下腹部持续性疼痛，呈渐进性加重，下床活动后更明显，疼痛蔓延至全腹部，有时可伴有肩背部放射痛，甚至休克。其查体及辅助检查同胃、十二指肠穿孔类似，可见全腹压痛、反跳痛、肌紧张，但穿孔部位压痛最明显，肠鸣音消失，辅助检查包括 X 线（可发现膈下游离气体）、腹部超声、CT、诊断性腹腔穿刺等。

四、内镜下处理

穿孔的主要危害在于消化道内的微生物、消化液、分泌物进入胸（腹）腔引起胸（腹）腔感染。消化道穿孔治疗关键在于早期闭合穿孔，从而控制感染。

消化道穿孔传统的治疗方式主要为外科开放性手术，随着内镜辅助器械和穿孔闭合技术的发展，与外科手术修补术相比，内镜闭合穿孔的治疗更少发生术后粘连。当患者不能耐受手术或尚未发生腹腔污染时，简单而快速的内镜治疗能避免传统开放性手术治疗带来的创伤，使手术最大限度地微创化，同时减轻了患者的痛苦，也在一定程度上节约了医疗资源。

临床上，应根据不同患者的穿孔情况采用最合适的内镜技术，目前常用的消化道穿孔内镜处理技术或器械主要包括：经内镜钳道金属夹（TTSC）、内镜外金属夹（OTSC）系统、内镜下缝合装置、覆膜支架、内镜联合治疗、内镜辅助负压闭合、可降解生物材料、生物胶（纤维蛋白胶或组织胶）、套扎器等。其中，金属夹闭术及生物胶技术适用于小的穿孔及缺损，内镜下覆膜支架置放术适用于管腔周长 30% ~ 70% 间的穿孔。

（一）常用器械及相关技术

1. 金属夹

其市售产品包括 Instinct Clip（Cook Medical）、Resolution Clip（Boston Scientific）、QuickPro Clip（Olympus）、可旋转重复开闭软组织钛夹（和谐夹，南京微创）等。经内镜钳道金属夹的张开幅度有一定限制（11 ~ 16 mm），操作时尽量抓取穿孔边缘足够组织以确保有效夹闭（图 8-3）。首枚 TTSC 应夹在穿孔最远端，并尽可能将裂缝两侧黏膜对齐，防止黏膜部分重叠而影响视野。不同于外科手术的全层缝合，TTSC 仅仅是把黏膜层与黏膜下层组织固定，可能发生夹子脱落或再次穿孔。据相关文献报道，对于 1cm 以内的穿孔，TTSC 封闭的成功率达到 98% ~ 99%。

临床上在使用金属夹闭合医源性消化道急性穿孔时应注意以下四点：①穿孔直径须＜1cm；②胃肠道内应尽可能清洁，使病灶充分显露；③须由经验丰富的内镜医师进行操作；④设定临床和实验室指标，由富有经验的外科医师监测病情有无恶化。放置金属夹时，夹子与穿孔区域接触的最适角度为 60°～90° ，夹子两脚应顶紧穿孔部位两侧黏膜，使病灶与毗邻黏膜箍紧，放置成功的标志为夹子直立于黏膜上。普通金属夹的不足之处在于仅能闭合近黏膜层而非全层消化道壁，且可能发生夹子脱落或再次穿孔。

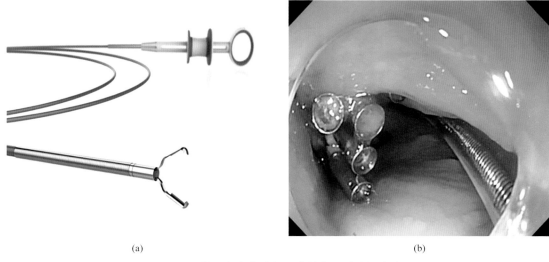

(a) (b)

图 8-3　结肠术中穿孔行一次性金属钛夹闭合术

2. 内镜外金属夹（Over-the-scope-clip，OTSC）系统

OTSC 闭瘘

2008 年德国推出了全新的 OTSC 系统，与 TTSC 相比，OTSC 系统夹取组织更多、缝合组织层次更深，可封闭 3cm 以内的穿孔，并可一步完成穿孔修补，节约操作时间（图 8-4）。内镜下操作方法如下：将 OTSC 安装于内镜前端释放套管内，通过专用抓持钳或负压吸引将病变及其周围组织拉入 / 吸入套帽内，再利用配套旋转扳机系统经连线牵拉释放 OTSC，OTSC 脱离套帽后迅速恢复原状对合，将组织咬合在一起，起到止血和闭合穿孔的作用。

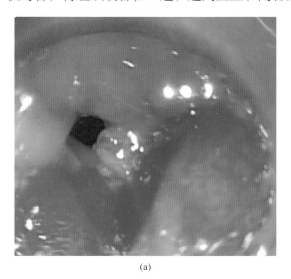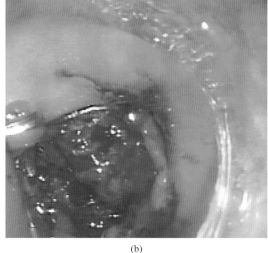

(a) (b)

图 8-4　食管癌术后吻合口迟发穿孔行 OTSC 闭合术

3. 内镜下专用缝合装置

1986 年 Swain CP 首次介绍了腔内缝合技术。随着技术发展，一种新的内镜下缝合装置已上市（Overstitch），但仅能在 Olympus 双通道治疗内镜下应用。Overstitch 是一种弯针缝合装置，以带缝线的弯针穿刺组织，再以套筒在对侧捕获缝线和针尖，最后释放套筒和缝线完成缝合。闭合穿孔 Overstitch 装置可在内镜直视下完成消化道穿孔的连续或间断缝合操作。与 OTSC 不同，该装置不受穿孔大小限制。

4. 覆膜支架

覆膜支架有助于消化道壁层组织缺损的修复，防止周围组织污染，促进表皮细胞再生，并可尽快恢复肠内营养。覆膜支架的类型包括部分覆膜和全覆膜自膨式金属支架、自膨式塑料支架以及可降解生物材料支架。支架置入和取出均较方便，安全且无渗漏风险。由于食管、十二指肠的蠕动，支架可能发生移位、脱落等，应根据穿孔部位的解剖结构不同，选择大小、长度适合的支架，必要时定制特殊型号的覆膜支架，术后给予止吐、镇痛等对症处理，避免剧烈呕吐引起支架移位、脱落，必要时完善胸部透视检查，如发现支架移位、脱离，可给予内镜下调整位置或支架取出再置入。胃、结肠穿孔因管腔大、蠕动强而不适用覆膜支架治疗。

5. 内镜联合治疗

对于较大的穿孔，单独使用金属夹效果不佳，此时可采用单（双）通道内镜或辅助管道或双内镜技术，结合常用穿孔治疗器械实施内镜下联合治疗。

6. 其他

如纤维蛋白胶、氰基丙烯酸盐黏合剂（组织胶）。纤维蛋白胶可将凝血酶、纤维蛋白原凝结成块，也有促进组织愈合作用，可用于处理穿孔后消化道瘘；氰基丙烯酸盐黏合剂则常用于食管穿孔以及术后瘘管的修补。遇有较大的穿孔，如内镜金属夹不能保证完全可靠的闭合，可使用可降解生物材料辅以局部涂布组织胶填堵缝合后的缝隙并覆盖创面，从而隔离、保护创面，减少胃肠液漏出及其对创面的侵蚀作用，促进创面愈合。上述措施结合胃肠减压、抗菌药物等内科保守治疗，多能使患者免于外科手术。

然而，在胃肠道中采用此类治疗方法仍存在诸多问题，包括聚乙醇酸片的经内镜输送问题，在胃肠蠕动和消化液存在情况下的脱落问题，以及是否会引起不良反应如炎症、感染等。

（二）不同部位消化道穿孔及处理

1. 食管穿孔

处理原则包含两个方面：一是尽早重建食管腔的完整性；二是处理管腔外污染物。另外，血流动力学监测、经鼻胃管引流、营养支持、系统性抗感染治疗均必不可少。

内镜下治疗穿孔时，建议在气管插管下进行操作；首先，需将注气改为二氧化碳，以减轻术后纵隔气肿症；其次，根据食管穿孔的原因、时间、部位、创面大小选择合适的内镜闭合技术。食管小穿孔大多数可以自愈或行内镜下治疗。

① 喉下食管近段穿孔因受操作空间限制，内镜下治疗难度高，且支架难以覆盖整个穿孔部位，常选择保守治疗。

② 颈部食管穿孔未破入胸腔，禁食 2~3 天，必要时可行局部或纵隔引流，治疗上予抗感染、补液等对症处理。

③ 胸段食管穿孔常需要行内镜下修补或放置支架，早期发现的 1cm 以内的食管穿孔可使用 TTSC 修补，OTSC 系统用于封闭 3cm 以内的食管穿孔或缺损。

对于食管良性穿孔，可选择放置临时性自膨式支架，待穿孔愈合后再取出。如果支架需要跨过胃食管连接处，可选择覆膜自膨式金属支架，因其可降低移位风险。对于难以行外科手术的恶性梗阻性穿孔，覆膜自膨式金属支架可有效缓解吞咽困难和修补穿孔（图 8-5）。同时视病情可行胸腔引流、胃肠外营养和抗生素联合治疗促其愈合。若上述处理无效，应尽早手术治疗。

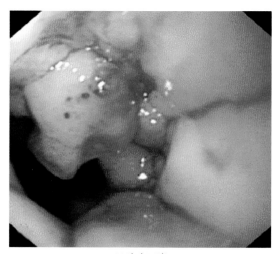

(a) 吻合口瘘

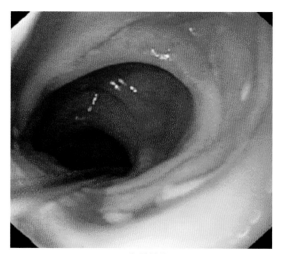

(b) 留置导丝

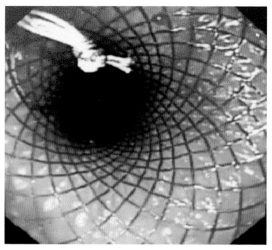

(c)120mm×18mm 覆膜支架（微创）支架置入术后

图 8-5　全胃切除术后吻合口瘘行食管覆膜自膨式金属支架置入术

2. 胃穿孔

胃穿孔是整个消化道穿孔中最易愈合和处理的情况。小的胃穿孔及时应用金属夹夹闭均能治愈。对于较大的胃部穿孔，因金属夹跨度有限，不能一次性将穿孔夹闭，适当吸引胃腔内气体，充分缩小穿孔，利用多个金属夹夹闭穿孔，即"吸引→夹闭→缝合"。同时还可以选择 OTSC 系统可用于封闭 3cm 以内的胃穿孔（图 8-6）。此外，对于单独使用金属夹效果不佳的创面，还可进行内镜下联合治疗，采用金属夹联合尼龙绳的方法进行荷包缝合和间断缝合或直接利用暴露的网膜覆盖穿孔部位进行缝补闭合。胃空肠吻合口或幽门狭窄扩张术后的穿孔，建议放置可卸式自膨式塑料支架或全覆膜自膨式金属支架，同时予以胃肠减压、补液、抗感染等治疗。应注意的是，术后出现腹部局限性压痛和腹腔游离气体，不是外科手术指征，随访观察中只要无腹痛加剧和腹肌紧张，可继续随访观察而不需要外科手术。如病情加重则应立即手术治疗，以免因感染引起败血症而导致死亡，或造成其他后遗症。

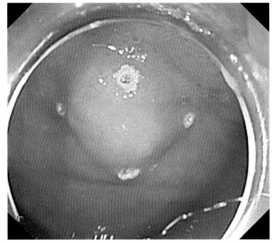

(a) 对胃底隆起进行标记

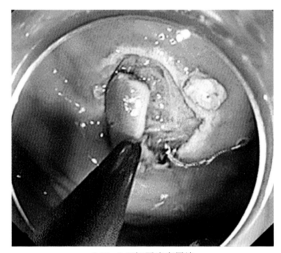

(b) Dual 刀切开病变周边

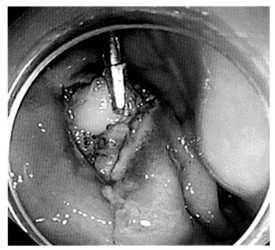

(c) 钛夹牵引瘤体

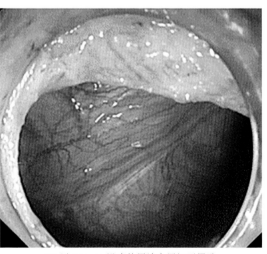

(d) 以 IT-nano 沿瘤体周边全层切开胃壁

图 8-6

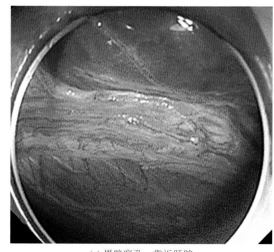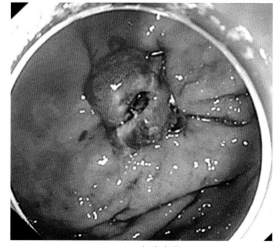

(e) 胃壁穿孔，靠近肝脏　　　　　　　　　　(f)OTSC 闭合穿孔

图 8-6　胃底肿物 EFR 术中穿孔的内镜下 OTSC 应用

3. 十二指肠穿孔

十二指肠肠壁较薄弱，十二指肠部位的穿孔，因其形成锐角的解剖特点导致操作视野不佳，金属夹不易顺利打开并前行，常发生夹闭失败或夹子脱落，故内镜下处理穿孔难度大。有文献报道此时可将金属夹收入透明帽内，利用透明帽管壁的保护作用将其送至穿孔部位，完成夹闭穿孔的操作。十二指肠穿孔可分为以下四种类型。

Ⅰ 型：为十二指肠侧壁穿孔，一般由球部深溃疡等病变或内镜操作不当引起，破口常较大，可尝试内镜下放置 OTSC 修补侧壁穿孔，如内镜下修补失败转外科手术治疗。

Ⅱ 型：为壶腹部周围穿孔，该部位处于腹膜外位，且毗邻肝、胆、胰等重要脏器，内镜下操作容易失败，且容易损伤周围胆管、胰管并诱发严重并发症，病死率较高，可尝试临时性放置全覆膜自膨式金属支架，因十二指肠镜侧视操作限制和存在堵住乳头口的风险，一般金属夹较少用于此型穿孔。

Ⅲ 型：为涉及远端胆道损伤的穿孔，大多由导丝或网篮机械损伤所致，一般破口较小，大多数可调整导丝通过穿孔部位放置支架治愈，通常使用塑料支架，部分也有放置临时性全覆膜自膨式金属支架。

Ⅳ 型：为单纯腹膜后游离气体，与肠腔内注气相关，原则上选择非手术治疗。

4. 小肠及结直肠穿孔

小肠穿孔，基本无法进行内镜下修补，需外科手术治疗。对于结直肠穿孔，有的为内镜下检查或内镜下治疗性操作导致的医源性穿孔，如患者肠道清洁，可及时由经验丰富的内镜医师进行内镜下金属夹有效夹闭修补（如 OTSC 及钛夹的联合应用见图 8-7）。有研究表明，应用 OTSC 系统对于闭合结肠穿孔的愈合效果与传统缝合器械和常规吻合器技术效果相似；专用缝合器械 Overstitch 可用于 NOTES 胃肠壁切口的闭合、肠道组织缺损的修复及瘘管闭合等。结肠穿孔因管腔大、蠕动强而不适用覆膜支架治疗。内镜治疗术后应予以禁食、广谱抗生素等保守治疗。直肠下端穿孔可引起直肠周围感染，必要时应充分引流直肠周围间隙以

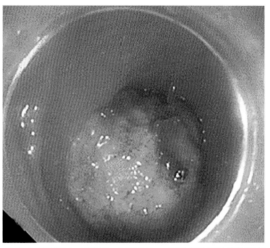

(a) 钛夹牵引病灶，应用 Dual 刀及 Nano 刀沿病灶周边完整剥离

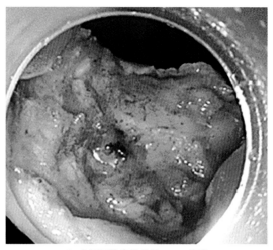

(b) 全层切除病灶后见 0.5cm 穿孔

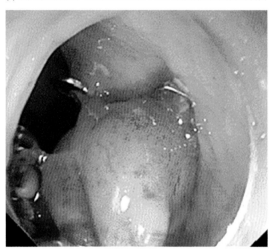

(c) OTSC 基本闭合穿孔

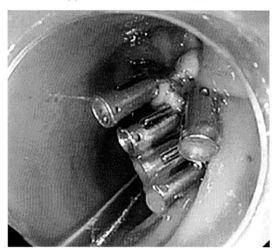

(d) 和谐夹 7 枚完全夹闭创面

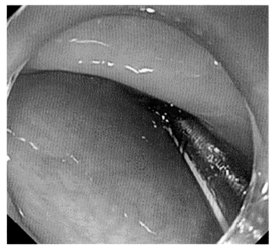

(e) 留置减压管于创面上方 10cm 处

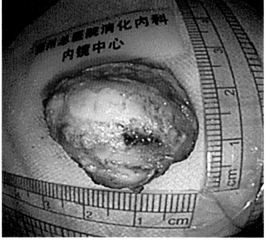

(f) 完整切除的病灶

图 8-7　乙状结肠黏膜下挖除术中穿孔的内镜下治疗——OTSC 及钛夹的联合应用

防止感染扩散。但对于以下情况的结直肠穿孔，如尝试内镜治疗失败的穿孔、未进行肠道准备或肠道准备不佳的穿孔、污染严重的穿孔面、并发腹腔感染、穿孔直径大且不易长好，需及时进行外科手术干预。

五、注意事项

（1）消化道穿孔为临床急症，如未及时处理，可继发胸腹膜腔感染，甚至危及生命，因此，及时有效的急诊内镜干预治疗尤为重要，必要时需手术干预。

（2）良好的视野对内镜操作十分重要，严格遵循消化内镜检查及治疗原则，牢固掌握消化内镜下治疗适应证，不断提升消化科医师的内镜下治疗水平，谨慎处理，减少盲目操作，最大限度地降低医源性消化道穿孔的发生率。

（3）多学科会诊，内镜下治疗失败的消化道穿孔应及时手术干预。

（姚荔嘉　李海涛）

参考文献

[1] Yang Z, Wu D, Xiong D, et al. Gastrointestinal perforation secondary to accidental ingestion of toothpicks: A series case report. Medicine(Baltimore), 2017, 96(50): e9066.

[2] Tang LJ, Zhao H, Lou JG, et al. Clinical features and prognosis of gastrointestinal injury due to foreign bodies in the upper gastrointestinal tract in children: a retrospective analysis of 217 cases. Zhongguo Dang Dai Er Ke Za Zhi, 2018, 20(7): 567-571.

[3] Wang H, Li A, Shi X, et al.Diagnosis and treatment of iatrogenic colonoscopic perforation. Zhonghua Wei Chang Wai Ke Za Zhi, 2018, 21(6): 660-665.

[4] de'Angelis N, Di SS, Chiara O, et al. 2017 WSES guidelines for the management of iatrogenic colonoscopy perforation. World J Emerg Surg, 2018, 13: 5.

[5] 刘妍, 李佩, 闵培等. 医源性消化道穿孔内镜处理研究进展. 胃肠病学, 2016, (08): 501-504.

[6] 张志庸, 崔玉尚, 李力等. 食管穿孔和破裂的诊断与治疗. 中华胃肠外科杂志, 2003, (05): 298-300.

[7] CMS L, Lui TH. Small bowel perforation by toothpick.BMJ Case Rep, 2018.

[8] 杨小云, 丁进, 钟芸诗. 食管穿孔内镜处理研究进展. 中国现代医生, 2017, (13): 165-168.

[9] Ye Ting Z, Dao Ming T. Systemic Inflammatory Response Syndrome (SIRS) and the Pattern and Risk of Sepsis Following Gastrointestinal Perforation. Med Sci Monit, 2018, 24: 3888-3894.

[10] Qiao Z, Ling X, Zhu J, et al. Therapeutic application of purse-string sutures with nylon loops and metal clips under single-channel endoscopy for repair of gastrointestinal wall defects. Exp Ther Med, 2018, 15(5): 4356-4360.

[11] 陈伟顺. 急诊消化内镜学 [M]. 第 1 版. 湖南: 中南大学出版社, 2017.

[12] 刘运祥, 黄留业. 实用消化内镜治疗学 [M]. 第 2 版. 北京: 人民卫生出版社, 2008.

[13] Lee BI, Kim BW, Kim HK, et al. Routine mucosal closure with a detachable snare and clips after endoscopic submucosal dissection for gastric epithelial neoplasms: a randomized controlled trial. Gut Liver, 2011, 5 (4): 454-459.

[14] Martin H. Floch, Kris V. Kowdley, C. S. Pitchumoni, et al. 奈特消化系统疾病彩色图谱 [M]. 刘正新主译. 北京: 人民卫生出版社, 2008.

[15] 王书轩, 范国光. X 线读片指南 [M]. 第 2 版. 北京: 化学工业出版社, 2017.

[16] 王书轩, 范国光. CT 读片指南 [M]. 第 2 版. 北京: 化学工业出版社, 2017.

第九章

消化道梗阻

消化道梗阻是指任何原因引起的消化道内容物通过障碍，是临床上常见的一种严重疾病。消化道是一条起自口腔，延续为咽、食管、胃、小肠、大肠，终止于肛门的肌性管道，包括口腔、咽、食管、胃、小肠（十二指肠、空肠、回肠）和大肠（盲肠、结肠、直肠）等部位，消化道梗阻根据部位分为上消化道梗阻和下消化道梗阻，屈氏韧带（Treitz 韧带）以上部位的梗阻为上消化道梗阻（如食管梗阻、贲门梗阻、幽门梗阻、十二指肠梗阻等），而屈氏韧带以下的下消化道梗阻就是临床所称的肠梗阻，为临床常见急症。消化道梗阻根据病因又可分为良性梗阻和恶性梗阻。消化道梗阻以往多需通过手术治疗，随着内镜技术的发展，内镜下扩张术、支架置入术、肠梗阻导管置入术、内镜下肌切开术等的应用已经能够很好地解决梗阻的问题，消化内镜已成为消化道梗阻最重要的诊治方法。

第一节 上消化道梗阻

一、概述

上消化道梗阻发生后可引起进食梗阻感、恶心、呕吐、腹痛、腹胀等症状，可造成无法进食、电解质紊乱、营养不良等，严重者可危及生命。消化内镜不仅是上消化梗阻的最常用、最准确的诊断方法，而且根据梗阻的病因、部位、严重程度等选择内镜下扩张术、支架置入术、内镜下肌切开术等合适的治疗方式，可以给不少患者带来福音。

二、病因

上消化道梗阻的病因根据性质可分为良性和恶性。

（1）良性疾病　根据部位有所不同，其中食管良性狭窄在临床上较为常见，如反流性食管炎、腐蚀性食管炎、感染性食管炎等引起的狭窄；食管术后吻合口瘢痕、食管黏膜下肿物剥切术后瘢痕、食管溃疡瘢痕、食管烧伤后瘢痕、贲门失弛缓症等引起的狭窄。胃良性狭窄的常见原因为：幽门管溃疡、术后吻合口狭窄、胃轻瘫等，而急性胃扭转、肥厚性幽门狭窄等导致梗阻的发病率较低。十二指肠多为溃疡后瘢痕愈合导致的管腔狭窄。

（2）恶性疾病　常见为各种恶性肿瘤引起的管腔狭窄。

上消化道梗阻的发病机制：各种原因引起的消化道管腔狭窄，进而引起流出道受阻。

三、诊断

上消化道梗阻的诊断主要依据病史（主要症状和体征）及辅助检查。临床上主要根据内镜检查、上消化道造影、CT 等检查进一步明确。

（一）病史采集

病史采集对了解病情至关重要，重点应该围绕发病诱因、主要症状和体征进行病史采集，包括恶心呕吐情况，如呕吐次数、呕吐的量及性状、呕吐开始时间等；腹痛情况，如疼痛部位、性质、程度、持续时间、有无放射痛、是阵发性还是持续性；有无腹胀、消瘦、贫血，有无皮肤湿冷等情况。

（二）临床症状及体征

上消化道梗阻的症状主要表现：进食梗阻感、胸骨后不适感、胸闷、恶心、呕吐、腹痛、腹胀等不适症状，甚至无法进食，严重者可危及生命。可以并发一个或多个脏器功能障碍，也可伴有严重的代谢功能紊乱。

根据发病部位可分为食管梗阻、贲门梗阻、幽门梗阻、十二指肠梗阻等，食管梗阻、贲门梗阻可表现为胸骨后不适感、进食哽噎感、进行性吞咽困难，甚者进食后呕吐、饮水呛咳，严重者无法进食；幽门梗阻、十二指肠梗阻者可多出现上腹胀、腹痛、恶心、呕吐隔夜宿食，严重者也无法进食。

体征上可有胃型、蠕动波，胃及十二指肠梗阻者可有振水音，部分患者可有贫血貌、消瘦、恶病质等表现。

（三）辅助检查

1. 抽血检验

多数上消化道梗阻早期检验指标无明显异常，因梗阻引起反复呕吐者，由于失水和血液浓缩，白细胞计数、血红蛋白和红细胞比容均可增高，尿比重也增高。查血气分析和血清 Na^+、K^+、Cl^-、尿素氮、肌酐的变化，可了解酸碱失衡、电解质紊乱和肝肾功能的状况。如高位梗阻时，呕吐频繁，大量胃液丢失可出现低钾、低氯与代谢性碱中毒。肿瘤引起的慢性消耗者，可有贫血等表现，血红蛋白可降低。

2. 上消化道造影检查

上消化道造影检查是上消化道疾病常用的检查方法，消化道造影能够显示梗阻部位、长度以及造影剂通过情况。造影时多吞入造影剂，也就是患者所说的"吞白药水"。目前最多采用的是钡剂，如硫酸钡。有时加上发泡剂进行双重对比，能更清楚地显示消化道轮廓和病变（图 9-1、图 9-2）。

3. CT 检查

CT 不受胸腹腔条件限制，进一步明确诊断梗阻的病因，能清楚地显示梗阻位置（图 9-3、

图 9-4）、胸腹解剖结构及关系，以及梗阻严重程度。

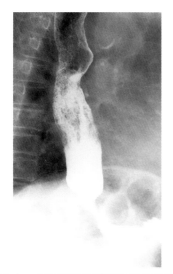 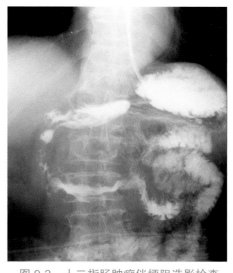

图 9-1　食管下段癌伴梗阻造影检查　　　　图 9-2　十二指肠肿瘤伴梗阻造影检查

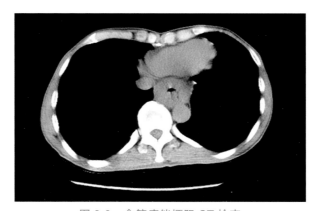

图 9-3　食管癌伴梗阻 CT 检查

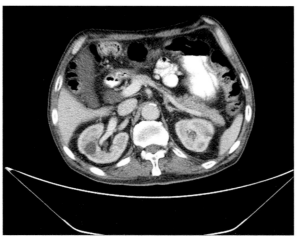

图 9-4　十二指肠肿瘤伴梗阻 CT 检查

4．内镜检查

上消化道梗阻的患者，内镜检查可以直接进入消化道，直观了解梗阻的性质和梗阻的程度（图 9-5、图 9-6），对于后续治疗起到指导的作用。

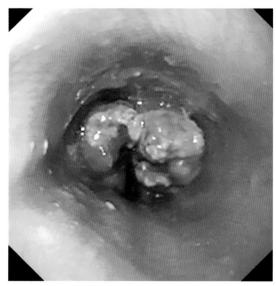 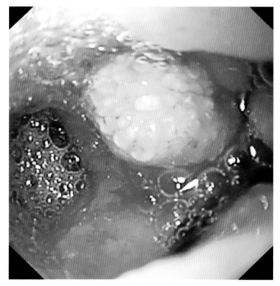

图 9-5　食管癌内镜检查　　　　　　　　　图 9-6　十二指肠肿瘤内镜检查

四、治疗

上消化道梗阻患者，暂时禁食，胃十二指肠梗阻者可放置胃管减压，可予肠外营养，同时纠正脱水、电解质紊乱等。目前消化内镜发展迅速，大部分上消化道梗阻均可通过内镜治疗解决，常见的内镜治疗手段包括内镜下探条扩张术、球囊扩张术、支架置入术等。

（一）一般治疗

禁食，建立静脉通道，常规抑酸、营养支持等治疗。对于有休克征象的患者予以迅速扩容，纠正休克，维持生命体征平稳。对于梗阻严重者可给予胃肠减压，必要时解痉、镇痛等对症处理。

（二）上消化道梗阻探条扩张术

1．探条扩张术的适应证

探条扩张多用于良性梗阻及狭窄等病变，如炎症、吻合口、先天性、免疫性、动力障碍性甚至肿瘤等原因引起的梗阻与狭窄。

（1）食管狭窄　食管溃疡反复发作形成瘢痕、放射性食管炎、术后吻合口炎等均可导致狭窄，进而影响进食。

（2）术后吻合口狭窄　食管、胃等术后吻合口狭窄部分可用此方法。

2．探条扩张的术前准备

电子胃镜、各种型号探条（5mm、7mm、9mm、11mm、13mm）以及所需仪器、抢救药品器材准备齐全，保证性能良好。常规禁食禁水 8h 以上，检查患者血常规、凝血四项、血型；术前肌注阿托品 0.5mg，地西泮 10mg；向家属说明扩张的必要性、危险性和术后可能发生的并发症，签订手术知情同意书。

3. 探条扩张的操作步骤

胃镜确定狭窄部位，从胃镜活检孔道送入导丝，缓慢退出胃镜，退镜的同时，导丝留在原位，根据狭窄部位直径选择探条型号，逐级扩张，一般逐级扩张的探条不超过 3 根，一般首选 5~7mm。忌暴力硬扩，顺导丝缓慢插入探条扩张器进行机械性扩张。

4. 术后处理

术后患者应休息 5~10min 方能离开内镜室，继续卧床休息 4~6h，2 周内避免剧烈运动，贲门切除患者吻合口狭窄扩张后常引起胃食管反流，平卧时抬高床头 15°~30°。嘱其术后禁食、禁水 2~4h，以防呛咳，静卧休息。密切观察患者生命体征，注意有无上消化道出血（如呕血或黑粪）、胸痛、腹痛等症状，密切观察可以让患者在第一时间得到治疗，降低并发症的损害程度，凡大便隐血试验阳性者应给予止血药物治疗。对于缩窄型瘢痕狭窄型患者嘱其定期扩张治疗，以巩固疗效，提高生活质量。定期进行随访，掌握患者情况，给予合理的医护指导。

5. 并发症的处理

常见的并发症为：出血、穿孔、感染、反流性食管炎。

（1）出血　少量渗血者多数可自行停止，无须处理；出血量较大者可局部喷洒或静脉注射止血药物。

（2）穿孔　一旦明确诊断为腹腔内穿孔应立即手术。腹腔外穿孔一般无须手术治疗，禁食、补液、抗感染，保守治疗 1~2 周后多数可自行愈合。

（3）感染　较少，出现时可给予抗感染处理。

（4）反流性食管炎　可给予制酸、保护黏膜、促动力等处理。

（三）上消化道梗阻球囊扩张术

1. 球囊扩张术的适应证

球囊扩张多用于良性梗阻及狭窄等病变，如炎症、吻合口、先天性、免疫性、动力障碍性、癌症等原因引起的梗阻与狭窄。

（1）食管狭窄　食管溃疡反复发作形成瘢痕、放射性食管炎、术后吻合口炎等均可导致狭窄，进而影响进食，球囊扩张术可有效解除此类狭窄而避免外科手术。

（2）贲门失弛缓症　为特发性食管下括约肌松弛障碍，临床上可引起吞咽困难、呕吐、胸痛等不适，少数药物治疗可缓解，但容易复发。球囊扩张能起到一定作用，但易复发。另外，外科手术创伤较大。目前经口内镜下肌切开术从近期观察显示了良好的临床疗效，但远期疗效有待观察，存在反流的可能。

（3）幽门痉挛　球囊扩张术是保留幽门的胃切除术后幽门痉挛患者安全有效的治疗方法，即使球囊扩张无效者，后期仍可行支架置入术。从近期文献报道显示经口内镜下幽门括约肌切开术（G-POEM）有良好的临床疗效。

（4）十二指肠梗阻　有学者报道球囊扩张术可安全有效地治疗十二指肠蹼患儿，解除其上消化道梗阻症状。

2. 球囊扩张的术前准备（以贲门球囊扩张为例，见图 9-7）

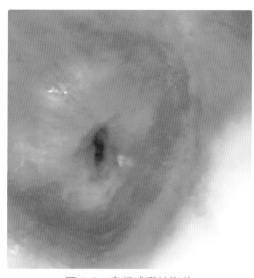

图 9-7　贲门球囊扩张前

（1）行胃肠镜及上消化道钡餐或者碘油造影，了解病变部位、范围及狭窄程度，行活检病理学检查了解病变性质。

（2）充分沟通，取得患者配合，向家属说明扩张术的必要性及风险，签署手术知情同意书。

（3）术前至少1周停用影响凝血功能的药物（如阿司匹林），术前完善患者的血常规、凝血四项、血型等检查。

（4）术前至少禁食12h，保持食管清洁，若食管腔内残留食物者则需要相应延长禁食时间，也可通过胃肠减压、胃镜吸引、冲洗使食管清洁。若有严重炎症或溃疡则需要先行药物治疗。

（5）术前30min肌注地西泮10mg或丁溴东莨菪碱20mg，或间苯三酚40mg。有条件者可行麻醉或者镇静内镜下行该操作。

（6）术前准备凝血酶、8%去甲肾上腺素盐水用于局部喷洒。准备止血器械：胃镜、美国BOSTON公司CRE球囊扩张器或Microvasive系列Rigiflex、TTS球囊扩张器、导丝等。

3. 球囊扩张的操作

胃镜下明确狭窄部位距门齿的距离，从胃镜活检孔插入导丝并通过狭窄部，留置导丝，退出胃镜。在球囊上涂抹润滑油沿导丝插入，再次插入胃镜，观察球囊是否到达需要扩张的部位，在胃镜直视下进行扩张，向球囊内注气使球囊膨胀并观察球囊位置，选择压力为10～15psi❶，一般起始压力为10psi，可根据患者扩张过程中疼痛的程度决定注气量及球囊

---

❶ 1psi=6894.76Pa。

压力。若患者疼痛不明显则以黏膜少量渗血为止。扩张持续 3～5min 再扩张第二次。扩张完成后抽空球囊内气体，将导丝及球囊一并退出，进镜观察。扩张后镜下情况见图 9-8。

4. 术后处理

扩张后禁食 2h，术后第一天进食冷流质食物，第二天半流质，术后第三天可酌情进食固体食物。术后一般常规给予抑酸药及抗感染 2～3 天，必要时加用止血药。

5. 并发症的处理

大致同探条扩张。

（四）上消化道梗阻支架置入术

食管、贲门梗阻患者选用食管支架（图 9-9），幽门、十二指肠梗阻则一般选用肠道支架（图 9-10、图 9-11），两者均为金属支架。支架选择：根据病情及梗阻程度、长度选择不

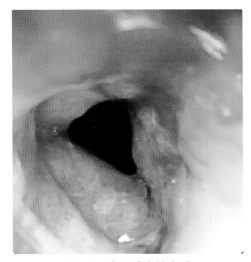
图 9-8 贲门球囊扩张后

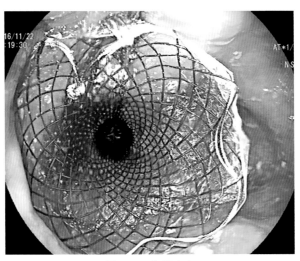
图 9-9 食管支架

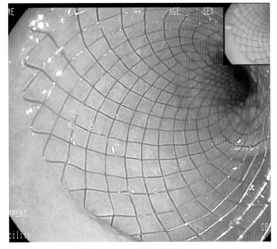
图 9-10 幽门支架

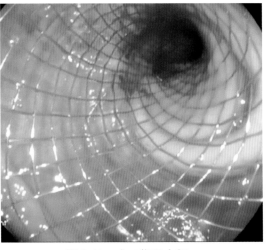
图 9-11 十二指肠支架

同类型、不同型号支架，甚至可由厂家定制特殊类型支架。支架类型有以下2种。①不覆膜支架：由记忆合金、不锈钢丝等制成，完全扩张一般需24～48h。②覆膜支架：分为部分覆膜和全覆膜支架，可防止肿瘤向支架内生长。防反流支架也属于覆膜支架，支架末端装有硅胶防反流瓣膜，减轻胃内容物的反流，多用于食管下段病变导致的梗阻。

1. 食管支架的应用

（1）适应证

① 食管良性疾病：食管良性狭窄在临床上较为常见，如反流性食管炎、腐蚀性食管炎、感染性食管炎、食管术后吻合口炎性等引起的狭窄；食管术后吻合口瘢痕、食管黏膜下肿物剥切术后瘢痕、食管溃疡瘢痕、食管烧伤后瘢痕等引起的狭窄。良性狭窄经药物及反复扩张后，治疗效果不佳适合内镜下支架置入术。

② 食管恶性疾病：食管恶性疾病引起的食管管腔狭窄，进而影响进食。支架主要用于患者预期生存期不长、存在严重的吞咽梗阻或者食管瘘，晚期食管恶性肿瘤的姑息治疗。也可用于其他恶性肿瘤外压引起食管狭窄，如肺癌或者纵隔肿瘤侵犯至食管的转移瘤或食管瘘。一般良性疾病支架置入术后数月需取出支架，而恶性疾病则不再取出。支架置入术的优点在于支架置入术后可在最短时间内（24～48h）改善吞咽梗阻症状。但部分患者存在肿瘤复发再次梗阻或者支架移位等情况。

（2）禁忌证

① 绝对禁忌证：有明显的出血倾向或凝血功能障碍者；合并严重心肺疾病或其他严重疾病，严重衰竭无法耐受治疗者；门静脉高压所致食管 - 胃底静脉曲出血期；患者不能配合者；其他不适合扩张治疗的患者。

② 相对禁忌证：局部炎症、水肿严重者；狭窄部位过高或狭窄严重、导丝无法通过、治疗困难者。

（3）术前准备

① 器械准备：支架释放器、食管支架，其他输送及辅助器材包括胃镜、导丝。

② 患者准备

a. 术前至少1周停用影响凝血功能的药物（如阿司匹林等），术前完善患者的血常规、凝血四项、血型检查。

b. 进行必要的上消化道造影（建议碘油）、胃镜检查及活组织检查，以明确狭窄部位、长度、特点及病因。

c. 充分做好术前沟通谈话，取得患者的配合，详细交代支架置入术的必要性，及可能出现的并发症及风险，取得患者及家属同意，签好术前知情同意书。

d. 术前至少禁食12h，保持食管清洁，若食管腔内残留食物者，则需要相应延长禁食时间，也可通过胃肠减压、胃镜吸引、冲洗使食管清洁。

e. 术前30min肌注地西泮10mg或丁溴东莨菪碱20mg，或间苯三酚40mg。有条件者可行麻醉或者镇静内镜下行该操作。

f. 术前预防性使用抗生素。

（4）操作方法　经内镜活检孔道插入引导导丝越过狭窄部位，退出内镜后，导丝位于原位，沿导丝插入探条逐级扩张，退出探条，置入内镜，计算狭窄长度，选择合适长度及直径的支架（长度一般超过肿瘤上下口均 2cm 以上），退出内镜，沿导丝插入推送器及支架（选择合适长度及直径的支架），计算支架上口的位置，一般高于肿瘤上口至少 2cm，到达确定位置后逐渐将支架释放，退出推送器及导丝。再次插入胃镜检查，确定支架定位准确及支架扩张程度。

（5）术后处理

① 术后禁食 48h，此后避免进食过度黏稠、粗纤维、冰冻食物，并避免剧烈运动。

② 给予胃黏膜保护剂，预防性应用抗生素及营养支持治疗。密切观察有无出血、穿孔、感染等并发症。

③ 拍胸片确认支架所在位置。

（6）并发症及处理

① 早期并发症

a. 出血：少量出血者可予以云南白药、黏膜保护剂等局部止血，大量活动性出血可用氩气、射频等内镜下止血。

b. 穿孔：发生率较低，一旦出现都较为严重，一经明确先行保守治疗，治疗无效则需要外科手术修补或再置入覆膜支架。

c. 吸入性肺炎：抗感染处理。

d. 反流性食管炎：抑酸、抗反流治疗。

② 远期并发症

a. 再堵塞：主要由于食物嵌顿、肿瘤过度生长，狭窄后扩张或者内镜下微波、激光烧灼治疗，无效者可重复支架置入。

b. 支架移位或者滑脱：脱落后应在内镜下将支架取出，移位严重者可将支架取出重新置入。

2. 胃十二指肠支架的应用

内镜下自膨胀式金属支架在解除胃癌所致胃出口梗阻方面，逐渐替代了胃空肠吻合术。组织过度生长及长入、食物嵌顿、支架移位、肠出血、肠穿孔是支架置入术后可能发生的不良事件。

其适应证、禁忌证、术前准备、术后处理基本同食管支架。

（五）经口内镜下肌切开术（POEM）

1. 经口内镜下肌切开术适应证

（1）贲门失弛缓症　目前经口内镜下肌切开术从近期观察显示了良好的临床疗效，但远期疗效有待观察，存在反流的可能。

（2）幽门狭窄或者梗阻　各种原因引起的幽门良性狭窄或者胃轻瘫。经口内镜下幽门括约肌切开术（G-POEM）从近期文献报道，显示了良好的临床效果。

2. 术前准备

电子胃镜、切开刀以及所需仪器、抢救药品器材准备齐全，保证性能良好。向家属说明操作的必要性、存在的风险和术后可能发生的并发症，签订手术检查知情同意书。常规插管全麻。

3. 操作步骤

以贲门失弛缓症为例。

（1）食管黏膜层切开　胃镜前端加透明帽，吸净食管腔内潴留的食物残渣及液体，距胃食管交界部上方 8～10cm 处黏膜下注射肾上腺素、靛胭脂与生理盐水的混合液，纵行切开黏膜层 1.5～2.0cm，形成隧道口，进入隧道。常选择食管后壁 5～6 点钟方向切开，因后壁开口更易于切开，亦可方位切开。见图 9-12。

（2）分离黏膜下层，建立黏膜下"隧道"　自上而下沿食管黏膜下层分离，建立黏膜下"隧道"，直至胃 – 食管交界部下方 2～3cm。分离中需反复进行黏膜下注射，以免造成黏膜层损伤。内镜退出隧道进入胃腔，倒镜观察黏膜颜色，判断"隧道"止点的位置。见图 9-13。

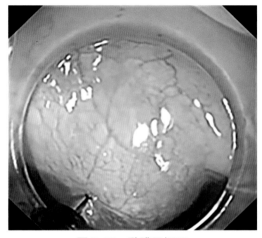 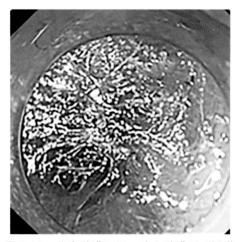

图 9-12　黏膜层切开　　　　　　　　　图 9-13　分离黏膜下层，建立黏膜下"隧道"

（3）切开固有肌层　自隧道开口下约 2cm 自上而下纵行切开环形肌或连同纵行肌在内的全层肌至胃 – 食管交界部下方 2～3cm，肌切开长度常规为 8～10cm，期间创面出血可随时电凝止血。内镜退出"隧道"，缓慢进入胃腔，观察是否有黏膜损伤，有破损则行金属夹夹闭，同时感受过贲门是否完全松弛、进出自如。见图 9-14。

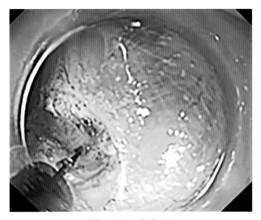

图 9-14　肌切开

（4）金属夹夹闭黏膜层切口 吸尽"隧道"内、食管或胃腔内气体及液体，冲洗创面确认无活动性出血后，以多个金属夹夹闭黏膜层切口。见图9-15。

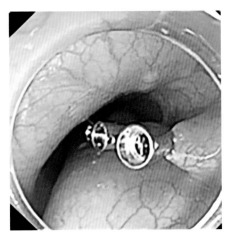

图 9-15 用金属夹闭合隧道口

4.术后处理及并发症处理

大致同扩张术。

（徐桂林 林五连）

第二节 下消化道梗阻

一、概述

下消化道是指 Treitz 韧带以下的消化道，主要由空肠、回肠和结直肠组成。空肠、回肠无明显界限，空肠的长度占全长的 2/5，回肠占 3/5，两者均属小肠。空肠、回肠的主要功能是消化和吸收食物。成人结直肠全长约 1.5m，起自回肠，全程形似方框，围绕在空肠、回肠的周围，包括盲肠、阑尾、结肠和直肠四部分。大肠的主要功能是进一步吸收水分和电解质，形成、贮存和排泄粪便。下消化道梗阻的临床症状为阵发性腹痛，伴恶心、呕吐、腹胀及停止排气排便等。梗阻早期多无明显体征，晚期可出现体液丢失的体征。发生绞窄时可出现全身中毒症状及休克。

二、病因

急性下消化道梗阻患者多为肿瘤引起的肠道梗阻，首次常为突然发作；部分患者有腹腔手术、创伤、出血、异物或炎症性疾病病史，常表现为梗阻症状反复发作，根据病因分类，可分为以下三类。

1.机械性肠梗阻

临床上最常见，是由于肠内、肠壁和肠外各种不同机械性因素引起的肠内容物通过障碍。肿瘤引起的狭窄及肠壁压迫较为常见，还包括炎症、吻合手术及其他因素所致的狭窄，例如炎症性肠病、肠结核、放射性损伤、肠吻合等；粘连与粘连带压迫可引起肠折叠、扭转，而造成梗阻。粪块引起肠梗阻仍较常见。由于成团蛔虫引起肠梗阻已不常见。也有报道巨大胆石通过胆囊或胆总管–十二指肠瘘管进入肠腔产生胆石性肠梗阻的病例。

2. 动力性肠梗阻

动力性肠梗阻是由于肠壁肌肉运动功能失调所致，并无肠腔狭窄，又可分为麻痹性和痉挛性两种。前者是因交感神经反射性兴奋或毒素刺激肠管而失去蠕动能力，以致肠内容物不能运行；后者系肠管副交感神经过度兴奋，肠壁肌肉过度收缩所致。有时麻痹性和痉挛性可在同一患者不同肠段中并存，称为混合型动力性肠梗阻。

3. 血运性肠梗阻

血运性肠梗阻是由于肠系膜血管内血栓形成，血管栓塞，引起肠管血液循环障碍，导致肠蠕动功能丧失，使肠内容物停止传输。

三、分类

除了上述根据病因进行分类，还有不同角度的分类方法。按肠壁血液循环分类，分为单纯性肠梗阻和绞窄性肠梗阻，前者有肠梗阻而无肠管血液循环障碍，后者有肠梗阻同时发生肠壁血液循环障碍，甚至肠管缺血坏死。按肠梗阻程度分类，可分为完全性和不完全性或部分性肠梗阻。按梗阻部位分类，可分为高位小肠梗阻、低位小肠梗阻和结肠梗阻。按发病轻重缓急分类，可分为急性肠梗阻和慢性肠梗阻。肠梗阻的分类是从不同角度来考虑的，但并不是绝对孤立的。如肠扭转可既是机械性、完全性，也是绞窄性、闭襻性。不同类型的肠梗阻在一定条件下可以转化，如单纯性肠梗阻治疗不及时，可发展为绞窄性肠梗阻。机械性肠梗阻近端肠管扩张，最后也可发展为麻痹性肠梗阻。不完全性肠梗阻时，由于炎症、水肿或治疗不及时，也可发展成完全性肠梗阻。

四、诊断

（一）临床表现

不同原因引起肠梗阻的临床表现虽不同，但肠内容物不能顺利通过肠腔则是一致的，其共同的临床表现即腹痛、呕吐、腹胀及停止自肛门排气排便。

机械性肠梗阻发生时，由于梗阻部位以上强烈肠蠕动，即发生腹痛，呈阵发性绞痛性质。如果腹痛间歇期不断缩短，以至成为剧烈的持续性腹痛，则应该警惕可能是绞窄性肠梗阻的表现。高位梗阻的呕吐出现较早，呕吐较频繁，吐出物主要为胃及十二指肠内容物。低位小肠梗阻的呕吐出现较晚，初为胃内容物，后期的呕吐物为积蓄在肠内并经发酵、腐败呈粪样的肠内容物，呕吐呈棕褐色或血性，是肠管血运障碍的表现。腹胀发生在腹痛之后，其程度与梗阻部位有关。高位肠梗阻腹胀不明显，但有时可见胃型。低位肠梗阻及麻痹性肠梗阻腹胀显著，遍及全腹。完全性肠梗阻发生后，肠内容物不能通过梗阻部位，梗阻以下的肠管处于空虚状态，临床表现为停止排气排便。

（二）体格检查

肠梗阻早期可无明显体征，晚期可出现体液丢失的体征，例如唇干舌燥、眼窝内陷、皮肤弹性减退、脉搏细弱等。绞窄性肠梗阻可出现全身中毒症状及休克。

腹部检查应注意如下情况：

① 有腹部手术史者可见腹壁切口瘢痕，机械性肠梗阻常可见肠型和蠕动波；

② 患者可有腹胀，且腹胀多不对称，可显马蹄形；

③ 腹部压痛在早期多不明显，单纯性肠梗阻因肠管膨胀，可有轻度压痛，但无腹膜刺激征；

④ 绞窄性肠梗阻时，可有固定压痛和腹膜刺激征，压痛的肿块常为有绞窄的肠袢；

⑤ 腹腔液增多或肠绞窄者可有腹膜刺激征或移动性浊音；

⑥ 肠梗阻发展至肠绞窄、肠麻痹前均表现肠鸣音亢进，并可闻及气过水声或金属音，麻痹性肠梗阻时，则肠鸣音减弱或消失。

（三）辅助检查

1. 实验室检查

单纯性肠梗阻早期变化不明显，随着病情发展，由于失水和血液浓缩，白细胞计数、血红蛋白和红细胞比容均可增高，肠癌患者由于慢性失血，多表现为贫血。查血气分析和血清Na^+、K^+、Cl^-、尿素氮、肌酐的变化，可了解酸碱失衡、电解质紊乱和肾功能的状况。如高位梗阻时，呕吐频繁，大量胃液丢失可出现低钾、低氯与代谢性碱中毒；低位肠梗阻时，则可有电解质紊乱与代谢性酸中毒；当有绞窄性肠梗阻或腹膜炎时，血象和血生化测定指标等改变明显。呕吐物和粪便检查，有大量红细胞或隐血试验阳性，应考虑肠管有血运障碍。

2. CT 检查

CT 不受腹腔条件限制，能清楚地显示梗阻肠段及其系膜、腹膜腔的解剖结构及关系，根据肠管扩张的程度、部位、气液平面的表现可协助判断肠梗阻严重程度、梗阻部位及病因。当肠梗阻发生后，肠腔随着液体和气体的积存而不断增宽，梗阻部位越低、时间越长肠腔扩张越明显，梗阻以下的肠腔萎陷、空虚或仅存少量粪便。值得注意的是，萎陷的肠管特别是系膜肠管，可因扩张肠管的挤压而发生移位；在低位梗阻时，上段空肠也可不出现扩张（特别是在进行胃肠减压后）。肠管扩张，管径显著增大，其内可见气液平面，也可完全为液体所充盈，肠壁变薄。梗阻远端肠管明显塌陷，梗阻远近端肠管直径的明显差异，是诊断肠梗阻非常重要的征象。结肠梗阻可引起回盲瓣及回肠的扩张，扩张的回盲瓣在增强扫描时可有较明显的强化及出现肠壁局限性增厚的假象，易被误为肿块，注意其形态的对称性和升结肠、回肠同时存在扩张的特点有助于鉴别。右半结肠的梗阻还可引起阑尾的积液扩张，表现为与扩张的盲肠下壁相连的小管状结构，壁较薄、光滑（图 9-16）。

3. X 线检查

一般在肠梗阻发生后 4～6h，X 线检查即显示出肠腔内有气体；立位、辅侧卧位透视或摄片，可见气胀肠袢和气液平面（图 9-17）。由于肠梗阻的部位不同，X 线表现也各有其特点，空肠黏膜的环状皱襞在肠腔充气时呈鱼骨刺状；回肠扩张的肠袢多，可见阶梯状的液平面；腹腔胀气位于腹部周边，显示结肠袋形（图 9-18）。

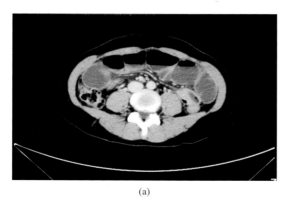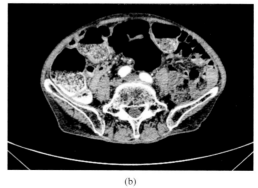

(a)   (b)

图 9-16 CT 检查下见气液平面

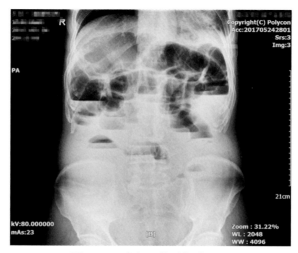

图 9-17 腹部平片见气液平面

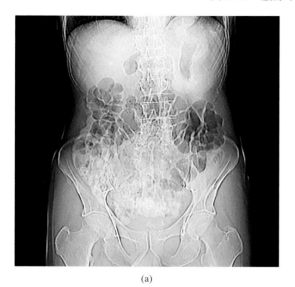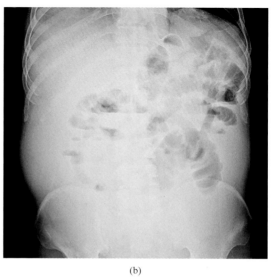

(a)   (b)

图 9-18 腹部平片见肠管积气

4.腹部超声

超声对积液型肠梗阻的诊断相对较好，而对积气型肠梗阻的诊断困难，难以探测到肿瘤回声，对诊断帮助不大。超声还可动态观察，通过观察肠道扩张程度、肠壁厚度、气液平面的存在、环状壁的厚度、肠蠕动的情况、肠腔外液体的回声等指标来判断是否有肠梗阻。

五、急诊消化内镜下治疗

初诊为肠梗阻的患者，首先要予禁食，胃肠减压，纠正水、电解质紊乱和酸碱失衡，抗感染等治疗。对于绞窄性肠梗阻肠管存在血运障碍者、内镜无法解除梗阻者等情况则需要手术治疗。

（一）内镜处理的适应证及禁忌证

1.适应证

（1）肿瘤引起的肠管血供良好的结直肠梗阻。
（2）吻合手术及其他因素所致的结直肠狭窄。
（3）术后粘连引起的肠管血供良好的结直肠梗阻。
（4）结直肠缺血性肠病、克罗恩病狭窄；结直肠放疗后狭窄。
（5）无腹膜炎、无绞窄等情况的空回肠梗阻。

2.禁忌证

（1）严重心肺功能不全或器质性病变者，如心力衰竭、严重心律失常、呼吸困难等。
（2）恶性狭窄伴消化道急性穿孔、腹腔感染。
（3）凝血功能障碍有严重出血倾向。
（4）麻痹性肠梗阻。
（5）广泛肠粘连并发多处小肠粘连梗阻。
（6）精神失常不能合作者。

（二）患者准备

（1）向患者做好解释工作，取得患者配合，向家属说明内镜治疗的必要性及风险，签署手术同意书。
（2）进行急诊检验，包括血常规、凝血功能及血型等。
（3）肠道扩张需做好肠道准备，常予硫酸镁甘油溶液或生理盐水灌肠，必要时术前半小时肌注地西泮 10mg。

（三）器械耗材准备

支架释放器、钛镍记忆合金自体膨胀式支架、不锈钢金属支架等；肠梗阻导管；球囊扩张导管：分为 A 型（球囊扩张导管）与 B 型（带预埋导丝球囊扩张导管）；X 线透视机、泛影葡胺等（详见第三章第一节）。

（四）不同类型下消化道梗阻的处理方式

结直肠支架置入术适用于急性梗阻的解除及择期手术者预先解除梗阻，支架亦可长期放置于体内，常用于恶性肿瘤梗阻的姑息治疗，但距离肛缘较近的梗阻不适用支架置入术。肠梗阻导管可用于择期手术者预先解除梗阻、多部位梗阻的暂时减压等，还可以经肠梗阻导管给药或行肠内营养支持，但不适合长期留置体内。内镜下球囊扩张术适用于术后瘢痕狭窄、为支架置入或者留置肠梗阻导管做准备等，常与其他内镜下消化道梗阻治疗技术结合应用。

1. 结直肠支架置入术

手术前常规的胃肠减压、纠正水和电解质平衡失调以及抗感染等治疗，完成必要的辅助检查，对于有重度贫血与低蛋白血症的患者，进行输血与白蛋白治疗。术前应用 1500～2000ml 的生理盐水进行分次灌肠，直到可以观察到排出物呈现清亮液体之后，开始结肠镜治疗。于内镜直视下，肠镜到达狭窄部位（图 9-19），沿着肿物的间隙将导丝插入（图 9-20），透视下确认导丝通过狭窄段，并尽可能多进入结肠近心端，通过造影管注入 20% 的泛影葡胺造影，于 X 线透视下测量狭窄长度，依据患者的实际情况选择适合的结肠金属支架，一般是狭窄口侧端多 3～4cm，狭窄肛侧端多 2～3cm，并于内镜直视下沿导丝置入。在 X 线透视状态下释放支架（图 9-21），确保狭窄段处于支架中段稍偏下，支架充分展开后，将肠腔内残余气体吸净，最后退镜。梗阻解除后复查腹部平片可见气液平面消失（图 9-22）。

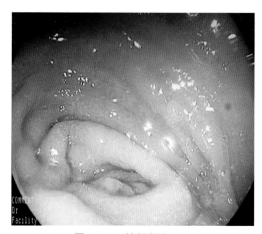

图 9-19　结肠梗阻

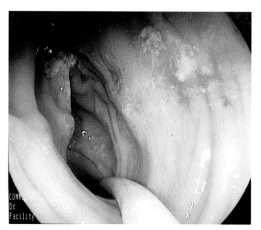

图 9-20　导丝进入梗阻部位

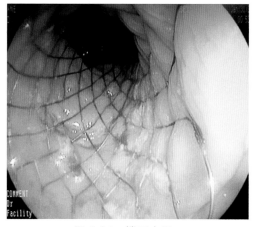

图 9-21　撑开支架

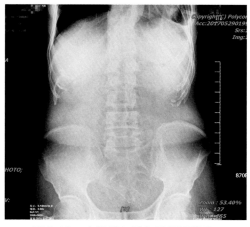

图 9-22　支架置入后气液平面消失

2. 肠梗阻导管

肠梗阻导管分为经鼻肠梗阻导管和经肛肠梗阻导管。经鼻型肠梗阻导管最适用于单纯性粘连肠梗阻，特别是术后早期的肠梗阻；经肛型肠梗阻导管最适用于左侧大肠癌性梗阻。

（1）经鼻型使用方法　胃管充分吸出胃内物质后，内视镜经口插入到十二指肠降部，由钳道插入并留置导丝至十二指肠降部，在不要退出导丝的情况下慢慢拔出内视镜，由鼻腔插入内拉通管，由口腔引出，将导丝的后端部插入内拉通管，由鼻腔引出。之后拔去内拉通管。将肠梗阻导管内腔（由吸引口到前端侧孔）加满灭菌蒸馏水。然后将带内塞的接头接到肠梗阻导管吸引口上。将适量利多卡因软剂涂抹于肠梗阻导管的前端部分，沿导丝经鼻插入肠梗阻导管，插至十二指肠降部，插入过程中，每间隔 10min，可旋紧带内塞接头的螺旋封头，入水口处注入 20ml 灭菌蒸馏水，向前气囊内注入灭菌蒸馏水 10～15ml（注入量为 30ml 以内），拔出导丝后，继续将肠梗阻导管向胃内送入，使其在胃内呈松弛状态。确认肠梗阻导管的侧孔部分确实进入十二指肠降部以远。前球囊会由于肠蠕动被送至阻塞部位，在此期间进行减压和吸引。

（2）经肛型使用方法　将大肠镜插入至大肠狭窄部将导丝经内镜钳道越过狭窄部位。经导丝插入内视镜钳道用扩张管越过狭窄段肠管（30～40cm 以上）。导丝及内视镜钳道用扩张管留在肠管内（图 9-23），拔除内视镜；沿内视镜钳道用扩张管插入狭窄部扩张管，通过狭窄部位；导丝及内视镜钳道用扩张管留在肠管内，拔除狭窄部扩张用扩张管。沿内视镜钳道用扩张管插入肛门减压导管，直至球囊部分越过狭窄部位；向球囊内注入 30ml 灭菌蒸馏水；球囊扩张后，要确认球囊在狭窄段口侧（肛门减压导管无法拔出，可通过球囊前后部的球囊确认标识进行确认）（图 9-24）。由吸引口处进行吸引以及注入 100～300ml 的微温水，反复进行对扩张的肠管进行减压（此时可变换体位与用手压迫腹部并行）。导管的球囊部分由狭窄部位深插 10cm 左右，然后留置。要注意肛门减压导管的前端不要与肠管壁接触，球囊不要留置于狭窄部位。

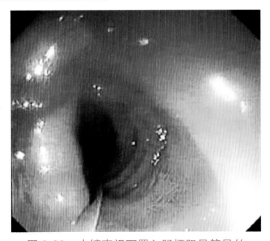

图 9-23　内镜直视下置入肠梗阻导管导丝

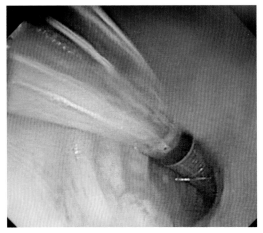

图 9-24　内镜直视下定位前端气囊

3. 内镜下球囊扩张术

术前准备完毕后，内镜直视下导丝经内镜活检孔道通过狭窄段肠腔，再沿导丝插入导管，通过狭窄段造影，置换球囊导管（球囊大小根据实际情况选择），使球囊中心与狭窄段中点重合，透视下注入造影剂使球囊充盈维持约 3min，抽出造影剂间隔 3min 后再次充盈，如此反复充盈 3 次。术毕，退出球囊导管及导丝。

直肠术后狭窄梗阻后内镜下球囊扩张见图 9-25 ～ 图 9-27。

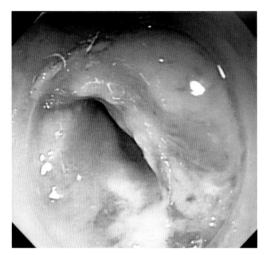 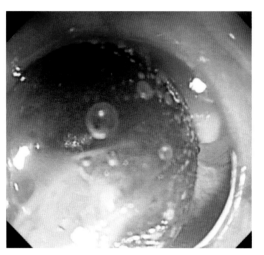

图 9-25　直肠术后狭窄梗阻　　　　　　图 9-26　球囊扩张

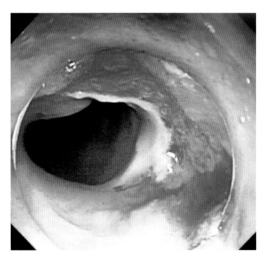

图 9-27　扩张后狭窄段管径增大

（五）注意事项

（1）严密监测患者的各项生命体征、腹部情况；密切观察有无出血、穿孔、感染等并发症；必要时择期手术治疗。

（2）使用二氧化碳注气法，提高手术成功率，减少穿孔等并发症的发生；但应注意避免过度使用二氧化碳，以避免高碳酸血症的发生。

（3）依据患者的具体情况，给予静脉补液、维持水电解质平衡、抗生素以及营养支持治疗，并让患者停止服用抗凝药物。

（4）术后禁食 24h，长期避免进食粗长纤维食物，避免剧烈运动。

（5）术后 24h 摄腹部 X 线平片了解支架有无移位、扩张状态、减压效果，有无膈下游离气体。

（6）保持软便，便秘者可服用缓泻剂，避免粪块堵塞支架。

（六）术后并发症及处理

1. 穿孔

穿孔的出现多与患者是否为完全性肠梗阻、病变部位是否行扩张治疗及导丝、内镜操作因素有关。患者为完全性肠梗阻时，因其为闭襻性肠梗阻，肠腔内压力增大时，近端结肠壁较脆，同时可伴有微气孔形成，可出现穿孔及菌群移位、菌血症等症状，因此可预防性应用抗生素治疗，同时需注意内镜操作时减少充气量。

2. 出血

导丝及内镜操作不当或暴力插入时，可导致癌肿破裂出血，通常可自行缓解，必要时可行局部喷洒或静脉滴注止血药物治疗；如果持续出现血便，需进一步治疗。

3. 支架移位

从支架置入的长期并发症来看，支架移位占绝大多数，多发生在覆膜支架置入的患者。同时可能与患者行化疗等治疗导致病灶缩小有关。因此，应选择合适的支架进行手术，对于移位的支架必要时可内镜下调整支架位置。

4. 支架梗阻

多发生于无覆膜支架置入的患者，因癌肿于支架间隙长入支架，导致支架梗阻。同时，粪块堵塞（图 9-28）及支架移位亦可导致梗阻。可内镜下疏通支架，并可于原支架中置入覆膜金属支架，建议支架置入后低渣饮食及长期口服通便药物维持大便通畅。

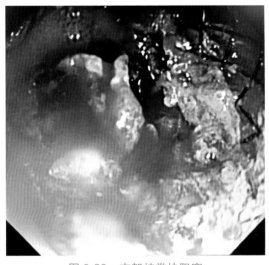

图 9-28　支架被粪块阻塞

（洪东贵　刘建强）

参考文献

[1] Vakil N, Moris Al, Marcon N, et al. A prospective, randomized, controlled trial of covered expandable metal stents in the palliation of malignant esophageal obstruction at the gastroesophageal junction. Am J Gastroenterol, 2001, 96: 1791-1796.

[2] Hosono S, Ohtani H, Arimoto Y, et al. Endoscopic stenting versus surgical gastroenterostomy for palliation of malignant gastroduodenal obstruction: a meta-analysis. J Gastroenterol, 2007, 42: 283-290.

[3] Benedetto Mangiavillano, Nico Pagano. Role of stenting in gastrointestina benign and malignant Disease World J Gastrointest Endose, 2015, 16, 7(5): 460-480.

[4] Uitdehaag M, van Hooft JE, Verschuur EM, et al.A fully-covered stent(alimaxx-e) for the palliation of malignant dysphagia: a prospective follow-up study. Gastrointest Endosc, 2009, 70: 1082-1089.

[5] Dumonceau JM, Cremer M, Almand B, et al. Esophageal fistula sealing: choice management, and cost. Gastrointest Endosc, 1999, 49: 70-78.

[6] van Hagen P, Hulshof MC, van Lanschot JJ. Preoperative chemoradiotherapy for esophageal or junction cancer.N Engl Med, 2012, 366；2074-2084.

[7] Chan Hyuk Park, Jin Young Yoon. Clinical Efficacy of Endoscopic Treatment for Benign Colorectal Stricture: Balloon Dilatation versus Stenting. Gut and Liver, 2015, 9(1): 73-79 of endoscopic balloon dilation.

[8] Nicola deangelis. Maria Clotilde Carra, short-and long-term efficacy Crohn's disease strictures. World J Gastroenterol, 2013, 19(17): 2660-2667.

[9] Van Heek NT, Van Geenen RC, Busch OR, et al. Palliative treatment in "peri" -stenting or surgical therapy? Acta Gastroenterol Belg, 2002, 65: 171-175.

[10] Van Hooft JE, Uitdehaag MJ, Bruno MJ, et al. Ekicacy and safety of the new Wallflex enteral stent in palliative treatment of malignant gastric outlet obstruction (DUOFLEX study): a prospective multicenter study.Gastrointest Endosc, 2009, 69: 1059-1066.

[11] Bethge N, Sommer A, Vakil N. Treatment of esophageal fistulas with a new polyurethane -covered, self-panding mesh stent: a prospective study. Am J Gastroenterol, 1995, 90: 2143-2146.

[12] Do YS, Song HYee BH, et al.Esophagorespiratory fistula associated with esophageal cancer: treatment with a Gianturco stent tube. Radiology, 1993, 187: 673-677.

[13] Homs MY, Steyerherg EW, Kuipers EJ, et al. Causes and treatment of recurent dysphagia after self-expanding metal stent placement for palliation of esophageal carcinoma. Endoscopy, 2004, 36: 880-886.

[14] Jae Seok Bael, Se Hyung Kiml. Efficacy of Gastric Balloon Dilatation and/or Retrievable Stent Insertion for Pyloric Spasms after pylorus-preserving Gastrectomy: Retrospective Analysis, 2015, 10: Plos one.

[15] Ujjal Poddar, Vikas Jain. Congenital duodenal web: successful management with endoscopic dilatation Endosc Int Open, 2016, 4(3): E238-241.

[16] Dario Esposito, Francesco Maione. Endoscopic treatment of esophageal achalasia. World J Gastrointest Endosc, 2016, 8(2): 30-39.

[17] CW Huh, JS Kim, HH Choi, et al.Treatment of benign perforations and leaks of the esophagus: factors associated with success after stent placement.Surgical Endoscopy & Other Interventional Techniques, 2018: 1-6.

[18] A Reijm, P Didden, S Schelling.Twenty-threeyears of self-expandable metal stents placement for malignant esophagealstricture, Endoscopy, 2018, 50 (04).

[19] 蒲文凤，代剑华，周晓晴等 . 经口内镜下肌切开术与球囊扩张术治疗贲门失弛缓症的临床对比研究 [J]. 中华消化内镜杂志，2018,35(2).

[20] 令狐恩强，李惠凯，王向东等 . 经口内镜下肌切开术、肉毒素注射和球囊扩张治疗贲门失弛缓症的随机对照研究 [J]. 中华腔镜外科杂志，2012, (5).

[21] 秦玉成，杨兆升，韩春霞等 . 探条扩张术治疗食管贲门狭窄 285 例临床总结 [J]. 中华消化内镜杂志，2005, 22(3).

[22] 曹伯雄，周凌霄，方强等 . 探条扩张治疗食管癌术后吻合口狭窄 336 例疗效分析 [J]. 中华消化内镜杂志，2014, 31(4).

[23] 朱发祥，陈润芝，穆淑青 . 食管狭窄一次性气囊扩张并置入支架 28 例报告 [J]. 中华消化内镜杂志，2003, 20(1).

[24] Griffith RS.Preoperative evaluation: medical obstacles to surgery. Cancer, 1992, 70: 1333-1341.

[25] Geller A, Petersen Bt, Gostout CJ.Endoscopic decompression for acute colonic pseudo-obst ruction. Gast rointest Endosc, 1996, 44: 144-150.

[26] 周丹，陈宝瑞，马丽红 . 球囊扩张解决直肠术后吻合口狭窄所致肠梗阻成功一例 [J]. 当代医学，2010, 16(11): 244-244.

[27] 朱新建，黄德富，金六卯等 . 经内镜治疗急性结直肠梗阻 [J]. 中华急诊医学杂志，2003, 12(8): 560-561.

[28] Hai-Yan S U, Liu W T, Wang B M, et al. Clinical observation of treatment of achalasia by endocopy[J]. China Journal of Endoscopy, 2004.

[29] Small A J, Coelho-Prabhu N, Baron T H. Endoscopic placement of self-expandable metal stents for malignant colonic obstruction: long-term outcomes and complication factors[J]. Gastrointestinal Endoscopy, 2010, 71(3): 560-572.

[30] Park J K, Lee M S, Ko B M, et al. Outcome of palliative self-expanding metal stent placement in malignant colorectal obstruction according to stent type and manufacturer[J]. Surgical Endoscopy, 2011, 25(4): 1293-1299.

[31] 于世英，王杰军，王金万等 . 晚期癌症患者合并肠梗阻治疗的专家共识 [J]. 中华肿瘤杂志，2007, 29(8): 637-640.

[32] 潘春球，武钢，周望梅等 . 超声、腹部 X 线平片、双源 CT 诊断结肠肿瘤性肠梗阻的临床价值比较 [J]. 南方医科大学学报，2013, 33(8): 1221-1224.

[33] 王若愚，王庆才，孙华君 . 结直肠癌支架置入术后并发症危险因素及预防 [J]. 胃肠病学和肝病学杂志，2014, 23(1): 9-12.

[34] 李菊芳 . 结直肠金属支架置入术用于左半结肠癌致肠梗阻治疗中的临床效果观察 [J]. 现代诊断与治疗，2017, 28(6).

[35] Alcantara M, Serra X, Bombardó J, et al. Colorectal stenting as an effective therapy for preoperative and palliative treatment of large bowel obstruction: 9 years' experience[J]. Techniques in Coloproctology, 2007, 11(4): 316-322.

[36] Datye A, Hersh J. Colonic perforation after stent placement for malignant colorectal obstruction-causes and contributing factors[J]. Minimally Invasive Therapy, 2011, 20(3): 133-140.

[37] Repici A, De PPFD. Expandable metal stents for malignant colorectal strictures[J]. Gastrointestinal Endoscopy Clinics of North America, 2011, 21(3): 511-533.

[38] Park S, Cheon JH, Park JJ, et al. Comparison of efficacies between stents for malignant colorectal obstruction: a randomized, prospective study.[J]. Gastrointestinal Endoscopy, 2010, 72(2): 304-310.

[39] 熊为民，陈声飞，胡斌等 . 左半结肠癌合并肠梗阻置入金属内支架后 I 期切除吻合术的疗效分析 [J]. 中国当代医药，2016, 23(8): 71-74.

第十章

急性消化道出血

第一节 急性非静脉曲张性上消化道出血

一、概述

急性非静脉曲张性上消化道出血（Acute non-variceal upper gastrointestinal bleeding，ANVUGIB）是消化系常见的临床急症，是指由 Treitz 韧带以上包括食管、胃、十二指肠、空肠、胆道、胰腺及胃空肠吻合术后吻合口附近等疾病所致的非静脉曲张性出血，其中以消化性溃疡所致出血最为常见。随着人们生活水平的提高、生活方式的改变及非甾体抗炎药物等的广泛应用，其发病率正呈逐渐上升趋势，及时明确出血部位并给予积极治疗对其预后有重要意义。近年来，随着内镜技术的普及，急诊内镜已成为诊疗 ANVUGIB 的首选方法，可显著提高治愈率，降低病死率。目前国际共识也建议对于大多数急性非静脉曲张性上消化道出血患者应早期（24h 内）进行内镜治疗。

二、病因

多数为上消化道病变所致，少数为胆胰疾患或消化道以外疾病引起，其中以消化性溃疡、上消化道肿瘤、应激性溃疡、急性糜烂出血性胃炎最为常见。近年来服用非甾体抗炎药或其他抗血小板聚集药物也逐渐成为上消化道出血的重要病因。少见的病因有 Mallory-Weiss 综合征、上消化道血管畸形、Dieulafoy 病、胃黏膜脱垂或套叠、急性胃扩张或扭转、物理化学和放射损伤、壶腹周围肿瘤、胰腺肿瘤、胆胰管结石、胆管肿瘤等。某些全身性疾病，如感染、肝肾功能障碍、凝血机制障碍、结缔组织病等也可引起上消化道出血。对 2000 年至 2011 年我国 15733 例上消化道出血患者临床流行病病学资料的分析显示，我国急性非静脉曲张出血最常见的病因分别是消化性溃疡、急性胃黏膜病变和上消化道恶性肿瘤。

除了以上原因，胃肠外科手术或内镜下手术所致医源性出血也不少见。胃部分切除术后患者出现上消化道出血的原因主要是吻合口炎、残胃炎、残胃黏膜病变、残胃癌等。吻合口出血和残胃黏膜损伤最为常见，常发生于手术后当天，术后胃内出血部位多发生在器械处理的消化道断面上。多因为术中肠钳、胃钳使用不当，操作粗暴也易引起黏膜损伤；胃肠道创面止血不彻底、缝合方法不当造成，选择合适治疗方式十分重要。目前消化内镜手术已凭借其微创、高效、易行、经济的特点被广泛应用于消化道早期肿瘤及癌前病变的治疗中，由于其技术要求高、操作时间长、切除病灶较大等原因，治疗过程中及术后易出现相关性出血并发症。例如内镜黏膜下剥离术（ESD）术中及术后常因局部血凝块脱落或局部炎性反应，侵蚀小血管而引起迟发性出血，此外术中止血用的金属夹若发生脱落也会造成创面的活动性出血。有文献报道，食管 ESD 术后出血发生率仅为 2.1%，甚至更低，该部位的并发症以术后狭窄和术中穿孔为主，而胃部 ESD 术后出血发生率相较于其他部位更高，其中胃酸腐蚀为主要原因。另外病灶位于近端胃、病灶大、操作时间长、患者年龄大和病灶纤维化及溃疡等都是 ESD 术后出血的危险因素。原因可能是近端胃血管相对较粗并且分布较多，特别是贲门 - 胃底部。

三、诊断

（一）症状和体征

若患者出现呕血和（或）黑粪症状，伴或不伴头晕、心悸、面色苍白、心率增快、血压降低等周围循环衰竭征象时，急性上消化道出血诊断基本可成立。部分患者出血量较大、肠蠕动过快也可出现血便。少数患者仅有周围循环衰竭征象，而无显性出血，此类患者应避免漏诊。

（二）出血量的判断

病情严重度与失血量呈正相关。因呕血与黑粪混有胃内容物与粪便，而部分血液贮留在胃肠道内未排出，故有时难以根据呕血或黑粪量准确判断出血量，常需根据临床综合指标判断失血量的多少，如根据血容量减少导致周围循环的改变（伴随症状、心率和血压、实验室检查）判断失血量，休克指数（心率 / 收缩压）是判断失血量的重要指标（表 10-1）。体格检查中可以通过皮肤黏膜色泽、颈静静脉充盈程度、神志和尿量等情况判断血容量减少程度，客观指标包括中心静脉压和血乳酸水平。

表 10-1　上消化道出血病情严重程度分级

分级	失血量 /ml	血压 /mmHg	心率 /（次 /min）	血红蛋白 /（g/L）	症状	休克指数
轻度	＜500	基本正常	正常	无变化	头晕	0.5
中度	500 ~ 1000	下降	＞100	70 ~ 100	晕厥、口渴、少尿	1.0
重度	＞1500	收缩压＜80	＞120	＜70	肢冷、少尿、意识模糊	＞1.5

（三）活动性出血的判断

判断出血有无停止，对决定治疗措施极有帮助。若患者症状好转、心率及血压稳定、尿量足［0.5ml/（kg·h）］，提示出血停止，不建议常规留置胃管。出现下述症状与实验室检查均提示有活动性出血：①呕血或黑粪次数增多，呕吐物呈鲜红色或排出暗红色血便，或伴有肠鸣音活跃；②经快速输液、输血，周围循环衰竭的表现未见明显改善，或虽暂时好转却又恶化，中心静脉压仍有波动，稍稳定后又再下降；③ RBC 计数、Hb 浓度和血细胞比容继续下降，网织红细胞计数持续增高；④在补液和尿量足够的情况下，血尿素氮持续或再次增高；⑤胃管抽出物有较多鲜血。

（四）内镜检查

无食管、胃底静脉曲张并在上消化道发现出血病灶，可确诊 ANVUGIB。

1. 内镜检查是病因诊断中的关键

（1）内镜检查能发现上消化道的病变，应尽早在出血后 24h 内进行，并备好止血药物和器械。

（2）有循环衰竭征象者，如心率＞120 次 /min，收缩压＜90mmHg 或基础收缩压降低＞30mmHg、Hb＜50g/L 等，应先迅速纠正循环衰竭后再行内镜检查。危重患者内镜检查时应进行血氧饱和度及心电和血压监护。

（3）应仔细检查贲门、胃底部、胃体小弯、十二指肠球部后壁及球后等比较容易遗漏病变的区域。对检查至十二指肠球部未能发现出血病变者，应深插内镜至乳头部检查，若胃底胃体大量血凝块附着影响内镜检视，可嘱患者采取右侧卧位后再观察上述部位。

（4）对于出血量大，内镜视野不清楚者，应反复冲洗胃腔，并吸引干净血性液体及血凝块，若发现两处以上的病变，要判断哪处是出血性病灶。

2. 不明原因消化道出血

不明原因消化道出血是指经常规内镜（包括胃镜与结肠镜）检查不能明确病因的持续或反复发作的出血。可分为隐性出血和显性出血，前者表现为反复发作的缺铁性贫血和粪便隐血试验阳性，而后者则表现为呕血和（或）黑粪、血便等肉眼可见的出血。可行下列检查：①仍有活动性出血的患者，应急诊行选择性腹腔动脉造影，血管造影可检测出速度大于0.5ml/min 的出血，以明确出血部位和病因，必要时同时进行栓塞止血治疗；②在出血停止、病情稳定后可行小肠钡剂造影或 CT 成像；也可以考虑胶囊内镜或单（双）气囊小肠镜检查，以进一步明确小肠是否有病变。

3. 消化性溃疡出血征象 Forrest 分级

内镜检查时如发现溃疡出血，可根据溃疡基底特征判断患者发生再出血的风险，凡基底有血凝块、血管显露者易于再出血，内镜检查时对出血性病变应作改良的 Forrest 分级（图 10-1 ～图 10-3）。消化性溃疡 Forrest 分级是内镜止血的依据，推荐对 Forrest 分级Ⅰa 至Ⅱb 出血病变行内镜下止血治疗。近期一项多中心研究显示，我国出血性溃疡中 43.4% 为高危溃疡（Forrest 分级Ⅰa 至Ⅱb），但其中仅 25.2% 接受内镜下止血治疗的。

（五）应避免将下列情况误诊为 ANVUGIB

服用某些药物（如铁剂、铋剂等）和食物（如动物血等）可引起粪便发黑，对可疑患者可行胃液、呕吐物或粪便隐血试验进行排除。某些口、鼻、咽部或呼吸道病变出血被吞入食管也可引起呕血或黑粪，应详细询问病史，最终可通过胃镜确诊，必要时请相关科室会诊。

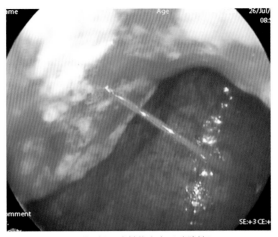
(a) Ⅰa 级：喷射状出血（动脉性）

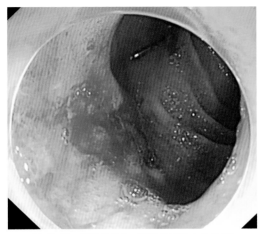
(b) Ⅰb 级：活动性渗血（静脉性或微小动脉性）

图 10-1　Ⅰ：活动性出血病灶

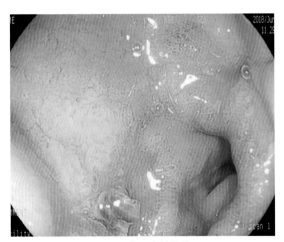
(a) Ⅱa 级：血管显露

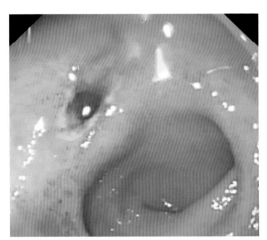
(b) Ⅱb 级：附着血凝块

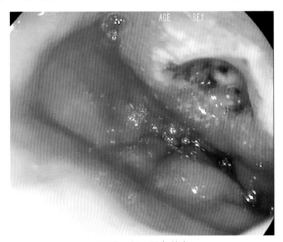
(c) Ⅱc 级：黑色基底

图 10-2　Ⅱ：近期出血病灶

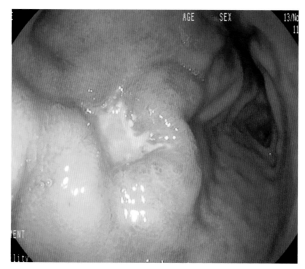

图 10-3　Ⅲ级：基底洁净，无近期出血迹象

四、治疗

急诊内镜一般在入院 12～24h 进行，对于急性大出血患者，及时或尽早的内镜检查是十分必要的。长时间出血可致胃内血液量增大，大量的血液淤积特别是血块存留时导致内镜无法识别出血部位而不易检出；此外，对于急性胃黏膜病变、食管贲门撕裂综合征等出血较为表浅的出血，可在发病 2～3 天内修复愈合，检查时间太晚可能无法发现出血部位。研究发现，恶性肿瘤的内镜止血成功率比良性病低，内镜下联合两种止血方法者比单用一种止血方法者再次出血率、急诊外科手术率、病死率等明显下降。

（一）内镜治疗的适应证及禁忌证

1. 适应证

（1）凡怀疑上消化道出血且一般情况稳定。

（2）活动性出血及血管显露、血凝块附着（Forrest Ⅰ、Ⅱa 和 Ⅱb）。

2. 禁忌证

（1）上消化道内镜检查禁忌。

（2）未纠正的失血性休克。

（3）对治疗所需材料过敏，包括凝血酶、纤维蛋白胶等。

（二）术前准备

1. 患者准备

禁食，常规体格检查及心电图、血常规、凝血功能等检查，建立静脉通道，常规抑酸、补液等治疗。对于有休克征象的患者予以迅速输血、扩容、纠正休克，维持生命体征。术前根据患者情况可给予镇静或麻醉，对于消化道大出血患者，为避免误吸引起的窒息可考虑给予气管插管。

2. 器械准备

治疗胃镜（带附送水）、透明帽、冰生理盐水溶液、去甲肾上腺素、凝血酶、蛇毒血凝酶、肾上腺素、无水乙醇、硬化剂、纤维蛋白胶或高渗氯化钠溶液、高频电、氩气凝固装置、止血夹、热探头等。

（三）常规内镜止血技术

1. 药物喷洒止血

包括冰去甲肾上腺素氯化钠溶液（6mg/100ml）、凝血酶、蛇毒血凝酶、止血粉等，是最简单、常用的内镜下止血方法之一，主要适用于消化性溃疡、急性胃黏膜病变等非动脉性出血（图10-4），对喷射性动脉出血的效果较差。

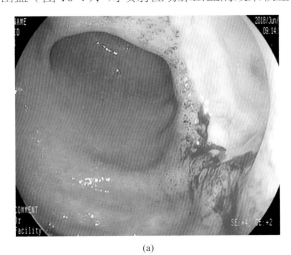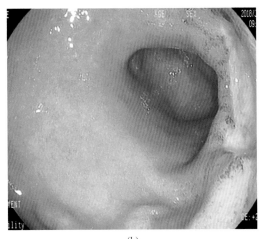

(a) (b)

图 10-4 胃体下部后壁溃疡（Forrest Ⅰb）喷洒蛇毒血凝酶止血

2. 药物注射止血

常用肾上腺素、硬化剂、纤维蛋白胶或高渗氯化钠溶液等多点注射至出血部位及其周围黏膜，以达到止血目的。对喷射性动脉出血的效果欠佳，且可能需要反复多次注射。肾上腺素生理盐水注射方法：对病变渗血及暴露血管残端者，给予1∶10000肾上腺素生理盐水注射周边黏膜下，采取多点位注射，每个注射点注射1～2ml，注射总量不超过20ml，使局部组织肿胀起到压迫止血效果，同时使血管收缩及血小板聚集（图10-5）。无水酒精、硬化剂等注射止血少数可能出现溃疡面扩大、穿孔、异位栓塞等并发症，目前临床应用较少；贲门撕裂患者注射肾上腺素止血，个别患者出现高血压危象和室性心动过速的风险，但发生率较低。

3. 机械止血

机械止血主要采用各种止血夹（图10-6），可夹闭黏膜血管断端，止血疗效确切，对活动性喷射性小动脉出血效果显著，可用于治疗直径>2mm的动脉出血。止血时需尽量清晰暴露病变基底部，并注意查找血管断端，对可观察到血管显露的出血，止血效果最佳。但注意出血血管较脆，常需使用多枚钛夹止血才能达到止血效果。操作时注意控制好止血夹的部位和与病灶接触的角度，否则易导致夹子脱落导致再出血。

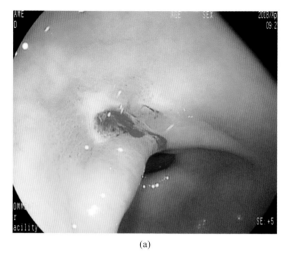
(a)

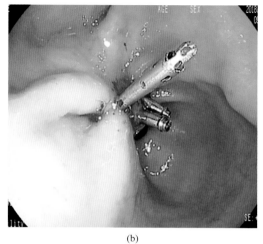
(b)

图 10-5　胃窦小弯测溃疡（Forrest Ⅰb）肾上腺素注射 + 金属夹止血

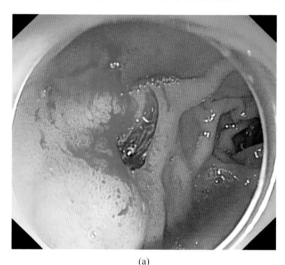
(a)

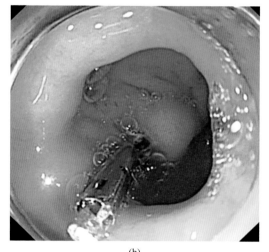
(b)

图 10-6　十二指肠球部溃疡（Forrest Ⅰb），采用金属夹止血

　　对较大的血管性出血或出血部位显示欠清晰者，在透明帽辅助下，对准出血部位吸引至透明帽内，以套扎器套扎血管周围黏膜组织，达到止血目的。对于血管性活动出血及血管残端暴露，为防止再出血者，均可予以套扎器套扎。但对于多次复发溃疡出血，由于出血灶周围瘢痕增生，内镜吸引不良，不适合套扎器套扎止血，对于此类情况可考虑钛夹夹闭止血法。对于胃部病变行内镜手术引起的术后活动性出血或热凝止血效果欠佳时也可考虑金属夹止血（图 10-7）。对于采用常规止血方法难以控制的出血者，近年来有使用喷剂 Hemospray 或 OTSC 系统进行止血的临床报道，初步研究显示其具有较高的止血率和较低的再出血率（图 10-8）。

内镜下钛夹止血

　　黏膜弥漫性广泛渗血应用氩气刀电凝止血或内镜下喷洒止血药物效果较好，而内镜下行息肉高频电切术后创面出血、裸露的血管残端及 Mallory-Weiss 综合征出血用钛夹止血疗效尤为显著。

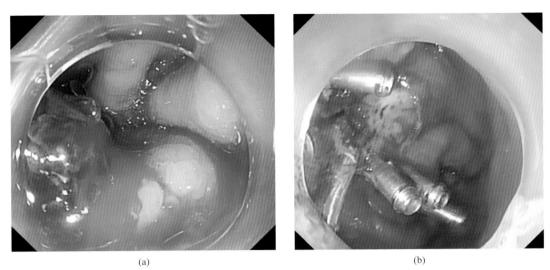

(a)   (b)

图 10-7　胃底间质瘤 ESD 术后出血，采用金属夹止血

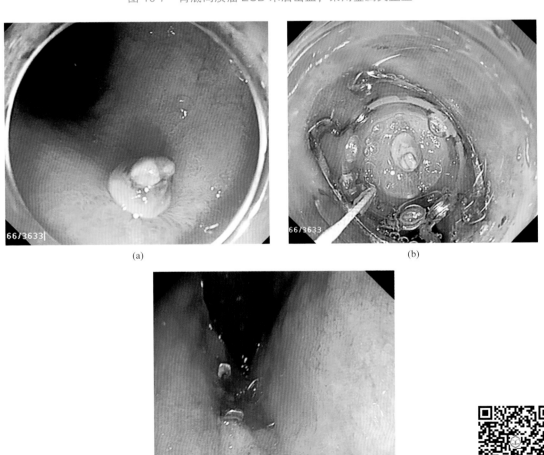

(a)   (b)

(c)

OTSC 止血

图 10-8　胃体中部小弯测溃疡（考虑 Dieulafoy 病）行 OTSC 止血

4. 热凝止血

热凝止血包括高频电凝、氩离子凝固（APC）术、热探头、微波凝固等方法，止血效果可靠，适用于非喷射性出血、活动性出血以及有血凝块或黑苔血管显露及散在的出血点等各种出血情况（图 10-9、图 10-10）。其基本原理是使各种探头与出血病灶接触，利用各种设备产生的高热能等使局部组织、血管凝固、坏死而达到止血目的。探头对组织的电灼、电凝为非接触式，避免了电凝后血痂与探头粘连，对大面积黏膜表面渗血的效果较佳。对溃疡性病变或血管畸形等出血者采用单极、双极电凝或高频电凝法止血效果较好，但最大凝固和组织失活深度可达 2～3 mm，因此有引起消化道穿孔的风险。

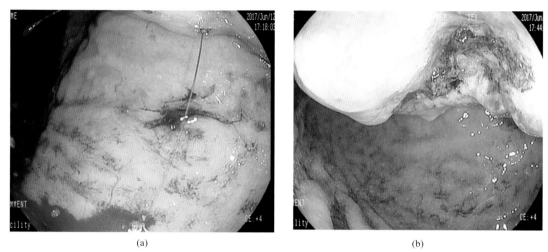

(a)　　　　　　　　　　　　　　(b)

图 10-9　胃体间质瘤喷射样出血，采用热凝止血

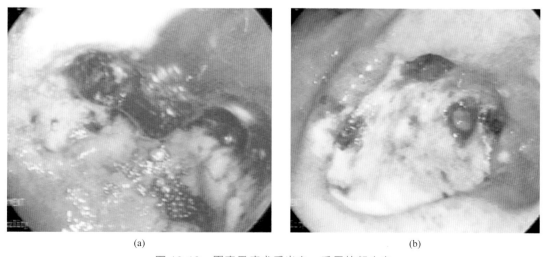

(a)　　　　　　　　　　　　　　(b)

图 10-10　胃窦早癌术后出血，采用热凝止血

5. 联合方法

临床证据表明，在药物局部注射治疗的基础上，联合一种热凝或机械止血方法，可以进一步提高局部病灶的止血效果。一般可在出血病灶表面喷洒去甲肾上腺素，使视野清晰后，

采取注射或电凝；也可在病灶周边注射肾上腺素，引起快速的组织压塞和血管收缩以减缓出血，并提供一个液体缓冲屏障，减少热凝治疗对深部组织的烫伤，等视野清晰后行电凝治疗，对电凝仍不能止血者可试用止血夹止血。

有研究表明，如果在出血的病灶中能看到出血或喷血的血管残端先用止血夹夹住出血的血管，然后在出血的血管周围进行多点注射蛇毒血凝酶或肾上腺素止血效果较好（图10-11）。如果看不到出血的血管，只看到渗血的病处，可在出血病灶面用氩等离子凝固止血后，在出血病灶周围注射蛇毒血凝酶或肾上腺素。

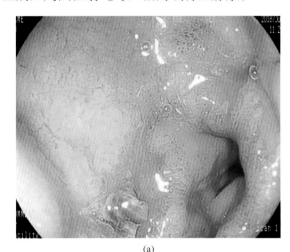 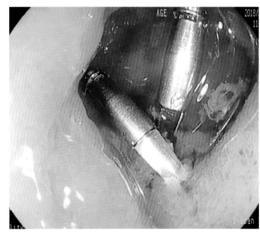

| (a) | (b) |

图 10-11 十二指肠球部溃疡（Forrest Ⅱa），采用肾上腺素注射 + 金属夹止血

（四）注意事项

（1）记录呕血、黑粪和便血的频度、颜色、性质、次数和总量，定期复查 RBC 计数、Hb、血细胞比容与血尿素氮等，需要注意血细胞比容在 24～72h 后才能真实地反映出血程度。

（2）监测意识状态、心率和血压、肢体温度、皮肤和甲床色泽、周围静脉（特别是颈静脉充盈情况）量等：意识障碍和排尿困难者需留置导尿管，危重大出血者必要时进行中心静脉压、血清乳酸测定，老年患者常需心电、血氧饱和度和呼吸监护。

（3）根据出血类型选择合适的内镜止血方法。

（4）内镜治疗前后，应用大剂量质子泵抑制药（PPI）可降低高危患者再出血发生率及病死率。

（5）对于出血病因明确者，内镜止血只是临时的急救措施，为提高疗效、防止复发，还应采用针对原发病的病因治疗，如幽门螺杆菌阳性的消化性溃疡患者，应予根除细菌及抗溃疡治疗，胃癌患者应考虑手术治疗的机会等。

（五）术后常规处理

内镜止血成功后，常规禁食水，并根据病情需要给予胃肠减压（可根据引流液颜色及量判断出血情况）、抑酸、保护胃黏膜、止血、补液等基础治疗。密切监测患者生命体征及循环状况，通过观察大便色泽性状、呕血次数及量、血红蛋白水平变化等判断止血疗效，并预防再次出血。

补充血容量，应立即建立快速静脉通道，并选择较粗静脉以备输血，最好能留置中心静脉导管。根据失血的多少在短时间内输入足量液体，以纠正循环血量的不足。对高龄、伴心肺肾疾病患者，应防止输液量过多，以免引起急性肺水肿。对于急性大量出血者，应尽可能施行中心静脉压监测以指导液体的输入量。常用液体包括 0.9% 氯化钠溶液、平衡液、全血或其他血浆代用品。在积极补液的前提下，可以适当选用血管活性药物（如多巴胺或去甲肾上腺素）以改善重要脏器的血液灌注。

抑酸药能提高胃内 pH 值，既可促进血小板聚集和纤维蛋白凝块的形成，避免血凝块过早溶解，有利于止血和预防再出血，又可治疗消化性溃疡。尽可能早期应用 PPI，内镜检查前应用 PPI 可以改善出血病灶的内镜下表现，从而减少内镜下止血的需要。内镜治疗后，应用大剂量 PPI 可以降低高危患者再出血的发生率，并降低病死率。静脉应用大剂量艾司奥美拉唑（80mg 静脉推注，8mg/h 持续输注 72h）可降低再出血率。而且大剂量艾司奥美拉唑静脉滴注及后续口服治疗具有良好的安全性，不增加不良事件。对于低危患者，可采用常规剂量 PPI 治疗，如艾司奥美拉唑 40mg 静脉输注，2 次 /d，实用性强，适于基层医院开展。建议对内镜止血治疗后的高危患者，如 Forrest 分级 Ⅰ a 至 Ⅱ b 的溃疡、内镜止血困难或内镜止血效果不确定者、合并服用抗血小板药物或 NSAID 者，给予大剂量 PPI（如艾司奥美拉唑）静脉输注 72h，并可适当延长大剂量 PPI 疗程，然后改为标准剂量 PPI 静脉输注，2 次 /d，3 ~ 5d，此后口服标准剂量 PPI 至溃疡愈合。止血药物对 ANVUGIB 的疗效尚未证实，不推荐作为一线药物使用，对没有凝血功能障碍的患者，应避免滥用此类药物。

（六）术后并发症及处理

内镜治疗后仍发生呕血、大量黑粪，血红蛋白及血压持续下降者可选择二次内镜治疗，若治疗无效应积极转入外科手术治疗，但出血部位应于术前或术中检查明确。

急诊内镜治疗急性上消化道出血方便快捷、起效迅速、疗效确切、且创伤性小，可明显改善患者预后，是 ANVUGIB 的首选诊疗方式。急诊内镜治疗的再出血率、手术率、住院时间、医疗费用等均明显低于择期内镜及内科药物，其阳性检出率明显高于择期内镜。由于出血部位已暂时修复未能检出或由于出血量大而看不清的出血点，致择期内镜检查发现出血病灶的阳性检出率偏低，而使患者输血率增高，相应再出血发生率增高。因此，在内镜诊治上消化道出血时，正确选择内镜检查时机尤为重要。

（詹红丽 王蓉）

第二节 急性食管 – 胃底静脉曲张出血

一、概述

食管 – 胃底静脉曲张出血（Esophagogastric variceal bleeding，EVB）是肝硬化门静脉高压症最危险的并发症之一。首次曲张静脉破裂出血的病死率为 20% ~ 30%，再次出血的病死率高达 50%。EVB 主要的治疗方法包括内科保守治疗、内镜治疗、介入治疗及外科治疗。

随着消化内镜技术的不断发展，EVB 的治疗成功率显著提高。

二、病因

食管–胃底静脉曲张出血的主要原因是门静脉高压。门静脉压力升高主要是由于肝组织纤维化及结节再生，小血管扭曲变形，阻碍血液流动所致。此外，体循环大血管收缩也可导致肝内血流阻力增高、血容量增加，出现门静脉高压。持续的门静脉高压导致门–体侧支循环形成、内脏小血管舒张，因而食管和胃底静脉直径、血管壁张力增加，出血风险增高。

三、诊断

（一）临床表现

呕血和黑粪是最典型的临床症状，其特点取决于出血量和速度。急性大量出血多表现为呕血，少量出血则表现为黑粪、柏油样便或粪便隐血试验阳性。循环血量减少可出现头昏、乏力、心悸、出冷汗、黑矇、晕厥等，严重者呈休克状态。大量出血后，患者常出现低热，持续数日至 1 周。

患者常有慢性肝病病史，原发肝病常见的临床症状和体征包括腹痛、黄疸、肝掌、蜘蛛痣、脾大、腹水、腹壁静脉曲张，严重者可出现肝性脑病。

（二）辅助检查

1. 消化内镜

出血 12～24h 内进行胃镜检查是诊断 EVB 的可靠方法。正常的食管黏膜为粉红色，表面光滑湿润，可见清晰的毛细血管网（图 10-12）。当内镜显示以下情况之一时，食管、胃底静脉曲张出血的诊断即可成立：静脉曲张有活动性出血；静脉曲张上覆"白色血栓头"；静脉曲张上覆血凝块或无其他潜在出血原因的静脉曲张（图 10-13～图 10-15）。推荐 LDRf 分型记录食管胃静脉曲张情况，统一表示为 $LxxD_{0.3～5}Rf_{0,1,2}$，具体内容如表 10-2 所示。

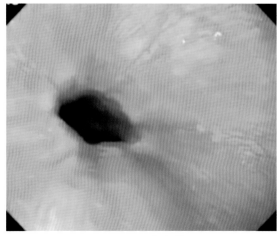

图 10-12 正常食管下段

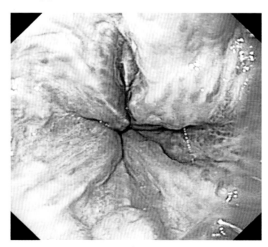

图 10-13 食管静脉曲张

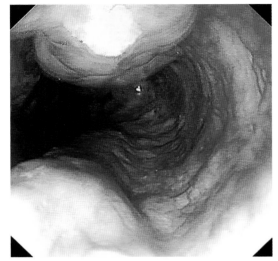
图 10-14 食管静脉曲张（白色血栓头）

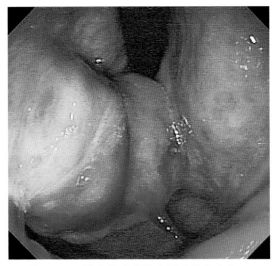
图 10-15 胃底静脉曲张（活动性出血）

表 10-2 食管胃静脉曲张记录方法

项目	表示方法
位置（L）	Le：曲张静脉位于食管 Les：曲张静脉位于食管上段 Lem：曲张静脉位于食管中段 Lei：曲张静脉位于食管下段 Lg：曲张静脉位于胃部 Lgf：曲张静脉位于胃底 Lgb：曲张静脉位于胃体 Lga：曲张静脉位于胃窦 Le, g：食管曲张静脉与胃曲张静脉完全相通 Le, Lg：食管曲张静脉与胃曲张静脉各自独立 Le, g, Lg：一支以上食管曲张静脉与胃曲张静脉完全相通，多段或多部位曲张静脉使用相应部位代号联合表示
直径（D）	D_0：无静脉曲张 $D_{0.3}$：曲张静脉最大直径≤0.3cm $D_{1.0}$：曲张静脉最大直径>0.3～1.0cm $D_{1.5}$：曲张静脉最大直径>1.0～1.5cm $D_{2.0}$：曲张静脉最大直径>1.5～2.0cm $D_{3.0}$：曲张静脉最大直径>2.0～3.0cm $D_{4.0}$：曲张静脉最大直径>3.0～4.0cm 曲张静脉最大直径>4.0cm，按 D+ 直径数字表示
危险因素（Rf）	Rf_0：红色征（RC）-，未见糜烂、血栓及活动性出血 Rf_1：RC+ 或肝静脉压力梯度（HVPG）>12mmHg，未见糜烂、血栓及活动性出血 Rf_2：可见糜烂、血栓、活动性出血，或镜下能够见到新鲜血液，并能够排除非静脉曲张出血因素

2. 腹部彩超

可检测门静脉及其侧支血管血流动力学指标，显示食管 - 胃底曲张血管及其血流方向、速度和流量。该方法无创，可重复检测。

3. 血管造影

腹腔动脉造影或经脾门静脉血管造影，对曲张出血动脉的部位具有诊断和鉴别价值。当反复上消化道出血内镜不能明确诊断时，血管造影常能明确诊断。但操作复杂、有创，临床上较少使用。

4. X 线钡餐（图 10-16）

X 线钡餐检查不适用于急性静脉曲张出血患者，且不及内镜检查直观、明确，已被内镜检查所代替。

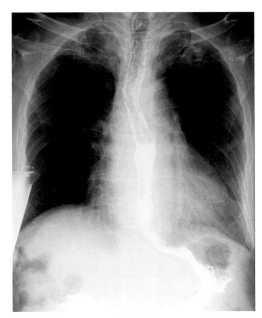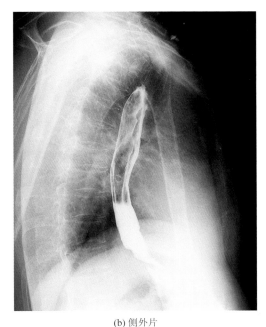

(a) 正位片　　　　　　　　　　　　　　　(b) 侧外片

图 10-16　X 线钡餐显示食管静脉曲张

5. CT（图 10-17）

多排螺旋 CT 可作为筛查门静脉高压症食管静脉曲张的无创检查方法，尤其对较大食

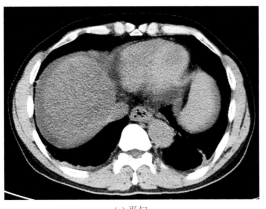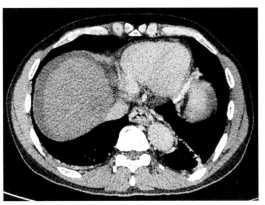

(a) 平扫　　　　　　　　　　　　　　　(b) 增强

图 10-17　CT 显示食管静脉曲张

管－胃底静脉曲张的诊断敏感度和特异度均较高。CT门静脉血管成像可清晰显示门静脉主干及其分支与侧支循环，与胃镜检查在诊断方面具有一致性，对孤立胃静脉曲张，也是一种有效的筛查和治疗效果评估的工具。在分级方面，CT检查与内镜检查之间尚不具有很好的相关性。

（三）提示EVB未控制的征象

在药物治疗或内镜治疗后≥2h，出现呕吐新鲜血液或鼻胃管吸出超过100ml新鲜血液；发生失血性休克；未输血情况下，在任意24h期间，血红蛋白下降30g/L（血细胞比容降低约9%）。

（四）提示EVB再出血的征象

出血得到控制后再次有临床意义的活动性出血事件（呕血、黑粪或便血；收缩压降低20mmHg以上或心率增加＞20次/min；在没有输血的情况下血红蛋白下降30g/L以上）。早期再出血：出血控制后72h至6周内出现活动性出血。迟发性再出血：出血控制6周后出现活动性出血。

四、治疗

急性食管－胃底静脉曲张出血的治疗包括卧床、禁食、保持呼吸道通畅、迅速建立静脉通道以维持循环血量、密切监测生命体征及出血情况，必要时输血、短期应用抗生素、控制急性出血等。控制急性出血的方法有应用抑酸药物、血管活性药物、气囊压迫、内镜治疗、介入治疗和外科治疗等，以下主要介绍急性食管－胃底静脉曲张出血的内镜治疗。

消化内镜治疗的目的是控制肝硬化急性食管－胃底静脉曲张出血及尽可能使静脉曲张消失或减轻，以防止其再出血，具有止血效果好、并发症少、安全性高等优点，已成为治疗EVB重要而有效的方法。目前，主要的消化内镜治疗方法包括内镜下曲张静脉套扎术（EVL）、内镜下硬化剂注射术（EIS）、组织胶注射术及其他新方法，如超声内镜引导下弹簧圈联合组织胶注射、内镜下食管－胃底静脉曲张精准断流术（ESVD）等，可综合静脉曲张情况，采用多种技术联合治疗。

（一）内镜治疗的禁忌证

（1）上消化道内镜检查禁忌。
（2）未纠正的失血性休克。
（3）未控制的肝性脑病，患者不配合。
（4）伴有严重肝、肾功能障碍，大量腹水。
（5）对治疗所需材料过敏，包括组织胶、橡皮圈等。

（二）术前准备

（1）向患者及家属说明治疗的原因、过程及相关风险，告知患者过程中如何配合，充分发挥积极性，签署知情同意书。
（2）备血，以防大出血时无法维持有效循环。
（3）建立静脉通路，及时补液支持治疗。

（三）静脉曲张出血常规消化内镜止血技术

1. 内镜下曲张静脉套扎术（EVL）

内镜下曲张静脉套扎术（Endoscopic variceal ligation，EVL）是在内镜下通过橡皮圈的机械作用套扎曲张静脉，阻断血流，使其缺血，形成血栓，逐渐机化闭塞血管，增加静脉周围纤维覆盖，从而使曲张静脉消失，达到治疗和预防 EVB 的效果（图 10-18）。

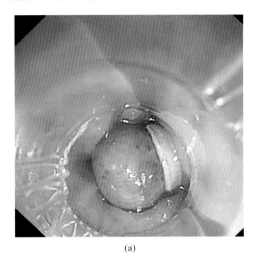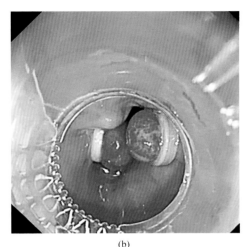

(a)　　　　　　　　　　　　　　　　　(b)

图 10-18　食管曲张静脉套扎术

（1）适应证　急性食管静脉曲张出血；外科手术等其他方法治疗后食管静脉曲张再发急性出血；既往有食管静脉曲张破裂出血史。适用于 LDRf 分型 $D_{1.0} \sim D_{2.0}$ 的曲张静脉。当曲张静脉直径>2.0cm，内镜套扎治疗后近期再发大出血风险增加。近年来，有该方法用于治疗胃底静脉曲张出血的成功案例，但其有效性及安全性仍需进一步研究。

（2）设备及材料　电子胃镜（大孔道或双孔道胃镜便于出血时吸引和止血）、负压吸引器、套扎器、口咽外套管等。

（3）操作要点　根据说明书正确安装套扎器。按常规插入胃镜，将口咽外套管置于口咽部或食管上段；完成食管、胃、十二指肠诊断性检查。寻找要套扎的静脉，将内镜与静脉全面接触后，启动吸引器，产生 $60 \sim 90 \text{mmHg}$ 的负压，将需套扎的部分吸入内套筒腔内，令橡皮圈套住曲张静脉基底部。一般从下端、近贲门侧开始，先套扎最有可能出血的静脉。成功后，再分别套扎其他静脉。应避免同一根静脉多次结扎或在同一水平结扎多根静脉，以免导致食管腔狭窄。

2. 内镜下硬化剂注射术

内镜下硬化剂注射术（Endoscopic injection sclerotherapy，EIS）是通过向曲张静脉内注射硬化剂使血管内皮破坏，形成无菌性炎症，刺激纤维母细胞增生，逐渐形成肉芽组织再纤维化闭塞管腔，同时静脉周围黏膜凝固坏死，组织纤维化，有效防止静脉旁静脉曲张（图 10-19）。

（1）适应证　食管静脉曲张破裂出血，特别适用于食管－胃连通型静脉、二次出血的预防、复发食管静脉曲张。

（2）设备及材料　电子胃镜（大孔道或双孔道胃镜便于出血时吸引和止血）、透明帽、内镜注射针、硬化剂（主要成分为聚桂醇）、注射器等。

（3）操作要点　食管曲张静脉活动出血时，采用环绕出血点＋出血点处直接注射技术止血，一个出血点局部用量10ml左右，最大剂量不超过15ml。曲张静脉硬化治疗，采用单纯静脉内注射技术时，每次注射2～4个点，每点注射剂量3～15ml；采用静脉旁－静脉内联合注射技术时，以静脉旁注射为主，从距食管齿状线1～2cm处开始逆行性硬化治疗，静脉旁黏膜下多点注射，每点注射量以注射局部出现灰白色隆起为标准，通常用量不超过1ml，静脉内注射每点1～2ml；一次硬化治疗总剂量不超过35ml。曲张静脉活动出血止血后，其他可见曲张静脉采用静脉旁－静脉内联合注射技术硬化治疗，止血和硬化治疗的总剂量不超过35ml。注射后可压迫针眼30s，以减少出血。曲张静脉硬化治疗4～6周内完成；首次治疗后与第二次治疗间隔期不超过一周，以后每周一次，直到可见曲张静脉完全消失。

肝硬化静脉曲张组织胶硬化剂治疗

3. 内镜下组织胶注射术

内镜下组织胶注射术是利用组织胶与血液接触后，在生理环境下20s内发生聚合反应快速凝固，从而使血管闭塞控制出血的方法，是胃底静脉曲张出血的首选方法（图10-20）。

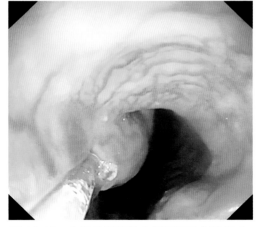
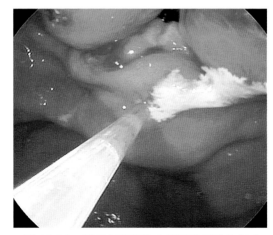

图10-19　食管曲张静脉内镜下硬化剂注射术　　图10-20　胃底曲张静脉内镜下组织胶注射术

（1）适应证　与硬化剂注射基本相同，更适用于胃静脉曲张。

（2）设备及材料　电子胃镜（大孔道或双孔道胃镜便于出血时吸引和止血）、透明帽、内镜注射针、组织胶（主要成分为α-氰基丙烯酸酯，配有微量添加剂）、注射器等。

（3）操作要点　一般注射点选择在出血灶静脉的近端，形成静脉瘤者选在瘤体侧壁，尽量不在瘤体顶部、出血灶或其旁注射，因其壁薄，易撕裂出血。目前常用的方法包括以下3种。

① 传统三明治法：高渗糖（碘油）→组织胶→碘油。注射针预充50%高渗糖（或碘油）2ml，向静脉内注入组织胶0.5～2ml（注射量依据胃静脉曲张大小，0.5ml/cm³），立即再注入碘油，将注射针内的组织胶推入静脉内，退出注射针。

② 改良三明治法：聚桂醇→组织胶→聚桂醇。先用聚桂醇预充注射针，刺入血管后快速注入聚桂醇 3~5ml、组织胶 0.5~2ml（具体剂量根据曲张静脉的来源血管及外在胃静脉曲张大小而定）和聚桂醇 2~3ml，注射完立即拔针。

③ 直接推注法：依据病变血管大小、血循环时间的长短、栓塞病变血管的容量，按一定比例用碘油或碘苯酯稀释后注射。退出注射针后，若出现喷血或曲张静脉固化不全，则追加注射；若无出血，则按需进行第二点的注射。

注意事项：注射组织胶前后需及时填充高渗糖等溶液，防止注射针管道堵塞；该方法最严重的并发症是异位栓塞，一般每个点组织胶注射剂量不超过 1ml，可降低异位栓塞的发生率；另外，胃静脉曲张合并胃肾分流等情况时，建议联合应用弹簧圈。

（四）其他新兴消化内镜止血技术

1. 超声内镜（EUS）引导下弹簧圈联合组织胶注射

（1）目的　超声内镜引导可以更准确地将组织胶注射至曲张静脉内，并可对治疗后静脉闭塞情况进行更有效的评估，多项研究表明，该方法可降低并发症及再出血发生率。

（2）弹簧圈材质　为合成纤维，与组织胶共同注入曲张静脉内，起到固定支撑的作用，使组织胶存留在曲张静脉内，减少组织胶用量及预防异位栓塞并发症的发生。

（3）操作要点　EUS 头端置于食管远端（经食管途径）或胃底（经胃途径），EUS 观察胃壁内血管及其供给血管；若两种途径均可观察，则首选经食管途径；应用标准 19G 或 22G 穿刺针在 EUS 引导下穿刺至曲张静脉；通过注射针芯推送弹簧圈，依据曲张静脉最短直径选择直径 10~20mm 的弹簧圈，一般是比目标血管粗 20%~25%；最初应用 14cm 长，后改为 7cm 长的弹簧圈更有利于推出注射针；弹簧圈置入 30~45s 后即刻注射 1ml 整数倍的组织胶，然后用 1ml 生理盐水冲洗注射针内组织胶。10min 后 EUS 检查曲张静脉内血流情况。组织胶注射后，针壳推出 2~3cm，避免超声内镜头端和工作通道与组织胶接触。

2. 内镜下食管-胃底静脉曲张精准断流术（ESVD）

内镜下食管-胃底静脉曲张精准断流术（Endoscopic selective varices devascular-ization, ESVD）是通过胃镜下在胃黏膜内用穿刺针寻找胃底曲张静脉的来源端，由远及近，静脉内联合注射硬化剂和组织胶，起到局部栓塞的作用，达到闭塞血管及阻断血流的目的，起到更好的预防及治疗出血的作用。

根据曲张静脉内的血液分流特征，可以将食管-胃底静脉曲张分为以下 4 种：静脉回流上行类、静脉回流下行类、静脉回流上下行类及静脉回流 No-way 类。

操作要点：当穿刺针内见明确回血或穿刺点出血时，向血管内注射聚桂醇 1.0~20.0ml（具体剂量根据曲张静脉的来源血管及外在静脉曲张大小而定）+组织胶 0.5ml+空气 2.5~3ml。或者同组织胶注射术的"三明治"法。检验食管-胃底曲张静脉是否阻断的方法是用穿刺针多点穿刺的方法来判断。如果仅少量渗血或不出血，说明封堵完全；若出血不止甚至喷血，需要再次进行曲张静脉的穿刺寻找。一旦出现胃大面积缺血或淤血，应立即停止治疗。由于该方法缺乏大样本研究数据，尚需长期随访以证实其疗效（图 10-21）。

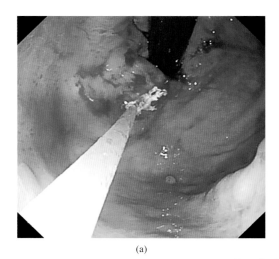 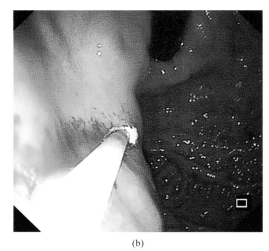

(a) (b)

图 10-21 精准食管胃静脉曲张断流术

3. 内镜下金属夹联合组织胶注射术

金属夹通过机械力量将曲张静脉同邻近组织一起夹闭，阻断或降低血流量血供或闭合创面，达到立即止血的目的。其与组织相容性较好，脱落时间较套扎皮圈长，形成瘢痕时间充足。只要术者技术熟练，与助手配合良好，保证视野清晰，金属夹张开充分，角度尽量与血管成直角，钳夹迅速，力度适中，一般不会刺破静脉。该方法的主要优势在于：①预先放置金属夹在曲张静脉的两端，部分阻断门静脉、腔静脉交通支的血流，使曲张静脉塌陷，有利于准确估计曲张静脉的直径，掌握组织胶的用量；②放置金属夹可使胃底曲张静脉出入口变窄，血流量及流速明显下降，发生肺、门静脉、脑、肾等部位血管异位栓塞及拔针后大出血等并发症的风险降低。

注意事项：①如存在解剖上的静脉胃肾分流，组织胶通过胃肾分流发生异位栓塞的风险会增加，因此需在术前行数字减影血管造影（DSA）或 CT 门静脉血管造影术以了解是否存在解剖上的胃肾分流；②金属夹应选择黏膜下的曲张静脉，不适于黏膜表层的血管，以免造成术中大出血。理论上该方法对预防及避免胃底静脉曲张患者再出血有益，但仍需要长时间和大样本的研究来佐证。

4. 内镜下自膨式金属支架置入术

内镜下自膨式金属支架（Self-expandable metal stents，SEMS）置入术是一种非常规的静脉曲张出血治疗方法，用于对套扎或硬化剂治疗后的难治性食管静脉曲张出血，可能是不适合急诊经颈内静脉肝内门体分流术（TIPS）或外科手术且威胁患者生命时有效的临时挽救治疗方法，但国内临床应用的经验较少。原理是通过置入支架的膨胀，压迫曲张静脉，从而起到快速止血的目的。方法为选择合适的支架型号，沿导丝送入扩张器和引导鞘到达出血部位远端，取出扩张器，将支架送至引导鞘中，使支架下端球头固定在贲门口位置，支架缓慢释放。选取最佳位置释放支架是关键，最初的内镜检查之后 24h 需行胸部 X 线检查，二次探查在胃镜检查后的 24~48h 进行。本方法的常见并发症是支架移位、支架相关性溃疡，均未见再发出血的相关报道。

（五）并发症及防治

1. 术中并发症

术中可出现大出血、食管黏膜损伤、食管穿孔、橡皮圈脱落等，需注意套扎的角度、吸力、释放套环的时机。若出血量极大，无法操作并出现循环不稳定时，可先放置三腔二气囊管压迫止血。

2. 术后局部并发症

术后可出现食管黏膜溃疡、出血、食管狭窄、胸骨后疼痛及梗阻感、食管动力障碍、穿孔等。需应用抑制胃酸分泌、保护胃黏膜、减少内脏血流药物。选择注射位点时尽量避免在同一水平，对于已形成的狭窄可用锥形硅胶探条扩张治疗。胸骨后疼痛及梗阻感，持续 2～3 天可逐渐缓解，一般不需要特殊处理。

3. 术后全身并发症

术后存在发生菌血症、溶血反应（鱼肝油酸钠）、吸入性肺炎、缺氧、自发性细菌性腹膜炎、异位栓塞、肾功能不全等并发症风险。菌血症与患者的基础情况差、注射损伤、内镜污染及消毒不严格有关，可于术前给予营养支持，提高患者免疫力，同时设备的消毒应严格、规范、彻底。术后推荐应用抗生素预防感染，一般选择第三代头孢菌素类或喹诺酮类抗生素，疗程 5～7 天。为防止异位栓塞的发生，可在术前通过腹部 CT 及三维血管重建成像，判定有无血管的分流道，如有条件，提倡在 X 线实时监视下进行治疗；注意组织胶的注射剂量；在组织胶治疗后，需密切监测有无异位栓塞，早期发现、及时处理。

（六）术后注意事项及随访

（1）密切监测患者生命体征，注意患者的尿量及颜色，观察腹水情况。复查血常规、肝肾功能、电解质、CRP 等检验指标。及时发现处理并发症，术后 24h 血清 CRP＞10mg/L，再出血风险较高，患者禁食时间需适当延长，必要时采取措施预防再出血。

（2）禁食 24h 后可进食流质，72h 后可进食半流质，1 周后可普食。勿食过热、粗糙、粗纤维及刺激性食物，避免突然剧烈运动或疲劳诱发出血。

（3）经首次治疗，1 周左右进行内镜复查，根据曲张静脉情况可行第 2、第 3 次内镜治疗，直至静脉曲张消失或基本消失。静脉曲张消失或基本消失后，一般每隔 6～12 个月复查一次。经过内镜治疗的患者，应终生内镜随访、跟踪治疗。

尽管消化内镜是门脉高压食管 - 胃底静脉曲张的最有效止血方法，但对有内镜检查和治疗禁忌证的患者，紧急的三腔二气囊管压迫止血是非常必要的，需注意 24h 后撤除三腔二气囊管存在致命性大出血的可能。因此，三腔二气囊管压迫期间要积极给予药物治疗，创造内镜下止血治疗的条件。对有内镜治疗绝对禁忌证的患者，争取 TIPS、外科手术等其他可行的治疗措施。TIPS 是指经颈静脉入路从肝静脉穿刺肝内门静脉，在肝静脉与门静脉之间建立门 - 体分流道，以达到降低门静脉压力、治疗食管 - 胃底静脉曲张破裂出血和顽固性腹腔积液等一系列门静脉高压并发症的微创介入治疗技术。TIPS 或外科手术都可以作为内镜联合药物治疗失败后的二线治疗，同时，对于 Child 评分 B 级或小于 14 分的 C 级患者，在最初的内镜或药物止血后 72h（最好 24h）内可考虑行 TIPS 治疗。

（林燕芳　李达周）

第三节　胆道出血

一、概述

胆道出血（hemobilia）是由于各种原因引起的肝内或肝外血管与胆道之间病理性沟通，血液经胆道流入十二指肠而发生的上消化道出血。1948 年 Sandblom 提出胆道出血（hemobilia）之名词，同年 Owen 报道胆道出血所伴随的大量呕血及便血病例。直至 1976 年 Sandblom 综述了 545 例病例，作出了胆道出血的权威性总结。

胆道出血是上消化道出血的原因之一，占上消化道出血病因的 1.3%～5.0%，发病率仅次于胃十二指肠溃疡出血、门静脉高压症的食管静脉曲张破裂出血、急性胃黏膜糜烂出血。胆道出血易反复，病死率为 7.2%～33%，虽发病率相对较低，但因其高并发症率和高病死率而受到广泛注意。近年来，由于对发病机制的深入了解，诊断和治疗技术的进步，特别是消化内镜技术的发展，以及经验积累，治疗效果已有明显提高。

二、病因

胆道出血的原因包括医源性及非医源性。非医源性的胆道出血的原因有很多，欧美国家以胆道损伤为主，其次为肿瘤，而我国以胆道结石和感染所致胆道出血居多，近年来胆道肿瘤发病率升高，也逐渐成为胆道出血的一大原因。近数十年来，开展胆道手术的医疗单位大为增加，随着胆道外科的诊治技术发展及 PTC、PTCD、B 超引导下肝穿刺等诊治技术的广泛开展，医源性胆道出血亦时有所见。

根据胆道出血的病因和部位，通常分为肝内胆道出血和肝外胆道出血两类，90% 胆道出血来自肝内，来自肝外胆道及胆囊较少。一般病因如下。

（1）化脓性肝内外胆管炎及肝内外胆管溃疡。

（2）胆管结石（图 10-22）　胆道结石长期摩擦胆管壁，导致胆管壁局部形成溃疡，当溃疡破裂时可以导致出血。

（3）肝损伤（包括肝外伤和医源性损伤）。

（4）肝外胆系肿瘤（胆囊癌、壶腹部周围癌、胆总管良恶性肿瘤，图 10-23）。

（5）肝脓肿　胆管性感染可通过汇管区导致化脓性胆管炎，而后演变为胆管性肝脓肿，这种脓肿的病变是进行性的，可引起相连血管破坏而发生间歇性的胆道出血。

（6）肝肿瘤　肿瘤呈浸润性生长长入肝内胆管，当肿块溃破时，可发生胆道出血。

（7）肝动脉血管瘤。

（8）胆道蛔虫。

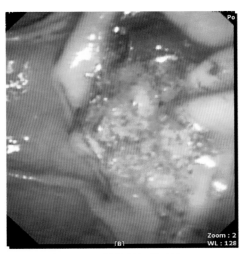

图 10-22　胆管结石伴出血

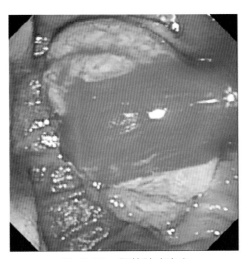

图 10-23　胆管肿瘤出血

（9）急性出血性胆囊炎。

（10）胆囊结石　较少见，胆囊结石嵌顿在胆囊壶腹部，造成胆囊黏膜损伤，继发的急性化脓性感染使黏膜进一步破溃导致出血。

（11）凝血功能障碍（血液病、抗凝治疗后等，图 10-24）。

（12）手术或肝胆介入诊治后出血（胆总管切开壁出血、T 管压迫胆管壁溃烂、各种胆肠吻合口出血、逆行胆管造影后出血，图 10-25）。

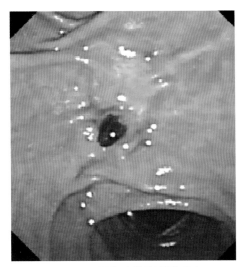

图 10-24　凝血功能障碍致出血

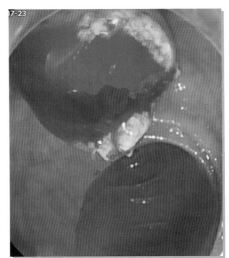

图 10-25　逆行胆管造影后出血

三、诊断

（一）临床表现

胆道出血的临床表现与出血量和出血速度有关。当胆道出血量少、缓慢时，有自发停止的可能，可能无明显症状。胆道出血量大时表现为呕血、黑粪等，胆道少量出血时通常仅表现为便血或大便潜血试验阳性。出血速度慢于血凝块生成时可导致胆道梗阻，而胆汁的纤溶作用能溶解血凝块，使胆道再通，疼痛缓解，当再次出血阻塞胆道时，疼痛又会发生，因此胆道出血具有周期性反复发作的特点，间歇期为 1～2 周，严重者亦可频繁发作。胆道大量出血的典型临床症状为"Quincke 三联征"：① 消化道出血（呕血或便血）；②右上腹剧烈疼痛（胆绞痛）；③黄疸。根据周期性发作的典型"Quincke 三联征"临床症状，结合外伤、胆道结石、感染、蛔虫、肿瘤或手术史可得出诊断。但临床上具有典型 Quincke 三联征者仅占 22%～37.9%，症状不典型者，早期诊断较困难。

1. 腹痛

常为突然发生剑突下或右上腹阵发性绞痛，所谓胆绞痛，其疼痛程度与出血速度、胆管内压力大小有关。短时间内大量大出血导致胆管内压力急剧上升，通过反射性或血液刺激使胆管及 Oddi 括约肌强烈痉挛性收缩而产生绞痛。一旦血凝块排出胆道，疼痛即可缓解。若出血量少，速度慢，则仅表现为上腹部不适、隐胀痛，可伴有右肩背部酸痛，肝区可有叩击痛等不典型症状。右上腹剧烈的持续性疼痛是肝动脉瘤分离或破裂的典型表现。上腹部疼痛也可能是出血进入胰管系统的症状。

2. 呕血或便血

常在腹痛减轻后出现。少量出血者可仅有便血，短时间内出血量较多者可发生呕血，甚至发生失血性休克。出血可呈周期性。胆道出血后胆道内压升高，出血处血块阻塞，或大出血后血压下降，血管压力降低，可暂时止血，经 5～14 天后血块被溶解或胆汁淤积使胆管内压力增高，血块被冲开排出胆道或坏死组织脱落可再次出血。故临床上有时可见反复多次出血。

3. 黄疸

1/4～1/3 患者有黄疸。多为梗阻性黄疸。如同时有发热，常提示胆道感染合并出血，部分患者于呕血或便血前出现黄疸。常伴有血清碱性磷酸酶升高。

4. 肝和胆囊肿大

50%～60% 胆道出血患者可有肝脏和胆囊肿大、触痛，此与胆道、胆囊的积血量及感染程度有关。出血停止后，血块被溶解或排出，或炎症消退后，肿大的肝脏和胆囊可随之缩小。

（二）辅助检查及诊断

对于临床表现不典型者，下述各种辅助检查有助于明确胆道出血的诊断。

1. B 超

为筛选性检查，有助于判断出血部位，可发现胆道出血的病因，如胆道结石、肿瘤、蛔虫等病灶，还能够提示胆囊肿大，发现胆道内有血凝块迹象。

2. CT、MRCP

对胆道出血的定性及定位有一定价值，CT 可显示胆管内的出血灶呈树枝状铸型或不规则形，急性期出血灶表现高密度影，进入胆囊时，胆囊内密度增加，凝血块则呈等、低密度表现。胆道出血 CT 表现与胆管结石 CT 表现易混淆，临床中还需结合病史加以鉴别。MRCP 可通过显示胆管充盈缺损来协助诊断原发病。

3. 胃镜

可排除其他原因的上消化道出血，如食管、胃、十二指肠出血。

4. ERCP

可直视十二指肠乳头开口处血凝块附着，并有新鲜血溢出，明确诊断胆道出血。还可取出血凝块、留置鼻胆管引流积血或冲洗胆道进行进一步诊断及治疗。

5. 选择性血管造影

选择性经腹腔动脉和（或）肠系膜上动脉造影，是了解胆道出血最有价值的诊断和定位方法，可见造影剂从肝动脉分支漏出汇集于肝动脉假性动脉瘤囊内，或经动脉胆管瘘流经胆管或肝内腔隙。但其诊断价值受出血速度制约，当胆道出血速度大于 30ml/h 时才可发现造影剂溢出处。如在选择性血管造影快速摄片后，再行数字减影血管造影（DSA）显示血管结构更清楚，可进一步提高胆道出血的检出率。当胆道出血高度怀疑来自门静脉分支时，可选用经皮经脾穿刺门静脉造影，以便显示出血部位，并可行栓塞治疗。

6. 胆道镜

可直视下检查肝外胆管、肝内一至二级胆管黏膜情况，观察出血颜色和出血量、出血速度，鉴别结石、蛔虫、肿瘤等情况，并可直视下处理出血点，同时胆道造影可进一步明确出血部位，判断出血原因，观察胆道扩张的程度。

7. 剖腹探查

经过上述方法仍不能确定胆道出血部位时，剖腹探查是胆道大出血患者明确出血部位的唯一途径。术中依序探查胃、十二指肠、肝、胰、脾，排除其他原因的出血后再探查胆道。

四、治疗

胆道出血的治疗除需按本章第一节急性非静脉曲张上消化道出血所述的一般处理、药物治疗等措施外，还有以下独有的方式。

（一）消化内镜下治疗

因消化内镜有明显的诊治优势，同时可进行胆道造影明确胆道内出血部位，判断出血原因，观察胆道扩张的程度，并同时进行止血治疗，因此为内科保守治疗无效时的首选方法。

1. 十二指肠镜

经十二指肠镜检查可直观观察十二指肠乳头出血情况，并判断出血颜色和出血量、出血速度，选择采用内镜下喷洒止血药物、注射止血、热凝法、机械止血等一种或联合多种方法止血（见本章第一节）。

2. ERCP

（1）胆道结石致胆道出血的内镜治疗 对于此类患者应当先行 ERCP 术明确胆道出血原

因及症状严重程度（图 10-26），明确后行内镜下乳头括约肌切开术（EST），将胆管结石取净，去除病因，有些胆道出血因此而自行停止，无须其他特殊治疗，若持续出血，可行内镜下鼻胆管引流术（ENBD）及胆道支架置入（图 10-27）。结石摩擦或嵌顿胆管壁时间较长，引起的溃疡浸润面积较大，当 EST 取出结石后，溃疡面会继续渗血，不宜马上退镜结束治疗，应观察片刻，如有持续性胆道渗血，应用 1∶10000 去甲肾上腺素盐水在抽取胆汁后胆总管内冲洗 2～3 次再观察，如果出血停止或明显减少时，可置入鼻胆管引流胆汁，利于胆道壁破溃出血处伤口的愈合。鼻胆管引流可判断术后胆道出血是否停止。

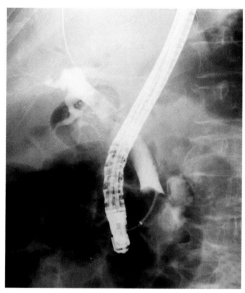

图 10-26　行 ERCP 术明确胆道出血

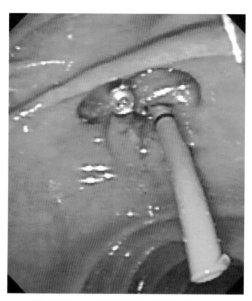

图 10-27　胆道塑料支架及钛夹止血

（2）胆道感染致胆道出血的内镜治疗　其病理生理基础是胆道炎症致胆管黏膜糜烂、溃疡形成，并腐蚀管壁和周围血管致出血而流入胆道。此类病例有周期性和长期性的特点。因长期的慢性炎症刺激，多数患者会出现不同程度的胆道狭窄。对于有胆道狭窄的胆道出血，内镜治疗出血的同时更要关注胆道狭窄的扩张，有必要行二次内镜治疗。第一次内镜治疗将胆道内的血凝块和炎性分泌物清理出胆道，减少对胆道壁的持续刺激，使胆道壁有修复的时间，恢复胆道通畅，可防止术后胆道感染发生；第二次内镜治疗对于炎性狭窄者应在透视下选择柱状气囊扩张胆管（图 10-28）。

支架的置入对于并发胆道狭窄的病例是必须的，不仅可以扩张狭窄端胆管，同时又可起到压迫止血的作用，这也是内镜下治疗的优势所在。金属胆道覆膜支架应用于胆总管下端狭窄，可在金属胆道覆膜支架内再放置鼻胆管帮助引流，同时术后可通过其冲洗胆道进行或灌注止血剂。应注意金属支架上端不可覆盖胆囊管开口处（已行胆囊切除术的患者除外），如果胆囊管开口较低，可选择塑料支架替代（图 10-29）。狭窄在肝门处应选择多根塑料胆道支架予以扩张。如果胆道狭窄程度一般，透视下评估胆管直径可达 4～5mm，选择单根塑料支架即可。出院前应嘱患者定期门诊随访，以了解支架的通畅性及评估胆道出血和狭窄治疗的效果。如果内镜下未见有胆道狭窄导致的出血，只需要清理胆道，留置鼻胆管引流胆汁即可。

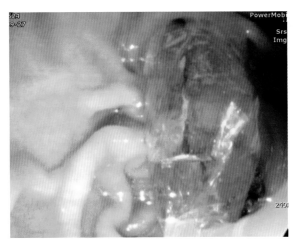

图 10-28　柱状气囊扩张

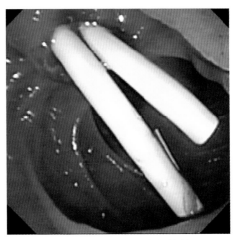

图 10-29　多根塑料支架的使用

（3）胆管癌致胆道出血的内镜治疗　胆道肿瘤的发病率逐年上升，也成为胆道出血的一大病因，特别是进展期肿瘤因侵袭血管导致胆道出血。内镜下易见十二指肠乳头活动性出血，出血量一般较结石和炎症引起的大，且用常规方法不易止血。我们采用内镜下胆道内射频消融（RFA）进行治疗。RFA 可以对肿瘤组织进行烧灼，产生热凝效应而止血，同时局部的热效应能使肿瘤组织坏死脱落，解除胆道的梗阻。此类患者在 RFA 后，需要放置多根塑料支架治疗，以保证 RFA 后胆道引流通畅。

3. 胆道镜

在胆道镜直视下，进行胆道冲洗，找到出血部位，经工作通道将闭合状态的取石网篮伸出，将其前方的金属头对准出血部位，用电刀头与取石网篮手柄裸露部钢丝接触，对准出血点进行电凝治疗，当出血部位的组织凝固气化，即可止血。胆道镜下电凝止血法成功的关键在于要迅速准确地在曲折蜿蜒、分支众多的胆管支中寻找到胆道出血的位置。找到疑似出血点时，暂时关闭冲洗水，在减少冲洗水对胆道压力后，可见出血点有明显喷射状血柱，明确活动性出血点后，固定好胆道镜位置，将取石网篮置入胆道操作孔中，通过胆道镜观察，将网篮金属头露出鞘管约 0.5mm，将电工作站高频电刀功率调节至 30W 及电凝模式，通过接触取石网篮手柄部裸露的钢丝将能量传导于取石网篮金属头，作用于目标胆管出血点，进行电凝止血。

（二）经皮肝穿刺胆道引流术

经皮经肝胆道引流术（PTCD）是一把双刃剑，既可以在操作中引起胆道出血，也可以通过 PTCD 引流管注入去甲肾上腺素、血凝酶等药物止血。有报道指出，通过 PTCD 引流管，引流感染的血性胆汁，同时注入 8% 去甲肾上腺素和抗生素混合液，成功治愈胆道出血，并可经 PTCD 引流管窦道放置胆总管金属支架，防止再次胆道出血。

（三）介入治疗

对于高度怀疑胆道出血的患者需要行动脉造影检查，其中有可能发生胆道出血的危险因素包括肝组织受损、微动脉瘤和假性动脉瘤形成，而通过造影检查可以发现动脉胆道瘘、动静脉瘘和假性动脉瘤，经导管动脉栓塞术（Transcatheter arterial embolization，TAE）可以通过非手术的方式，明确病因有效阻塞造成出血的血管分支而达到止血的目的，已经越来越引起人们的重视。目前，血管造影和介入栓塞治疗为胆道出血的临床诊治提供了有效的手段，成为治疗胆道出血的一个新热点，其不但能起到有效的止血作用，而且还能为病情危重患者赢得治疗时间。TAE 治疗胆道出血的成功率为 75%～100%。栓塞成功的关键在于出血部位的确定和栓塞材料的选择上。有学者认为，不同的靶血管所选择栓塞剂的类型不同，如对于肝段以上肝内动脉、肝固有动脉等较大分支的出血，选择明胶海绵颗粒加弹簧圈或单纯弹簧圈由远及近栓塞靶血管；对于肝段以下分支动脉的出血，采用 PVA 颗粒或明胶海绵颗粒栓塞整支靶血管。

介入栓塞治疗胆道出血有以下优点：

① 血管造影能明确出血部位（当出血流速大于 0.5ml/min 时）；

② 动脉栓塞使患者免受全麻和剖腹手术的风险，而且导管留置可进行重复治疗；

③ 对于医源性胆道出血患者，其血管因手术因素而较难区分，肝动脉栓塞较肝动脉结扎简单易行，且更加可靠；

④ 肝动脉栓塞术后不良反应（如腹痛、低热、转氨酶升高等），给予对症治疗易缓解；

⑤ 肝坏死、胆囊坏死等严重的并发症少见。

（四）外科手术

胆道出血的手术方式有肝动脉结扎，肝叶、段切除，直视下出血部位缝扎等。由于医源性胆道出血部位多数明确，故可首选直视下缝扎止血，如出血部位探查不能明确或有困难者，可采用肝动脉结扎或肝叶、段切除。

医源性胆道出血的手术指征为：出血凶猛且短期内有血流动力学改变，输血 400ml 以上仍不稳定者，可能为较大血管出血，非手术疗法往往难奏效，如不及时手术，可能错失良机。门静脉、肝静脉出血，即使采用肝动脉栓塞也可能达不到止血目的。胆肠内引流，经造瘘管注止血药物无效，出血部位明确为吻合口，可拆除吻合，直视下缝扎出血部位。

一般而言，医源性胆道出血与非医源性出血治疗类似，不过医源性胆道出血有时带有胆道造瘘管，经造瘘管注射缩血管药（如去甲肾上腺素、垂体后叶素）或凝血药（如纤维蛋白原复合物）等可提高止血效果，即使需行手术治疗的患者都必须做好围手术期处理为非手术治疗留有时间，部分患者通过非手术疗法达到止血目的而避免了手术。在医源性胆道出血治疗中，非手术疗法并不能完全替代手术疗法，即使经皮肝动脉栓塞疗法止血效果令人满意，却因其需特殊医疗设备及熟练的插管技术，目前仍难以全面推广应用。

（王郑君　柳刚）

第四节　急性下消化道出血

一、概述

下消化道出血中小肠出血只占消化道出血的 5%～10%，且急性出血的内镜下治疗较为困难，故本节重点叙述结肠和直肠的出血。

下消化道出血的发生率较高，为 21/10 万 ~ 43/10 万人，约占消化道显性出血的 20%，其病死率低，为 2% ~ 4%。虽然大多数急性下消化道出血患者预后良好，但在老年患者及有合并症的患者中，发病率和病死率会有所增加。

二、病因

引起下消化道出血的病因甚多，列举如下。

（一）肠道原发疾病

（1）肿瘤和息肉　恶性肿瘤（图 10-30）有癌、类癌、恶性淋巴瘤、平滑肌肉瘤、纤维肉瘤、神经纤维肉瘤等；良性肿瘤有平滑肌瘤、脂肪瘤、血管瘤、神经纤维瘤、囊性淋巴管瘤、黏液瘤等。肠道间质瘤也可引起出血。息肉（图 10-31）多见于大肠，主要是腺瘤性息肉，还有幼年性息肉病及 Peutz-Jeghers 综合征。

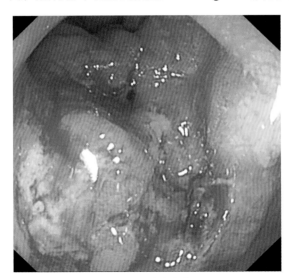

图 10-30　肿瘤出血

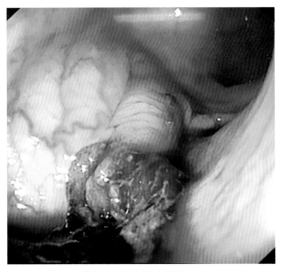

图 10-31　息肉出血

（2）炎症性病变　感染性肠炎有肠结核、肠伤寒、菌痢及其他细菌性肠炎等；寄生虫感染有阿米巴、血吸虫、蓝氏贾第鞭毛虫所致的肠炎，由大量钩虫或鞭虫感染所引起的下消化道大出血国内亦有报道。非特异性肠炎有溃疡性结肠炎、克罗恩病、结肠非特异性孤立溃疡等。此外还有抗生素相关性肠炎、出血坏死性小肠炎、缺血性肠病（图 10-32）、放射性肠炎（图 10-33）、NSAIDs 相关肠黏膜损伤等。

（3）血管病变　毛细血管扩张症、血管畸形（其中结肠血管扩张常见于老年人，为后天获得，常位于盲肠和右半结肠，可发生大出血）、静脉曲张（注意门静脉高压所引起的罕见部位静脉曲张出血可位于直肠、结肠和回肠末段）。

（4）肠壁结构性病变　憩室（其中小肠 Meckel 憩室出血并不少见）、肠重复畸形、肠气囊肿病（多见于高原居民）、肠套叠等。

（5）肛门病变　如痔疮（图 10-34）和肛裂。

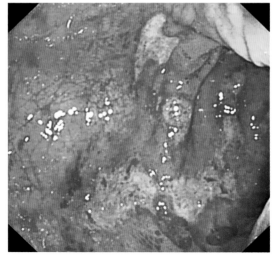

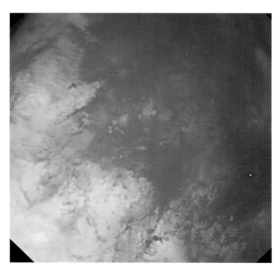

图 10-32　缺血性肠病　　　　　　　　　　图 10-33　放射性肠炎

（二）全身疾病累及肠道

白血病和出血性疾病，风湿性疾病如系统性红斑狼疮、结节性多动脉炎、贝赫切特综合征（Behcet 病）等，恶性组织细胞病，尿毒症性肠炎，腹腔邻近脏器恶性肿瘤浸润或脓肿破裂侵入肠腔均可引起肠道出血。

（三）医源性

目前较常见的是内镜下结肠息肉切除术（EMR、ESD 等，见图 10-35、图 10-36）和外科肠道术后的吻合口出血（图 10-37）。

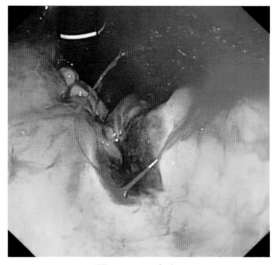

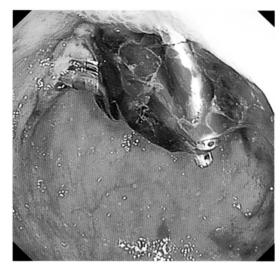

图 10-34　痔疮　　　　　　　　　　图 10-35　息肉 EMR 术后出血

据统计，引起下消化道出血的最常见原因为大肠癌和大肠息肉，肠道炎症性病变次之，有时肠伤寒、肠结核、溃疡性结肠炎、克罗恩病和坏死性小肠炎可发生大量出血。

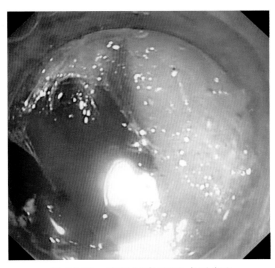

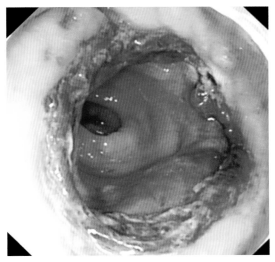

图 10-36　直肠早癌 ESD 术后出血　　　　　图 10-37　直肠癌术后吻合口出血

三、诊断

1. 一般情况和症状

（1）年龄　老年患者以大肠癌、结肠血管扩张、缺血性肠炎多见。儿童以 Meckel 憩室、幼年性息肉、感染性肠炎、血液病多见。

（2）既往病史　结核病、血吸虫病、腹部放疗史可引起相应的肠道疾病。动脉硬化、口服避孕药等可引起缺血性肠病。在血液病、结缔组织疾病过程中发生的出血应首先考虑原发病引起的肠道出血。

（3）粪便颜色和性状　血色鲜红，附于粪便表面多为肛门、直肠、乙状结肠病变，便后滴血或喷血常为痔或肛裂。右侧结肠出血粪便多为暗红色，停留时间长可呈柏油样便。小肠出血与右侧结肠出血相似，但可呈柏油样便。脓血黏液便多见于菌痢、溃疡性结肠炎，大肠癌特别是直肠、乙状结肠癌有时亦可出现脓血黏液便。

（4）伴随症状　伴有发热多见于肠道炎症性病变，由全身性疾病如白血病、淋巴瘤、恶性组织细胞病及结缔组织病引起的肠出血亦多伴发热。伴不完全性肠梗阻症状常见于克罗恩病、肠结核、肠套叠、大肠癌等。上述情况往往伴有不同程度腹痛，而不伴明显腹痛的多见于息肉、未引起肠梗阻的肿瘤、无合并感染的憩室。

2. 体格检查

（1）皮肤黏膜检查有皮疹、紫癜、毛细血管扩张，应考虑伤寒、风湿性疾病如系统性红斑狼疮等累及肠道；如发现浅表淋巴结肿大，应考虑血液系统疾病如白血病等。

（2）腹部检查要全面细致，特别注意腹部压痛及腹部包块，若发现腹部包块，应考虑肿瘤、息肉出血或肠套叠等疾病。

（3）一定要常规检查直肠指诊，注意痔、肛裂、瘘管，直肠指诊有无肿块。

3. 实验室检查

血、尿、粪常规及生化检查。怀疑伤寒者做血培养及肥达试验。怀疑结核者做结核菌素试验、结核菌 T 细胞、PPD 实验、血沉等。怀疑全身性疾病者应做相应检验。怀疑肿瘤的患者应行肿瘤标志物检查。

4. 影像学检查

除某些急性感染性肠炎如痢疾、伤寒、坏死性肠炎等之外，绝大多数下消化道出血的定位及病因需依靠影像学检查确诊。

（1）胶囊内镜检查　胶囊内镜检查对小肠出血具有很高的诊断价值，检查过程安全，适用于各个年龄段的患者，尤其合并重要脏器及多脏器疾病的患者及老年患者。胶囊内镜检查对可疑小肠出血进行检查，最佳的检查时机是患者少量出血或出血刚停止 2 周内。若出血停止时间过长，病变可能已修复，导致阳性率低，而活动性出血则由于肠腔内较多血液，从而影响胶囊内镜对病灶的观察，但其对判断出血部位有较大帮助。若胶囊内镜在肠道内发生嵌顿，无法通过肠道蠕动排出体外。此外，行胶囊内镜检查需注意以下情况可能导致胶囊滞留，例如急性肠炎、严重的缺血性肠病、放射性肠炎，活动期的细菌性痢疾、溃疡性结肠炎和克罗恩病等。

（2）小肠 CT 或 MR 造影（CTE 或 MRE）　对提示小肠病变部位，特别是多部位病变或肠外病变有重要参考价值，对怀疑小肠狭窄不宜行小肠镜或胶囊内镜检查者是首选检查手段，但对造影剂过敏者禁用。

（3）X 线钡剂造影　X 线钡剂灌肠用于诊断大肠、回盲部及阑尾病变，一般主张进行双重气钡造影。由于该检查对较平坦病变容易漏诊，有时无法确定病变性质，因此，临床上使用 X 线钡剂灌肠诊断下消化道出血并不广泛。X 线小肠钡剂造影是诊断小肠病变的重要方法，小肠钡剂检查包括全小肠钡剂造影和小肠钡剂灌肠。但全小肠钡剂造影对小肠出血的诊断率不高，并且假阴性率较高。小肠钡剂灌肠对小肠出血的诊断率为 10%～21%，优于全小肠钡剂造影。随着胶囊内镜和小肠镜的应用，小肠钡剂检查在小肠疾病诊断中的地位也正在逐步降低。

（4）核素扫描或选择性血管造影　需在活动性出血时进行，适用于内镜检查不能确定出血来源者，或因严重急性大量出血及其他原因不能进行内镜检查者。放射性核素扫描是静脉推注用锝标记的患者自体红细胞做腹部扫描，在出血速度＞0.1ml/min 时，标记红细胞在出血部位溢出形成浓染区，由此可判断出血部位，且可监测出血达 24h。该检查创伤少，可作为初步出血定位，但存在假阳性和定位错误，临床价值有限。对持续大出血者宜及时做选择性腹腔动脉造影，在出血量＞0.5ml/min 时，可以发现造影剂在出血部位溢出，有比较准确的定位价值，必要时可以同时进行血管栓塞治疗。

（5）手术探查　各种检查不能明确出血，持续大出血危及患者生命，需手术探查。有些微小病变特别是血管病变，手术探查亦不易发现，此时可借助术中内镜检查以帮助寻找出血灶。

（6）急诊肠镜检查　凡有便血、出血量大、病因不明，或出血部位不确定、内科保守治疗不能有效止血者，均有行急诊肠镜检查的适应证。术前准备同急诊胃镜检查，但应注重肠道的清洁准备，对于活动性出血患者是否行肠道清洁准备应视具体情况，对于出血量不大，估计肠腔内大便较多者，可口服泻剂，常用的泻剂有聚乙二醇散剂、电解质溶液（如硫酸镁、磷酸钠等）、番泻叶等。对于出血量大，大便为稀水样液体，或每天数次，估计肠内容物不多，或口服泻剂加重出血者，可先行清洁灌肠后检查或直接肠镜检查。

急诊肠镜检查的主要困难是肠道清洁不良和患者对肠镜检查的耐受性降低。由于肠腔内大量血性肠内容物，严重影响视野，即使检查至回盲部也不容易发现病变，内镜检查成功率降低，也容易引起肠穿孔等并发症。患者因出血后生命体征不稳，对肠镜检查的刺激耐受性明显降低，容易使检查失败。因此，急诊肠镜的检查要求由有经验的操作者完成。

如何通过急诊肠镜观察出血病变？我们的经验如下：

① 肠镜检查前常规行直肠指诊，70%～80%的直肠癌可在直肠指诊时被触及，还可以发现痔、肛裂引发的出血；

② 直肠乙状结肠镜检查进镜时少注气，尽量避开血块及血便，边进镜边观察，如进镜中未观察到出血病灶，尽量将肠镜插入到回肠末段；

③ 出血多引起病变远端肠段的积血，如回肠末段仍有较多血液提示小肠出血可能，如回肠末段无任何血迹，则出血灶可能在结肠；因肠蠕动也可能出现血液倒流现象，导致血液往口侧方向流动，甚至停留至回盲部；

④ 退镜中应反复用清水冲洗，不放过任何可疑地方，特别是有鲜血潴留的地方更应注意观察；

⑤ 适时变换体位，最好进镜和退镜处于不同的体位，使每个部位均能观察到；

⑥ 检查时密切观察患者生命体征及神志，如病情变化，随时终止检查。

四、治疗

下消化道出血的治疗依据出血量而定，对于大出血者，首先是稳定生命体征，补充血容量、成分输血、纠正凝血功能异常、药物止血等常规治疗，无效时则需急诊肠镜检查或治疗，甚至血管介入或外科手术治疗。

急诊结肠镜下止血具体方法见上消化道非静脉曲张出血。对于血管畸形、息肉、憩室等引起的出血可采用电凝、激光、热探头、止血夹止血，对弥漫性出血病灶可喷洒凝血酶、肾上腺素，放射性肠炎所引起的出血可用氩气（APC）烧灼止血。

与上消化道出血不同的是痔疮急性出血的处理，痔疮急性出血时，因肛管有鲜血，可能污染镜面，会影响插入和观察，因此插入操作要求熟练，并不断注水冲洗，以保持良好的视野。目前治疗的方法有透明帽辅助内镜下硬化术和内镜下套扎术，前者是优先选用常规直型透明帽辅助肠镜先端，在充气条件下充分暴露治疗区，经内镜钳道孔插入长针（针长10～20mm）向病变基底部注射硬化剂的技术。其特点为视野非常清楚，使用专用长针，硬化剂可以精准注射，患者无痛苦。

透明帽辅助内镜下硬化术操作步骤如下：

① 选择合适注射点，注射针插入痔核基底，注射针需要保持10°～20°，透明帽辅助；

② 每点注射硬化剂聚桂醇注射液1～2ml，直接抽吸使用；

③ 在齿状线以上注射，边注射边缓慢退针，以形成一条硬化桩而不是一个硬化球；

④ 注射结束后，针在原位停留至少 5s 有助于避免注射点出血（根据痔的严重程度决定注射的点数和量）。

而内镜下套扎术，对于痔活动性出血患者效果同样良好，具体方法总结如下：

① 套扎前反复使用加用去甲肾上腺素的生理盐水冲洗出血灶，仔细观察出血部位，确定要套扎的静脉血管部位；

② 随后调整内镜让内镜前端的六连发套扎器对准曲张的静脉或出血点，启动负压吸引，待曲张痔核充分吸入套扎器内后再行套扎，一般结扎 1～2 环，如需多次套扎可自口侧向肛侧套扎，套扎时尽量不要超过齿状线；

③ 套扎完毕后用加去甲肾上腺素的无菌盐水冲洗，观察有无活动性出血，确定无出血后拔出内镜。对于术中可见的未出血的严重迂曲静脉或痔核，可采取预防性套扎治疗。术后禁食，卧床休息，避免过度用力。

部分急性大出血病例，肠镜下止血困难，需转外科手术止血，但急诊肠镜是手术前重要的检查之一，对明确出血原因、出血部位，对手术定位、手术方式选择有极大帮助。

（黄宇超　余砾　张晓兰）

参考文献

[1] 龚好，仲敏，陈怡等. 急诊内镜在急性非静脉曲张性上消化道出血中的诊疗价值 [J]. 胃肠病学，2011, 16: 367-369.

[2] 刘文平，黄彩云. 国产奥美拉唑治疗急性非静脉曲张性上消化道出血的 Meta 分析 [J]. 中国循证医学杂志，2013, 13:723-727.

[3] 杨春明. 现代急症外科学 [M]. 北京：人民军医出版社，2001.

[4] Kanwal F, Barkun A, Gralnek IM, et al. Measuring qualityof care in patients with nonvariceal uppergastrointestinal hemorrhage: development of an explicit quality indicator set[J]. Am J Gastroenterol, 2010, 105: 1710-1718.

[5] Barkun AN, Bardou M, Kuipers EJ, et al. International consensus recommendations on the management of patients with nonvariceal upper gastrointestinal bleeding［J］.Ann Intern Med, 2010, 152(2): 101-113.

[6]《中华内科杂志》编辑部，《中华医学杂志》编辑部，《中华消化杂志》编辑部等. 急性非静脉曲张性上消化道出血诊治指南 (2015 年，南昌)[J]. 中华内科杂志，2016, 55(2): 164-168.

[7] 王海燕，顿晓熠，柏愚等，中国上消化道出血的临床流行病学分析 [J]. 中华消化内镜杂志，2013, 30(2):83-86.

[8] Gralnek IM, Barkun AN, Bardou M. Management of acutebleeding from a peptic ulcer[J]. N Engl J Med, 2008, 359(9): 928-937.

[9] Sulz MC, Frei R, Meyenberger C, et al. Routine use of Hemospray forgastrointestinal bleeding: prospective two-center experience in Switzerland [J]. Endoscopy, 2014, 46(7): 619-624.

[10] Skinner M, Gutierrez JP, Neumann H, et al. over-the-scopeclip placement is effective rescue therapy for severe acute uppergastrointestinal bleding[J]. Endose Int Open, 2014, 2(1): E37-40.

[11] 单婕，孙贤久，闫红林等. 急性非静脉曲张性上消化道出血内镜下止血治疗疗效分析 [J]. 陕西医学杂志，2015,(1): 39-41.

[12] Park CH, Kim EH, Kim HY, et al. Clinical outcomes ofendoscopic submucosal dissection for early stage esophagogastricjunction cancer: a systematic: review and meta analysi-cj. DigLiver Dis, 2015, 47: 37-44.

[13] Kim JS, Kim IW, Shin IS.Efficaey and safety of endoscopic submucosal dissection for superficial squamous esophagealneoplasia: A meta analysis [J]. Dig Dis Sci, 2014, 59: 1862-1869.

[14] Bai Y, Du YQ, Wang D, et al.Peptic ulcer bleeding in China:a multicenter endoscopic survey of 1006 patients[J]. J Dig Dis, 2014, 15(1): 5-11.

[15] 林果为，王吉耀，葛均波. 实用内科学 [M]. 第 15 版. 北京：人民卫生出版社，2017.

[16] 陈维顺. 急诊消化内镜学 [M]. 长沙：中南大学出版社，2017.

[17] 中华医学会肝病学分会，中华医学会消化病学分会，中华医学会消化内镜学分会.肝硬化门静脉高压食管胃静脉曲张出血的防治指南 [J]. 中华内科杂志, 2016, 55(1):57-72.

[18] 中华医学会外科学分会门静脉高压学组.肝硬化门静脉高压症食管、胃底静脉曲张破裂出血的诊治共识(2015 版)[J]. 中华外科杂志，2015, 53(12):917-921.

[19] Teng W, ChenWT, HoYP, etal.Predictors of mortality within 6 weeksafter treatment of gastric variceal bleeding in cirrhotic patients[J]. Medicine (Baltimore), 2014, 93(29):e321.

[20] Garcia-Pagán JC, Barrufet M, Cardenas A, et al. Management of gastric varices[J].Clin Gastroenterol Hepatol, 2014, 12(6): 102-108.

[21] 李敏然，徐小元.肝硬化门静脉高压食管胃静脉曲张出血的防治研究 [J]. 中华肝脏病杂志，2015, 23(04): 247-249.

[22] 令狐恩强，冯佳.位置直径、出血风险在食管胃底静脉曲张破裂出血患者分型中应用初探 [J]. 中华消化内镜杂志，2008,10(25): 507- 511.

[23] Chen J, Zeng XQ, Ma LL, et al. Randomized controlled trialcomparing endoscopic ligation with or without sclerotherapy forsecondary prophylaxis of variceal bleeding[J]. Eur J GastroenterolHepatol, 2016, 28(1):95-100.

[24] Cardenas A, Baiges A, Hernandez-gea V, et al. Endoscopic hemostasis in acute esophageal variceal bleeding [J]. Gastroenterol Clin North Am, 2014, 43 (4): 795-806.

[25] Hwang JH, Shergill AK, Acosta RD, et al. The role of endoscopy in the management of variceal hemorrhage[J]. GastrointestEndosc, 2014, 80(2):221-227.

[26] Lee YY, Tee HP, Mahadeva S. Role of prophylactic antibiotics in cirrhotic patients with variceal bleeding[J]. World J Gastroenterol, 2014, 20(7):1790-1796.

[27] Zhang D, Shi R, Yao J, et al.Treatment of massive esophageal variceal bleeding by sengstaken- blackmore tube compression and intensive endoscopic detachable mini-loop ligation:a retrospective study in 83 patients[J]. Hepatogastroenterology, 2015, 62(137):77-81.

[28] Ghassan M Hammoud, Jamal A Ibdah.Utility of endoscopic ultrasound in patients with portal hypertension[J]. World J Gastroenterol, 2014 Oct 21, 20(39):14230- 14236.

[29] EL SAYED G, TARFF S, O'BEIRNE J, et al. Endoscopy management algorithms: role of cyanoacrylate glue injection and self-expanding metal stents in acute variceal haemorrhage[J]. Frontline Gastroenterol, 2015, 6(3):208-216.

[30] Garbuzenko DV.Current approaches to the management of patientswith liver cirrhosis who have acute esophageal variceal bleeding[J]. Curr Med Res Opin, 2016, 32(3):467-475.

[31] Bhatym, Weilert F, Fredrick RT, et al. EUS-guided treatment of gastric fundal varices with combined injection of coils and cyanoacrylate glue:alarge U.S. experienceover6years[J]. Gastrointest-Endosc, 2016, 83(6): 1164-1172.

[32] 章復龙，朱元东，徐晶等.组织胶联合金属夹治疗孤立性胃底静脉曲张（IGV1 型）21 例疗效分析 [J]. 中国内镜杂志，2017, 23(7): 100-103.

[33] 施维锦.胆道外科学.北京：科学出版社，1993.

[34] 朱求实，胡炎军，韦炳邓等.胆道出血的外科治疗体会.腹部外科，2008, 21(3): 173-174.

[35] 陆磊，金旭文，陆峰等.非医源性胆道出血的内镜下治疗.中国微创外科杂志，2016, 16(6): 522-524.

[36] 张险峰，张荣春，潘阳林等.非医源性胆道出血的临床特征及内镜下治疗.中华消化内镜杂志，2013, 30(9): 508-511.

[37] 刘天锡，方登华，关斌颖等.胆道出血的原因诊断与治疗.肝胆外科杂志，2014, 22(4): 286-289.

[38] Wara P, Berg V, Jacobsen NO, et al. Possible mechanism of hemostasis effected by electrocoagulation. Endoscopy, 2008, 16(02): 43-46.

[39] Harrison JD, Morris DL. Does bipolar electrocoagulation time affect vessel weld strength. Gut, 1991, 32(2): 188.

[40] Laine L. Therapeutic endoscopy and bleeding ulcers.Bipolar/multipolar electrocoagulation. Gastrointest Endosc, 1990, 36(5 Suppl): S38.

[41] Liu J, Wang Q, Lin Y. Experimental Study of Transcatheter Embolization for Hemorrhage of Lower Digestive Tract[J]. Journal of Clinical Radilolgy, 2000.

[42] Strate L L, Gralnek I M. ACG Clinical Guideline: Management of Patients With Acute Lower Gastrointestinal Bleeding[J]. The American Journal of Gastroenterology, 2016, 111(4): 459-474.

[43] 复旦大学上海医学院 . 实用内科学 [J]. 中国医刊，2009.

[44] 张成民，封书德，尤正义 . 自动套扎术治疗 70 例痔疮出血的疗效观察 [J]. 江苏医药，2013, 39(23): 2924-2925.

[45] 李球森，丁百静，李宗先等 . 胶囊内镜在小肠出血诊断中的应用价值 [J]. 安徽医药，2017, (8): 258-259.

[46] 聂川，李政文，尧登华等 . 内镜下套扎术治疗痔疮出血 8 例体会 [J]. 实用医学杂志，2012, 28(5): 858-859.

第十一章

急性梗阻性化脓性胆管炎

一、概述

急性梗阻性化脓性胆管炎（Acute obstructive suppurative cholangitis，AOSC）又名急性化脓性胆管炎（Acute purulent cholangitis，APC），现亦称为急性重症胆管炎。系急性胆管梗阻并继发化脓性感染所致，是常见的消化系统急危重症。一旦确诊AOSC，临床上即应有足够的重视，及时有效地帮助患者度过面临的威胁及减少死亡的风险。胆总管结石为最常见的梗阻原因（占76.6%～85%），其他原因还有胆道蛔虫（22.6%～26.6%）、胆道良性/吻合口狭窄（8.7%～11%），少数为胆管、壶腹部肿瘤、原发性硬化性胆管炎等。其病情凶险，病死率高达20%～30%，尤以老年人及有伴发病者为甚。患者常因感染性休克、多器官功能衰竭、败血症、胆道出血、胆源性肝脓肿等而死亡。这些严重病变的病理改变可由急性胆管炎引起，已不是或不再完全是其病变本身，而是继发病变或损伤的结果。胆道梗阻及感染这两个因素相互作用使病情进一步恶化。因此，采取有效措施及时诊断并救治AOSC患者是临床亟待解决的一个迫切问题。本病临床特征为右上腹痛、高热寒战、黄疸、休克和中枢神经中毒性损害症状即所谓Reynold五联征，治疗方法有手术治疗及非手术治疗。近年来，随着内镜技术的不断发展及应用，该病的病死率明显下降，得到了比较满意的治疗效果。

二、病因及发病机制

（一）病因

1. 胆道梗阻

Claus等指出，所有的胆管炎及脓毒血症均发生于胆道阻塞性疾病。胆道梗阻导致胆汁排泄不畅是引起本病的最根本原因。

（1）胆管结石　引起胆道梗阻的原因多种多样，其中胆系结石是最常见的原因。胆系结石包括肝内胆管结石、胆囊结石及肝外胆管结石，不论胆系结石的位置如何，都可能引起胆道梗阻。其分为原发性胆管结石和继发性胆管结石。原发性胆管结石主要是"胆红素钙"结石，在中国多见于农村地区，尤其是四川等地发病率为高。肝内胆管和肝外胆管均可以发生，在胆道手术和尸检中常见到结石同时伴有胆管狭窄。继发性胆管结石多为胆固醇结石，主要来自胆囊结石，由于各种原因引起胆囊收缩，将小结石排入胆道。胆管结石引起胆道梗阻，继发细菌感染而发生急性化脓性胆管炎。胆管炎症状的轻重与胆管结石的数量和结石的大小不成比例，但与胆道梗阻的程度和细菌的毒力有密切的关系，临床上常见到胆管明显扩张，胆管内有多块较大的结石，患者并没有严重胆管炎的表现，相反，有的患者只有一块结石嵌顿在胆总管下端，却出现剧烈的腹痛和严重的中毒症状。胆囊结石一般不引起胆管炎，只有位于胆囊颈部和胆囊管结石嵌顿，压迫肝总管和（或）胆总管，即 Mirizzi 综合征时才引起胆管炎。Grier 等研究发现，当胆总管内并无结石而仅为胆汁淤滞时，胆汁淤滞所引起的胆总管间歇性痉挛可导致 AOSC。

（2）肿瘤　胆系、肝脏、壶腹周围、胰头的恶性肿瘤压迫也是引起胆道梗阻的原因。

（3）胆管狭窄　狭窄可以是一处，也可以有多处狭窄，狭窄的轻重程度不等，在狭窄的上段胆管扩张，多伴有结石存在。胆管狭窄还见于胆管手术后引起的良性狭窄、硬化性胆管炎及先天性胆管囊状扩张症等。

（4）胆道寄生虫　常见的寄生虫有胆道蛔虫，胆道华支睾吸虫等，最常见寄生虫还属胆道蛔虫，对于胆道蛔虫病引起的梗阻，行内镜下胆管蛔虫取出即可迅速缓解症状。

（5）国外曾有报道，胰十二指肠动脉破入胆总管引起致命性 AOSC，应属十分罕见。

2. 细菌感染

胆管梗阻后，细菌由胆道逆行感染。细菌的主要种类为革兰阴性细菌，其中以大肠杆菌最常见，其他如变形杆菌、铜绿假单胞菌（绿脓杆菌）等。Chan 等研究了 1045 例 AOSC 患者的血培养或胆汁培养结果，其中 30 例（2.9%）患者发现了产气单胞菌属感染，而这些患者中的 25 例曾行胆道方面的检查，提示在发生 AOSC 之前的器械操作，增加了胃肠道内产气单胞菌属感染胆道的机会。另外，厌氧菌感染也较常见，当有厌氧菌与需氧菌混合感染时，可能会加重临床症状。

（二）发病机制

APC 以胆道的梗阻和感染为病理基础。正常胆道系统呈树枝样结构，肝脏分泌的胆汁经各级胆管汇流至胆总管，最后通过 Oddi 括约肌注入十二指肠。在胆道梗阻不能及时解除时，胆管内压力增高，胆管扩张，黏膜充血、水肿，甚至形成溃疡。胆管内高压造成肝内毛细胆管的肝细胞屏障破坏，胆管内的脓性物质直接进入肝血流，进一步引起高胆红素血症、内毒素血症、败血症及感染性休克。胆管内的脓性物质如果在肝脏局部聚集，可导致肝细胞坏死，甚至合并肝脓肿。

此外，基因背景、门静脉和肝动脉血流动力学改变，以及急性胆管阻塞导致 Oddi 括约肌收缩痉挛，从而使胆汁排泄更加不畅均可能是促使 AOSC 进展的重要因素。

三、诊断

1. 临床表现

（1）腹痛　突然发生剑突下或右上腹剧烈疼痛，呈持续性、阵发性加重，疼痛性质可为绞痛或胀痛。

（2）发热　发热前常有寒战，继之体温升高，常超过39℃，部分患者达到40～41℃，也有体温不升，低于 36℃者，伴有表情淡漠或烦躁，常提示预后不佳。

（3）黄疸　黄疸来源于胆管的梗阻及肝细胞的急性损害，随胆道梗阻部位及病程长短可表现不同。黄疸的深浅与病情的严重性可不一致。肝总管、胆总管部位的胆道梗阻，病史长的患者，多有明显的黄疸；而由一侧肝胆管阻塞引起的急性化脓性肝胆管炎，则可能不出现黄疸或黄疸较轻。

（4）休克　多发生于病程的晚期，在腹痛、发热出现后，病情严重者亦可在发病后数小时出现。患者常有烦躁、脉搏快、呼吸急促、四肢湿冷、尿少色黄、血压下降等表现。

（5）中枢神经系统　可出现意识障碍、昏睡乃至昏迷等中枢神经系统抑制表现。

（6）体征　体温升高，脉率增快可超过 120 次 /min，脉搏微弱，剑突下和右上腹有明显压痛和肌紧张。位于肝总管水平以下的梗阻，肝脏多呈一致性的增大并有压痛，有时低位梗阻时胆囊也增大。若为肝内胆管的梗阻，肝脏常呈不均匀增大，以患侧增大显著，并有明显触痛。

2. 辅助检查

（1）实验室检查

① 血常规：白细胞计数明显增高，总数可大于 $20 \times 10^9/L$，核左移和可见中毒颗粒。

② 胆红素：血清胆红素升高，以直接胆红素升高为主。

③ 肝功能：常有损害，可表现为丙氨酸转氨酶（ALT）、天冬氨酸转氨酶（AST）、碱性磷酸酶（AKP）、γ- 谷氨酰转移酶（GGT）升高，肝细胞的破坏随梗阻的程度及病程的长短而变化。

④ 血培养：部分患者血培养可有致病菌生长。

⑤ 严重者可出现弥漫性血管内凝血（DIC）、多器官功能衰竭，前者可有血小板计数 $<100 \times 10^9/L$ 或进行性减少、PT 缩短或延长 3s 以上、APTT 延长 10s 以上、D- 二聚体升高等表现，后者可有尿素氮、肌酐进行性升高、不同程度的低氧血症、消化道出血、意识障碍等。

⑥ 并发急性胆源性胰腺炎时，血、尿淀粉酶升高，详见急性胆源性胰腺炎。

（2）影像学检查

① B 超：B 超可以诊断直径大于 2mm 以上的结石，但对肝外胆管结石的诊断主要依靠胆管扩张的间接表现来推测，对胆总管结石诊断的准确率低。但因 B 超检查是一种无创的检查，安全、经济，因此可以用来粗略了解梗阻的部位、原因及胆管的扩张程度。

② CT：CT 同 B 超相比，分辨率有所提高，诊断胆管结石的特异性为 84%～100%，敏感性为 65%～93%，因此在诊断胆管扩张程度、梗阻部位、引起梗阻病因方面具有优势，但因胆固醇结石在 CT 检查中不显影，因此 CT 在确定胆道梗阻的病因学方面具有局限性，可作为二线的影像诊断手段。

③ MRI/MRCP：断层 MRI 检查（图 11-1）有与 CT 类似的敏感性和特异性；MRCP（图 11-2）可更直观清晰地显示胆、胰管的病变，对≥3mm 的结石具有较高的诊断率。MRCP 对于内镜下逆行性胰胆管造影（ERCP）检查前判断病情、掌握适应证与禁忌证具有较高的参考价值。Hakansson 等让患者在做 ERCP 检查前行 MRI 检查，其结果同 ERCP 结果相比较后，认为 MRI 可以协助确定或排除急性胆管炎的诊断，在症状不典型的老年患者尤其有意

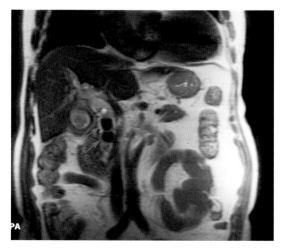

图 11-1　MRI 冠状面见胆总管下段见充盈缺损，红色箭头所指为结石

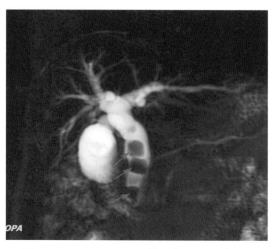

图 11-2　MRCP 示胆总管下段见充盈缺损，红色箭头所指为结石

义（图 11-1），但实际临床中因行 MR 检查较慢，而行急诊 CT 检查快，故在疑诊 AOSC 前首选行腹部 CT 检查。

④ ERCP：ERCP 对胆总管结石的诊断的敏感性在 90% 以上，特异性为 98%，因此是目前诊断胆总管结石准确性最高的方法之一，并且诊断的同时可以进行治疗。

3. 诊断

AOSC 起病常急骤，临床上主要表现为右上腹疼痛、发热、黄疸（Charcot 三联征），严重者还可有血压下降及神经精神症状（Reynolds 五联征），部分患者有反复胆绞痛发作病史。

中华医学会外科学会 1983 年提出了急性重症胆管炎的诊断标准（具有 6 项中的 2 项，即可确定为重症胆管炎）：①发病急骤、病情严重，多须进行紧急减压引流，而临床上出现休克或虽未出现休克但有精神症状；②脉率大于 120 次 /min；③白细胞计数大于 20×10^9/L；④体温高于 39℃或低于 36℃；⑤胆汁为脓性，行 ERCP 插管时，因胆管内压力明显增高，插管进入胆管时，常可见大量脓液流出；⑥血培养阳性等。

同时在考虑诊断 AOSC 时，也需注意同其他各类急腹症相鉴别，如急性胰腺炎、急性胆囊炎、消化性溃疡急性穿孔等。

此外，AOSC 尚有如下分级。

（1）华西医大分级

Ⅰ级（单纯 AOSC）：有较重感染中毒症候和局部症状体征，或结合过去病史，或配合 B 超检查确定。

Ⅱ级（伴感染性休克）：收缩压＜90mmHg。且对扩容反应不良者，经约 2000ml 含盐液快速静脉滴入后，血压迅速回升正常者列入 Ⅰ级。

Ⅲ级（伴胆源性肝脓肿）：不论休克与否，经 B 超和或急症手术中探查发现肝脓肿者。

Ⅳ级（伴多器官功能衰竭）：入院时已明显表现两个以上脏器功能障碍者。

（2）2018 年日本急性胆管炎分级

Ⅲ级（重症急性胆管炎）：急性胆管炎合并有以下至少一项的器官功能障碍。

a. 心功能障碍：低血压需要多巴胺≥5μg/（kg·min）输注，或者使用任意剂量的去甲肾上腺素。

b. 神经功能障碍：意识障碍。

c. 呼吸功能障碍：PaO_2/FiO_2＜300。

d. 肾功能障碍：少尿，血肌酐＞2.0mg/dl。

e. 肝功能障碍：PT-INR＞1.5。

f. 血液系统功能障碍：血小板计数＜$100×10^9$/L。

Ⅱ级（中度急性胆管炎）：符合以下情况中的任意两种。

a. 白细胞计数失常（＞$12×10^9$/L，＜$4.0×10^9$/L）。

b. 高体温（≥39℃）。

c. 年龄（≥75岁）。

d. 高胆红素血症（总胆红素≥5mg/dl）。

e. 低白蛋白血症（＜STD^a×0.7）。

Ⅰ级（轻度急性胆管炎）：不符合重症急性胆管炎及中度急性胆管炎诊断标准的急性胆管炎。

四、治疗

AOSC 的最主要治疗原则是解除胆管梗阻、减轻胆管内压力和引流胆汁。治疗方案应根据住院时患者的具体情况而定。以往通过外科急诊手术胆总管探查 T 管引流来解决胆道梗阻，随着内镜技术不断发展，目前较多的研究表明内镜引流的并发症及病死率显著低于外科急诊手术。急诊内镜逆行胆胰管造影（ERCP）胆道引流的并发症及病死率也低于经皮经肝胆道引流（PTCD），PTCD 更适合生命体征不稳定，无条件行内镜治疗患者。AOSC 急诊行 ERCP 治疗已逐渐成为较大医学中心的标准微创手术，胆道引流成功率越来越高，目前内镜下治疗 AOSC 的病死率已降至 5% 以下，AOSC 诊疗充分体现了 ERCP 技术、基础治疗及护理整体诊疗水平。

（一）一般治疗

胃肠减压可以减轻腹胀、减轻呕吐以及对胆汁分泌的刺激。在诊断明确后可给予镇痛解痉药，急性化脓性胆管炎患者多有脱水，应适当补充液体，静脉输入维生素 C 和维生素 K。

（二）药物治疗

1. 抗休克治疗

首先尽快补充血容量，可用静脉输液、输血。若血压仍偏低，可选用多巴胺等升压药物治疗，尿少时应用此类药物尤为必要。

2. 抗感染

引起 AOSC 的致病菌常常是革兰阴性杆菌及厌氧菌，并且常为混合感染，因此宜选用广谱及对厌氧菌有效的抗生素。后可根据血培养结果调整抗生素。

3. 肾上腺糖皮质激素

多数学者主张对急性化脓性胆管炎的患者应用肾上腺糖皮质激素治疗中毒性休克，常用剂量为氢化可的松 200～300mg/d 或地塞米松 15～20mg/d，随液体静脉滴注，后期根据病情需要调整用药剂量。

4. 预防肾功能不全

在合并有肾功能不全的患者，可以给甘露醇利尿，促进毒物排出。如已有肾衰竭，要考虑尽早应用肾透析治疗。

（三）内镜治疗

1. 适应证及禁忌证

（1）适应证

① 原因不明的阻塞性黄疸，疑有肝外胆道梗阻者。

② 疑有各种胆道疾病，如结石、肿瘤、硬化性胆管炎等诊断不明者。

③ 疑有先天性胆道异常或胆囊术后症状再发者。

④ 胰腺疾病，如胰腺肿瘤、慢性胰腺炎、胰腺囊肿等。

急性胆管炎行急诊消化内镜 EST 和取石的指征为：①结石嵌顿或胆总管远端结石，如不取出则无法有效放置鼻胆管引流减压；②患者一般情况尚可，无血流动力学及凝血机制异常；③结石较少、较小，1～3 枚，小于 1.0cm，估计易取出。

急诊消化内镜取石后应常规放置鼻胆管引流。

（2）禁忌证

① 休克患者。

② 胃肠 Roux-en-Y 吻合、胰十二指肠切除、胆管空肠 Roux-en-Y 吻合（胆管已横断）者。

③ 有行消化内镜禁忌证者。

2. 方法

在急诊消化内镜做 EST 有利于胆汁引流和结石取出和排出，也有利于胰液的引流，降低胰管压力，减少胰腺炎的发生。引流通畅可有效预防结石复发和胆道感染复发。但在急诊情况下，治疗原则应以有效胆道减压引流为主，不应一味追求彻底治愈。

（1）支架或鼻胆管引流　对急诊取石困难者或由肿瘤所致的胆管狭窄可以先放置支架或鼻胆管引流（ENBD）。行 ENBD 时应注意下面几方面问题：

① 加强无菌操作：所有器械术前充分消毒，对鼻胆管及手套等尽量采用一次性使用，以减少交叉感染的可能。

② 推注造影剂时尽量低压，一旦出现不必要的前段胰管显影，立即停止，降低胰腺炎发生率。导管插入胆管后，先抽胆汁，再注入造影剂，避免加重感染。

③ 放置鼻胆管时，应将带有侧孔部分插入梗阻部位以上，使胆汁能充分引流出来。

④ 对年龄大、病情重者，要做到少搬动，在尽量短的时间内完成操作。

⑤ AOSC 患者在 EST 急诊取石时应放置鼻胆管引流，以防残余结石嵌顿，加重病情。

⑥ 术后注意导管的护理，防止患者在神志不清状态时将导管拔出。

⑦ 仔细观察胆汁引流量和性状，当引流量下降时应注意找原因。引流量在 250ml 以下时，提示引流不畅，可能为脓性分泌物堵塞所致。

⑧ 行鼻胆管冲洗时，注意每一次冲洗的液体量不要过多，压力不能过高，否则会加重感染。

相较于 ENBD，支架置入术后患者不适症状较少，避免了患者不慎将鼻胆管拔出的问题。关于支架置入引流胆汁减压的方法，有研究显示，对于能够成功置入胆管支架的病例，没有必要行乳头括约肌切开术来增加胆汁引流效果，因为二者在支架置入的成功率、患者住院时间、黄疸消退时间方面比较差异均无显著性意义。肝门以下梗阻引流效果好，肝门以上梗阻如果体温不能降至正常，黄疸加深，血象持续升高，说明引流不畅。在排除了 ENBD 或支架位置不正确的因素后，要考虑肝内胆管是否得到彻底引流。目前对于肿瘤引起的化脓性胆管炎，ERCP 多用于 Bismuth-Corlette Ⅰ型及部分Ⅱ型肝门部胆管癌的引流。对 ERCP 不成功的患者可以先行经皮经肝胆道引流术（PTCD）进行减压，待病情稳定后择期行病因治疗（图 11-3 ~ 图 11-7）。

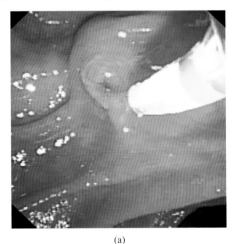 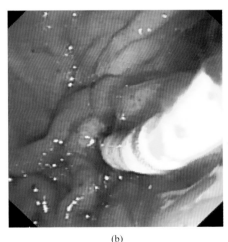

(a)　　　　　(b)

图 11-3　插管进行 ERCP 检查

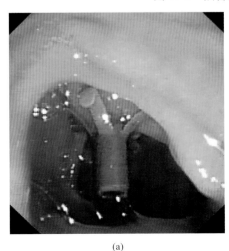 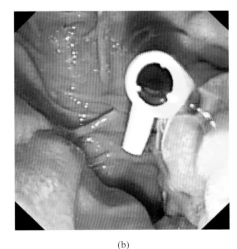

(a)　　　　　(b)

图 11-4　胆道塑料架置入术

胆石症取石 ERCP

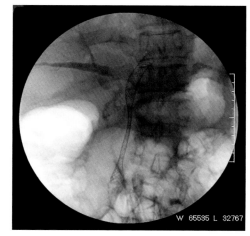

图 11-5 胆道金属支架置入术

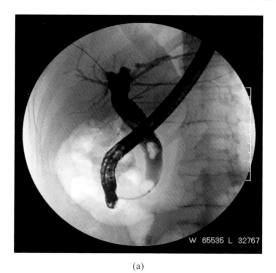

(a)

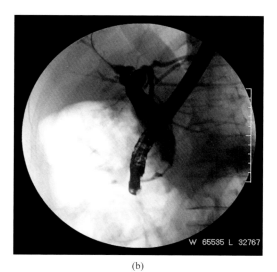

(b)

图 11-6 造影下见胆总管充盈缺损

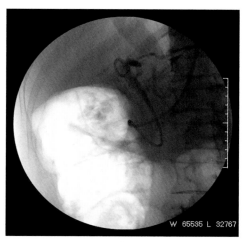

图 11-7 鼻胆管引流

（2）内镜下乳头括约肌切开术（EST） 胆总管结石并发化脓性胆管炎的患者，在患者条件允许的情况下，进行 ERCP 检查，在内镜下和（或）ERCP 造影明确结石梗阻部位后进行 EST 术，起到切开排脓的作用，如果是结石嵌顿在壶腹部可以用针式切开刀进行乳头切开排石、排脓，其他部位结石可以通过普通切开刀行 EST 快速、有效地解除梗阻，视患者全身情况和局部化脓情况，考虑同时进行取石或引流后择期取石治疗（图 11-8）。

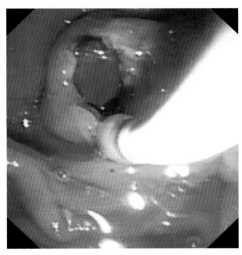

图 11-8　内镜下乳头括约肌切开术（EST）

（3）超声内镜引导下胆汁引流术（Endoscopic ultrasound-guided biliary drainage，EUS-BD） 由于十二指肠乳头病变、乳头周围憩室、解剖异常或恶性胆道梗阻等原因，3%～5%的患者无法实施 ERCP 手术。而 EUS-BD 是 ERCP 手术失败时的一种替代方法。EUS-BD 有三种术式（图 11-9）：第一种为超声引导下经腔内胆汁引流，包括超声引导下胆总管十二指肠吻合术（EUS-guided choledochoduodenostomy，EUS-CDS）和超声引导下肝胃吻合术（EUS-guided hepaticogastrostomy，EUS-HGS），第二种为超声引导下对接技术（EUS-guided rendezvous technique，EUS-RV），第三种为超声引导下顺行支架置入术（EUS-guided antegrade stent placement，EUS-AG）。

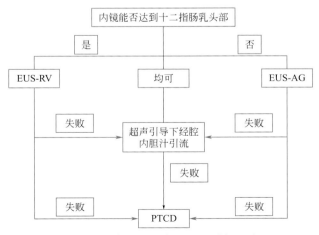

图 11-9　内镜下治疗 AOSC 选择示意

① 超声引导下经腔内胆汁引流：EUS 对胆管进行检查，然后穿刺放置导丝，沿导丝进行扩张，接着在胆管和肠道之间置入支架进行引流，该方法可通过十二指肠乳头，亦可不通过十二指肠乳头。其适应证主要为：a. 胆石症所致的 AOSC 且 ERCP 失败的老年患者；b. 有行 PTCD 术禁忌者；c. 胆管中下段恶性梗阻者。其禁忌证主要为：因行外科手术导致解剖结构改变（如 Roux-en-Y 吻合术）者。EUS 引导下经腔内胆汁引流术不良事件发生率为 24.41%，其主要的不良事件为支架移位（5.35%）、气腹（3.43%）、腹膜炎（3%）、出血（2.78%）、胆管炎（3%）、胆瘘（1.5%）。为减少并发症发生，穿刺过程中应特别注意勿穿刺到十二指肠双黏膜层及胆囊管。此外，EUS-CDS 支架有塑料支架及金属支架之分，研究表明，全覆膜自膨式金属支架置入术后不良事件发生率低于塑料支架，尽管两者在技术成功率和临床有效率上并无差别。

② EUS-RV：应用 EUS 观察胆管，穿刺，形成临时瘘管，放置导丝，导丝通过胆总管及十二指肠乳头进入十二指肠内，然后通过留置导丝进行 ERCP，胆管插管成功后拔出导丝。EUS-RV 保留了生理结构的完整性，避免永久性瘘管的形成，故对于内镜可达十二指肠乳头部而常规 ERCP 失败者，EUS-RV 可作为 EUS-BD 的首选术式。其总体成功率为 80%，并发症发生率为 10%。可再被细分为肝内胆管穿刺胆汁引流（IHBD）和肝外胆管穿刺引流（EHBD）两种方式。

③ EUS-AG：通过 IBHD 方法在肝内胆管和上消化道造瘘，扩张瘘管，然后在狭窄处放置支架或进行扩张，从而达到引流的目的。该方法内镜不需要到达十二指肠乳头部，适用于外科手术后解剖结构改变或上消化道梗阻患者。因穿刺道通过探条进行扩张，故 EUS-AG 需警惕胆瘘问题。

（四）经皮经肝胆道引流术

经皮经肝胆道引流术（PTCD）是一种微创的肝内胆管置管引流术，能够解除梗阻，减轻胆管压力，缓解中毒性感染危象，纠正休克，是一种低损伤的减压退黄措施，是治疗梗阻性黄疸的有效姑息性治疗手段。PTCD 多用于 ERCP 治疗失败或无条件开展 ERCP 的情况下。一般选择直径在 4mm 以上的肝内胆管作为靶胆管，这可增加穿刺的成功率，且可保证引流效果。PTCD 的优点在于操作相对容易，引流范围广，可通过置入多根引流管对多处进行引流；缺点是创伤较大，并发症发生率较高（包括出血、胆漏、腹膜炎、肝脓肿、胆瘘、引流管脱落等），护理不便，外引流导致胆汁丢失、电解质紊乱，不利于患者消化功能及营养状况改善，此外还可能引起肿瘤播散。目前，PTCD 多用于Ⅲ型及Ⅳ型肝门部胆管，但最佳的选择仍应结合患者的具体情况而定。

（五）外科治疗

外科手术治疗曾经是解除胆道梗阻的首选方法，包括开腹手术、T 管引流及腹腔镜手术等。但外科手术受患者病情、手术时机、并发症较多等因素的影响，其病死率可高达 25%～30%，应用受到一定程度的限制。手术方法应力求简单有效，主要是胆管切开探查和引流术。应注意的是引流管必须放在胆管梗阻的近侧，在梗阻远侧的引流是无效的，病情并不能得到缓解。如病情条件允许，还可切除有炎症的胆囊，待患者度过危险期后，再彻底解决胆管内的病变。

其适应证为：

① 经非手术治疗 12～24h 后病情仍无改善者；

② 休克出现较早且发展较快，难以纠正者；

③ 病情一开始就较严重，全身中毒症状重并伴有较深黄疸者。

随着内镜下治疗技术的不断发展，在急性化脓性胆管炎早期的治疗中手术的应用逐渐减少。但在某些病例，如肿瘤引起的梗阻，待患者病情稳定后仍需外科手术进一步治疗。

五、注意事项及并发症

1. 注意事项

检查血常规、凝血功能、心电图及血气分析，密切监测生命体征及尿量等。患者自入院当务之急是积极控制感染中毒症状，足够的液体复苏及静脉抗生素的使用是关键的初步措施。

治疗过程中需监测生命体征，吸氧，一旦出现心电异常及呼吸功能衰竭，及时处理。若患者凝血功能障碍、生命体征不稳定，可先行胆管引流，鼻胆管引流可实现引流监测和冲洗，为首选引流措施，但若患者神志不清楚，有拔出鼻胆管的风险或存在食管静脉曲张等不适宜留置鼻胆管的情况，可予胆道支架引流。

2. 并发症

并发症包括出血、胰腺炎、十二指肠穿孔、胆管炎等，主要为胆管炎，多因支架堵塞及十二指肠内容物反流引起，随着金属支架、抗反流支架的出现以及器械的不断改进，ERCP 的并发症有望进一步减少。另一较为罕见的并发症为十二指肠穿孔，Stapfer 等将其分为：

Ⅰ型：十二指肠内、外侧壁穿孔，多由于内镜操作不当或置入支架时造成，此型穿孔往往较大，容易引起腹腔内或腹膜后持续大量的外漏，引起严重的损伤，临床上常需立即行手术治疗。

Ⅱ型：壶腹周围损伤，多由于括约肌切开术引起，常引起腹膜后外漏，此型需根据上消化道造影或 CT 观察外漏情况决定保守治疗或手术治疗。

Ⅲ型：胆管损伤，与导丝或网篮等器械相关，穿孔较小，可行保守治疗。

Ⅳ型，腹膜后积气，由于 ERCP 操作过程中的气压引起，而并非真正穿孔，可予保守治疗。

对于此并发症的处理：对Ⅰ型穿孔，虽然目前仍然倡导以手术治疗为主，但近年来内镜下治疗Ⅰ型穿孔的临床报道显示可取得良好的效果，如经内镜钛夹封闭、注射纤维蛋白黏合剂、经内镜圈套器联合钛夹封闭、经内镜 OTSC 金属夹封闭。对Ⅱ、Ⅲ、Ⅳ型穿孔多采用保守治疗，如内镜治疗，辅以禁食、胃肠减压、静脉内营养、鼻胆管引流、质子泵抑制药、抗感染治疗。

六、老年患者的处理方式

（1）术前充分准备，包括纠正低血压、维持水电解质平衡、积极抗感染、加强护肝治疗等。

（2）把握最佳时机，老年人常合并心肺功能不全、高血压、糖尿病及肾功能减退，AOSC 发生后需要多科协作治疗，故只要生命体征平稳，应尽早行急诊消化内镜治疗，避免病情进一步恶化，出现多器官功能衰竭，错失治疗时机。

（3）术中插管时采用导丝辅助插管技术，待导丝插管至胆管内再跟进乳头切开刀，对胆管内胆汁尽量多回抽，再低压注入造影剂行胆管造影，这样可避免胰管显影和乳头损伤，从而避免术后胰腺炎的发生。

（4）术中根据患者一般情况、乳头条件、结石大小等合理选择内镜治疗方法。对于有乳头切开取石条件者采用乳头括约肌切开联合胆管括约肌成形术（即小切开、大扩张），利于结石取出，可减少操作时间，提高取石成功率，减少术后出血、穿孔并发症的发生。

（5）对于不具备取石条件者不必一味追求取出结石，应简化操作，先行胆管引流，充分引流脓性胆汁，缓解胆道压力，待病情稳定后再行内镜或外科取石治疗。

（王宝珊　江传燊）

参考文献

[1] 陈道旺 . 急性梗阻性化脓性胆管 47 例治疗观察 [J]. 中国基层医药，2011, 18(4): 487-488.

[2] 庄东海 . 内镜治疗急性梗阻性化脓性胆管炎的疗效观察 [J]. 山东医药，2012, 52(45): 67-68.

[3] Claus N, Ulrike P, Heinrich L, et al. Prophylatic antibiotic treatment in therapeutic or complicated diagnostic ERCP: results of a randomized controlled clinical study[J]. Gastrointest Endosc, 1994, 40: 533-537.

[4] Grier JF, Cohen SW, Grafton WD, et al. Acute suppurative cholangitjs associated with choledochal sludge[J]. Am J Gastroenterol, 1994, 89(4): 617-619.

[5] Kurisu A, Matsuki M, Kawachi Y, et al. Rupture of a pancreaticoduodenal artery aneurysm into the common bile ductresulting in fatal suppurative cholangitis: report of a case[J]. Surg Today, 2005, 35(1): 94-96.

[6] Chan FK, Ching JY, Ling TK, et al. Aeromonas infection in acute suppurative cholangi- tis:review of 30 cases[J]. J Infect, 2000, 40(1): 69-73.

[7] Gal'perin EI, Tatishvili GG, Akhaladze GG, et al. Disorders of organic hemodynamics of the liver and their correction insuppurative cholangitis[J]. Khirurgiia (Mosk), 1991, (9): 77-81.

[8] Alaish SM, Ferlito M, Sun cc, et al. The severity of cholestatic injury is modulated by the genetic background[J]. Shock, 2005, 24(5): 412-416.

[9] 钟大昌 . 急性梗阻性化脓性胆管炎分级诊断和治疗 (附 327 例分析)[J]. 实用外科学，1993, 13(4): 251-253.

[10] Hakansson K, Ekberg 0, Hakansson HO, et al. MR characteristics of acute cholangitis[J]. Acta Radiol, 2002, 43(2): 175-179.

[11] Stapfer M, Selby RR,Stain SC, et al. Management of duodenal perforation after endoscopic retrograde cholangiopancreatography and sphincterotomy[J]. Ann Surg, 2000, 232(2): 191-198.

[12] 何淦清等 , 经内镜逆行胰胆管造影术相关十二指肠穿孔的治疗进展 [J], 中华消化内镜杂志，2015, 32(7): 495-497.

[13] LEE DW, CHAN AC, LAN YH, et al. Bilialy decompression by nasobiliary catheter or biliary stent in acute suppurative cholangitis a prospective randomized trial[J]. Gastrointest Endosc, 2002, 56(3): 361-365.

[14] 令狐恩强 , 黄启阳 . 微创介入治疗急性化脓性胆管炎 28 例分析 [J]. 中国实用内科杂志，2007, 27(10): 775-776.

[15] GONG B, PAN YM. Multi-stenting drainage in treating obstructing of pancreaticobitiary duct [J]. Journal of Surgery Concepts & Practice, 2002, 7(2): 362-365.

[16] 黄黎纯 , 黄年根 , 王英等 . 鼻胆管引流在急性梗阻性化脓性胆管炎中的应用 [J]. 中国内镜杂志，2007, 13(1): 16-17.

[17] Takeshi Ogura, Kazuhide Higuchi. Technical tips of endoscopic ultrasound-guided choledochoduodenostomy [J].World J Gastroenterol, 2015, 21(3): 820-828.

[18] Kosuke Minaga, Masayuki Kitano, Hajime Imai, et al. Urgent endoscopic ultrasound-guided choledochoduodenostomy for acute obstructive suppurative cholangitis-induced sepsis [J]. World J Gastroenterol, 2016, 22(16): 4264-4269.

[19] 中华医学会消化内镜分会 ERCP 学组 . 2009—2010 消化内镜学科年度进展报告：内镜下逆行胆胰管造影术 (ERCP) 诊治指南 (2010 版). 中国继续医学教育，2010, 02(6): 1-20.

[20] 赵婕，熊玲，王长武 . 消化系统疾病诊疗与进展 [M]. 长春：吉林科学技术出版社，2016.

第十二章

急性胆源性胰腺炎

一、概述

急性胆源性胰腺炎（Acute biliary pancreatitis，ABP）是指胆道系统疾病所诱发的急性胰腺炎（Acute pancreatitis，AP），是一种临床常见的急腹症。在中国，胆道疾病是引起 AP 的主要病因。ABP 的致病原因主要有胆石症、创伤性检查及治疗、非结石性胆管疾病等，其中胆石症为主要病因。近年来随着内镜技术及治疗手段的不断提高，早期内镜下干预已逐渐成为治疗 ABP 的重要手段，主要包括：内镜逆行胰胆管造影术（ERCP）+内镜下乳头括约肌切开术（EST）、内镜下鼻胆管引流术（ENBD）、内镜下逆行胆管引流术（ERBD）、内镜下十二指肠乳头气囊扩张术（EPBD）、内镜下胆管金属支架引流术（EMBD）等，在一定程度上降低了 ABP 的病死率和并发症。

二、病因及发病机制

1. ABP 的主要病因

（1）胆石症　包括肝内胆管结石、胆囊结石及肝外胆管结石，不论结石的位置如何，都有可能引起 ABP。其中以胆总管下段结石及胆囊微结石最为常见；尤其是直径＜5mm 的小结石，由于各种原因引起胆囊收缩，使小结石进入胆总管，并嵌顿于末端胆管或胆胰管汇合部。

（2）创伤性检查及治疗　主要包括 ERCP、内镜下乳头括约肌切开术（EST）；ERCP 术后 AP 的病因主要与造影时感染扩散、压力过高、反复插管及黏膜误伤或过度灼伤等造成乳头水肿有关。外科创伤性手术操作是引起胆总管结石并发 AP 的另一主要病因，在手术操作过程中，常因将结石挤入十二指肠以及粗暴或反复扩张 Oddis 括约肌导致其损伤，未能清除结石残渣等，这些因素都能导致术后胰液排泄不通畅，从而并发 AP。

（3）非结石性胆管疾病　十二指肠乳头旁憩室、Oddis 括约肌功能紊乱、胆道占位（壶腹部肿瘤、胆管肿瘤、先天性胆总管囊肿）、胆总管囊性扩张。

（4）其他　肝包虫病、胆道蛔虫、胆道畸形、解剖学因素（先天性胰胆管汇流异常）、肝癌合并胆道出血等。

其中胆石症为主要病因，近年来，胆管微结石被认为是 AP，尤其是急性复发性胰腺炎的重要病因。

2.发病机制

ABP 的发病机制尚不明确，且存在较大争议。经典的"共同通道学说"和"胆汁反流学说"认为胰胆管末端汇合成共同通道，开口于十二指肠乳头，结石通过 Oddis 括约肌时造成黏膜损伤，引起十二指肠乳头水肿、狭窄，并且造成胰、胆管梗阻，胰、胆液逆流，引起胰导管内压力升高和胰腺组织自身消化，最终导致 ABP 发作。

三、临床表现

1.症状

（1）腹痛　常突感上腹部疼痛，呈刀割样，持续性疼痛，并有阵发性加重，可放射至肩部、肋部和腰背部。随着炎症的扩散，腹痛范围可呈带状，或向全腹扩散。

（2）恶心、呕吐　初期发作较为频繁，常为喷射状，内容有食物和胆汁。晚期出现肠麻痹可呕吐粪样物。该症状与腹痛同时出现，为本病的早期表现。

（3）腹胀　腹胀的程度与胰腺炎的病变程度有一定关系，是本病的常见症状。轻者持续2～3 天，重者可持续 7 天以上，常伴有肛门停止排气排便。

（4）黄疸　多为阻塞性黄疸，一般症状较轻，但少数出血坏死型黄疸是严重腹腔内感染引起的肝功能损害的表现。

（5）其他　少数患者可出现发热、消化道出血、休克征等症状。

2.体征

轻者仅表现为轻压痛，重者可出现腹膜刺激征、腹水，偶见腰肋部皮下瘀斑征（Grey-Turner 征）和脐周皮下瘀斑征（Cullen 征）。腹部因液体积聚或假性囊肿形成可触及肿块。可以并发一个或多个脏器功能障碍，也可伴有严重的代谢功能紊乱。

四、严重程度分级

（1）轻症急性胰腺炎（Mild acute pacreatitis，MAP）　占 AP 的多数，不伴有器官功能衰竭及局部或全身并发症，通常在 1～2 周内恢复，病死率极低。

（2）中重症急性胰腺炎（Moderately severe acute pancreatitis，MSAP）　伴有一过性（＜48h）的器官功能障碍。早期病死率低，后期如坏死组织合并感染，病死率高。

（3）重症急性胰腺炎（Severe acute pancreatitis，SAP）　占 AP 的 5%～10%，伴有持续的器官功能衰竭（48h 以上）。SAP 早期病死率高，如后期合并感染则病死率更高。器官功能衰竭的诊断标准依据改良 Marshall 评分系统，任何器官评分系统≥2 分可定义存在器官功能衰竭。

五、并发症

1.全身并发症

全身并发症包括全身炎症反应综合征（SIRS）、脓毒症、多器官功能障碍综合征（MODS）、多器官功能衰竭（MOF）及腹腔间室综合征（ACS）等。

2. 局部并发症

局部并发症包括急性胰周液体积聚（APFC）、急性坏死物积聚（ANC）、包裹性坏死（WON）、胰腺假性囊肿。

六、诊断标准

AP 的诊断主要依据病史、临床表现及辅助检查。根据中华医学会外科学分会胰腺外科学组制定的《急性胰腺炎诊治指南》，临床上符合以下 3 项特征中的 2 项，即可诊断 AP：①与 AP 相符合的腹痛；②血清淀粉酶和（或）脂肪酶活性至少高于正常上限值 3 倍；③腹部影像学检查符合 AP 影像学改变（图 12-1）。

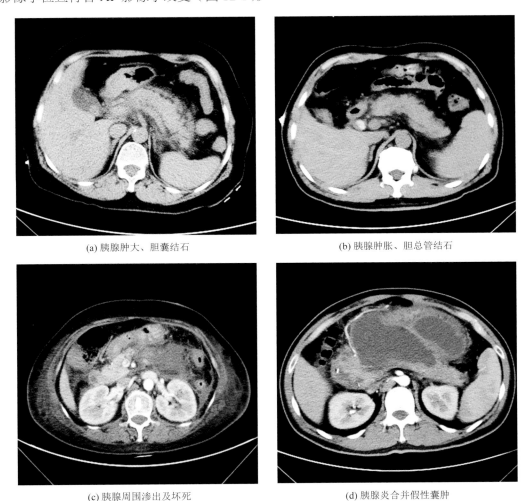

(a) 胰腺肿大、胆囊结石

(b) 胰腺肿胀、胆总管结石

(c) 胰腺周围渗出及坏死

(d) 胰腺炎合并假性囊肿

图 12-1　CT 检查

ABP 的诊断建立于 AP 诊断成立的基础上，另有明确的胆道疾病致病因素。海军军医大学长海医院李兆申院士等认为符合下列一项以上的胰腺炎即可考虑诊断 ABP：①胆囊或胆总管结石（图 12-1）；②胆总管直径＞7mm 或胆总管直径增加 4mm 以上（胆囊切除术后要增加 8mm）；③血清胆红素＞41μmol/L；④血清碱性磷酸酶和谷丙转氨酶、谷草转氨酶超过正常值上限 3 倍以上。

目前对于 ABP 尚无公认的诊断标准，总结国内外文献，符合下述条件即可诊断为 ABP：

① 有 AP 的临床表现，存在不同程度的腹痛、腹胀、发热、恶心、呕吐、黄疸等症状和体征；

② 血清或尿淀粉酶高于正常值 3 倍以上；

③ 血清胆红素及 ALT、AST 水平升高；

④ B 超、CT、MRCP、ERCP 等证实存在胆道系统疾病；

⑤ 不存在引起转氨酶及胆红素升高的其他系统疾病。

七、治疗

（一）内科治疗

（1）监护　由于 ABP 患者病情变化较多，细致的监护对及时了解病情发展很重要。病程初期监测内容除体温、血压、呼吸、心率、意识等生命体征外，腹痛、腹胀、肠蠕动、腹膜炎体征、血氧饱和度、尿量、粪便、胃肠减压引流物、有无黄疸及皮肤瘀斑等均应逐日记录。

（2）一般治疗　包括禁食、胃肠减压，药物治疗包括解痉、镇痛、抑酸和胰酶抑制治疗，如生长抑素及其类似物。

（3）液体复苏及重症监护治疗　液体复苏、维持水电解质平衡和加强监护治疗是早期治疗的重点，由于 SIRS 引起毛细血管渗漏综合征（Capillary leak syndrome，CLS），导致血液成分大量渗出，造成血容量丢失与血液浓缩。复苏液首选乳酸林格液，对于需要快速复苏的患者可适量选用代血浆制剂。扩容治疗须避免液体复苏不足或过度，可通过动态监测中心静脉压（CVP）/ 肺毛细血管压（PCWP）、心率、血压、尿量、血细胞比容及混合静脉血氧饱和度作为指导。

（4）器官功能的维护治疗

① 针对呼吸衰竭的治疗：给予鼻导管或面罩吸氧，维持氧饱和度在 95% 以上，动态监测血气分析结果，必要时应用机械通气。

② 针对急性肾衰竭的治疗：早期预防急性肾衰竭主要是容量复苏等支持治疗，稳定血流动力学；治疗急性肾衰竭主要是连续肾脏替代疗法（Continuous renal replacement therapy，CRRT）。

③ 其他器官功能的支持：如出现肝功能异常时可给予保肝药物，急性胃黏膜损伤需应用质子泵抑制药或 H_2 受体拮抗药。

（5）营养支持　肠功能恢复前，可酌情选用肠外营养；一旦肠功能恢复，就要尽早进行肠内营养。采用鼻腔肠管或鼻胃管输注法，注意营养制剂的配方、温度、浓度和输注速度，并依据耐受情况进行调整。

（6）预防和抗感染　胰腺感染是病情向重症发展，甚至死亡的另一重要原因。导致胰腺感染的主要细菌来自肠道。预防坏死胰腺感染可采取的措施：①为减少肠腔内细菌过生长，可采用导泻药物，促进肠蠕动和清洁肠道；②尽早肠内营养，维持肠道黏膜屏障的完整，减少细菌移位；③预防性使用抗生素。

当患者出现胰腺、胆道或全身感染，致病菌主要为革兰阴性菌和厌氧菌等肠道常驻机会致病菌，应选择喹诺酮类或第三代头孢菌素类抗生素，联合针对厌氧菌的甲硝唑或替硝唑。严重败血症或上述抗生素疗效欠佳时应使用亚胺培南等碳青霉烯类。同时要注意真菌感染的可能，可经验性应用抗真菌药物。

（7）中药治疗　可以使用中医中药治疗促进胃肠功能恢复及胰腺炎症的吸收，包括理气攻下的中药内服、外敷或灌肠等。

（二）内镜治疗

1. 内镜治疗时机选择

内镜治疗在 ABP 治疗中的时机选择仍然存在争论。对于轻症 ABP 是否 24h 内急诊行 ERCP，有学者认为早期行 EST 与常规保守治疗并无显著性差异，但仅局限于无明显胆道系统改变的轻症 ABP。Da 等人发现早期 ERCP 对轻度 ABP 患者预后无改善作用，对重症 ABP 的作用仍有待讨论；当合并胆管炎时，无论 ABP 轻重程度都应尽早行 EST，而胆管结石的取出应在急性情况趋于稳定后进行。对此 Fiocca 等持不同意见，他认为 ABP 患者 24h 内行 ERCP 及 EST 等治疗是安全有效的，其效果比 72h 内保守治疗无效转为内镜治疗更好。Schepers 等通过 232 例患者的随机临床对照研究认为，在患者出现症状后 24h 内入院、72h 内接受 ERCP 及 EST 治疗的治疗效果最佳。对于 ERCP 会加重 AP 的担心，Pezzilli 通过研究发现无论轻型 ABP 还是重型 ABP，急诊 ERCP 及 EST 均能显著减少并发症，降低病死率，减少住院天数及住院费用。通过临床实践总结，ABP 严重程度与梗阻持续时间呈正相关，发病 24h 内的病变是可逆的，发现存在胆道梗阻状况后应尽早做内镜下解除胆道梗阻，终止高压胆汁进入胰腺。多数文献及学者认为 ABP 患者通过影像学检查发现存在胆道梗阻及感染症状时，只要无 ERCP 禁忌证，均应及早行 ERCP，阻断病情进展，减少中转外科手术的概率，降低病死率。既往研究发现成功行内镜治疗的 ABP 患者可以阻止胰腺炎的恶性转化。

2. 急诊内镜治疗方式选择

首先要鉴别有无胆道梗阻性病变。凡有胆道梗阻者，排除禁忌证后均建议行急诊 ERCP（图 12-2）。ERCP 已成为一种微创有效的诊治手段，它不仅可以明确病因，且可以通过 EST、ENBD、ERBD、EPBD 等治疗达到解除梗阻、降低胆道压力、通畅引流的作用，明显降低重症胆源性胰腺炎并发症的发生率。治疗性 ERCP 如 EST、ENBD、EPBD 等内镜治疗能直接针对胆源性胰腺炎的发病原因解除梗阻，通畅胆胰液的引流，手术创伤小、效果好。对于病情较重、合并胆管炎及高龄者先行内镜下鼻胆管引流术（ENBD），通畅引流胆汁，待病情稳定后再次行内镜下取石治疗；病情较轻，且耐受程度可，则选择内镜下乳头括约肌切开（EST）和取石等治疗。术后积极予以对症治疗，疗效满意。根据不同情况，还可行内镜下逆行胆管引流术（ERBD）、内镜下十二指肠乳头气囊扩张术（EPBD）、内镜下胆管塑料 / 金属支架引流术等。当患者因十二指肠乳头的通路被阻断时（如肿瘤浸润、压迫等），ERCP 较难开展，此时超声内镜（EUS）可发挥其重要的引导作用。在 EUS 介导下选择合适的位置，避开血管，将穿刺针刺入胆管，并置导丝，再通过导丝将支架置入，从而使胆道狭窄得到解除。

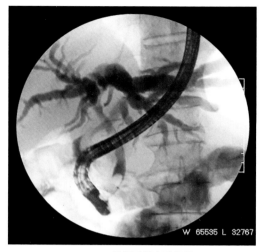
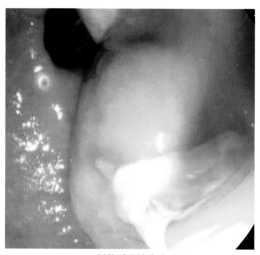

(a) ERCP 见胆总管充盈缺损

(b) 插管后见脓液流出

图 12-2　ERCP

（1）EST　即内镜下乳头括约肌切开术（图 12-3），是经口插入电子十二指肠镜至十二指肠乳头，用特制的乳头切开刀将括约肌切开，是急性化脓性胆管炎的首选治疗方法。

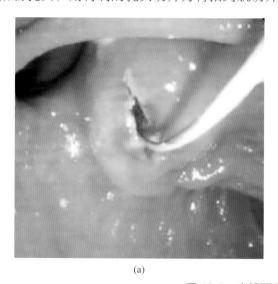
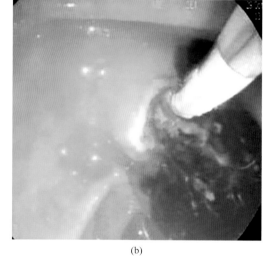

(a)

(b)

图 12-3　内镜下乳头括约肌切开术

（2）EPBD　即内镜下十二指肠乳头气囊扩张术（图 12-4），是在不破坏 Oddi 括约肌及保持乳头括约肌完整性的前提下，通过气囊导管扩张，扩大乳头开口，以便结石能顺利取出，其优点是保留了乳头括约肌正常生理功能而不引起出血。

（3）ENBD　即内镜下鼻胆管引流术，是通过十二指肠镜，将鼻胆管置入胆管合适部位，最后从患者一侧鼻腔引出，达到对胆管堵塞部位或病变部位以上胆汁引流至体外的内镜治疗方法。通过鼻胆管，尚可进行反复胆管冲洗以协助诊治，并可经鼻胆管注入造影剂进行胆管造影。

（4）ERBD　即内镜下逆行胆管引流术（图 12-5）。相对于 ENBD，其免除了患者口咽

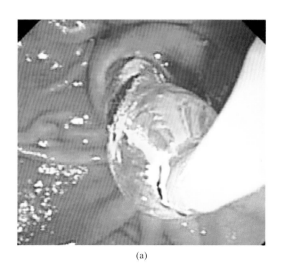

(a)

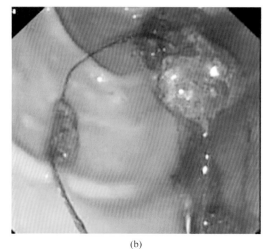

(b)

图 12-4 内镜下十二指肠乳头气囊扩张术及石头取出

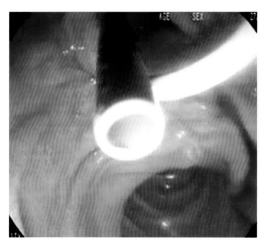

(a) 置入胆管塑料支架

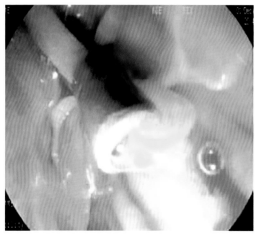

(b) 置入胆管支架后见胆汁流出

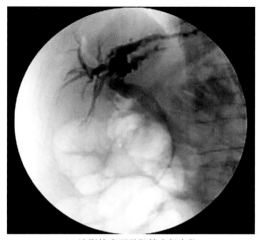

(c) 造影检查可见胆管支架在位

图 12-5 内镜下胆管塑料支架引流术

及鼻腔的不适，也不至于影响患者的进食及仪表。但其置入后无法观察到胆汁的引流情况，无法进行冲洗等，在进行治疗选择时应行综合、充分评估。

（5）EMBD　即内镜下胆管金属支架引流术。对于无法实施根治性手术的恶性胆管梗阻者，应争取置入胆管金属支架达到更持久的引流效果，并避免多次更换塑料支架。

（6）EUS-BD　即超声内镜引导下胆汁引流术。由于十二指肠乳头病变、乳头周围憩室、解剖异常或恶性胆道梗阻等原因，有 3% ～ 5% 的患者无法实施 ERCP 手术。而 EUS-BD 是 ERCP 手术失败时的一种替代方法。在 EUS 介导下选择合适的位置，避开血管，将穿刺针刺入胆管，并置导丝，再通过导丝置入支架，从而使胆道狭窄得到解除。

3. 急诊 ERCP 的禁忌证

（1）有上消化道狭窄、梗阻，估计不可能抵达十二指肠降段者。

（2）有心肺功能不全、严重肾功能不全者。

（3）非结石嵌顿性急性胰腺炎或慢性胰腺炎急性发作期。

（4）有胆管狭窄或梗阻，而不具备胆管引流技术者。

（5）对于碘过敏者（可改用非离子型造影剂，术前要做好急救准备工作）。

4. 急诊 ERCP 术前准备

（1）知情同意　实施 ERCP 前，操作医生或主要助手应向患者和家属详细讲解 ERCP 操作的必要性，可能的结果以及存在的风险；并由患者和患者指定的委托人签署书面知情同意书。

（2）抽血检查　检查血常规、肝肾功能及凝血功能等，拟行 EST 的患者术前必须行血小板计数、凝血酶原时间或国际化标准比值（INR）检测。指标异常可能增加 EST 后出血的风险，应予以纠正。因病情需要长期抗凝的患者，需请心血管及相关科室会诊后协助调整有关药物。

（3）镇静与监护　术前应对患者的病情及全身状况做全面评估，结合实际情况，决定采用的镇静或麻醉方式。建立静脉通路以利于给药；给予鼻导管持续吸氧；操作过程中应给予心电、血压、脉搏及血氧饱和度等实时监测。

（三）手术治疗

多数急性胆源性胰腺炎不需要外科干预，即使是重症胰腺炎也应尽可能采用内科及内镜治疗。临床实践表明，重症急性胰腺炎时经历大的手术创伤将加重全身炎症反应，增加病死率。当重症患者经内科及内镜治疗不能阻止胰腺进一步坏死时，可行经皮腹膜后穿刺引流，必要时以微创方式清除胰腺坏死组织。另外，微创治疗无效的胰腺假性囊肿、脓肿和脾静脉栓塞等并发症需要外科开腹手术治疗。

与急性胆源性胰腺炎相关的主要手术治疗是胆囊切除术，用以解除病因。在我国，由胆道结石导致 ABP 的情况非常多见，胆总管结石多数可以通过内镜取石成功，但合并胆囊结石则多数需通过其他手段进行治疗。直径小于 5mm 的结石较易进入胆总管，从而成为 ABP 的致病因素。近几十年来，腹腔镜技术逐渐成熟，腹腔镜胆囊切除术（LC）成为治疗胆囊结石的主要选择。对于胆总管结石较大、质硬，无法内镜取出者，一般行腹腔镜胆道探查＋胆囊切除术；通过 ERCP 等操作及后续的治疗后，在胰腺炎症状稳定后，择期行腹腔镜胆囊切除术，可达到进一步清除结石、解除胆道梗阻、阻止胰腺进行性坏死的治疗目的。

（叶淳淳 刘建强）

参考文献

[1] 中华医学会外科学分会胰腺外科学组 . 急性胰腺炎诊治指南 [J]. 中华外科杂志，2015, 35(1): 4-7.

[2] 中华医学会消化病学分会胰腺病学组 . 重症急性胰腺炎内科规范治疗建议 [J]. 中华消化杂志，2009, 29(2): 75-78.

[3] 赵婕，熊玲，王长武 . 消化系统疾病诊疗与进展 [M]. 长春：吉林科学技术出版社，2016.

[4] 陆斌，罗和生 . 胆结石与急性胰腺炎的关系［J］. 中华胰腺病杂志，2014, 14(4): 225-254.

[5] 檀心广，米永刚，李福祥 .ERCP 治疗急性胆源性胰腺炎 [J]. 中外医学研究，2017, 15(10): 102-103.

[6] 王刚，王焱阳，李祥 . EUS 联合 ERCP 在梗阻型轻症急性胆源性胰腺炎中应用及对细胞因子和淀粉酶的影响 [J]. 中国老年学杂志，2017, 37(9): 2203-2205.

[7] 薛文波，王一波，丁蕾 . 急性胆源性胰腺炎 96 例治疗分析 [J]. 实用临床医药杂志，2016, 20(24): 117-118.

[8] 曹毅 . 急性胆源性胰腺炎 ERCP 干预时机探讨及预后分析 [J]. 中国继续医学教育，2017, 9(26): 78-79.

[9] 张婷婷，韩真 . 急性胆源性胰腺炎病情评估及早期治疗方法的研究进展 [J]. 国际消化病杂志，2016, 36(3): 160-163.

[10] 王海，胥明，陈曲 . 急性胆源性胰腺炎的病因学研究进展 . 国际消化病杂志，2018, 36(18): 16-18.

[11] 高飞，麻树人，张宁等 .10955 例经内镜逆行胰胆管造影术患者临床总结分析 [J]. 中华消化内镜杂志，2013, 30(11): 621-625.

[12] 钱东 . 急性胆源性胰腺炎内镜治疗进展 [J]. 中国中西医结合外科杂志，2017, 2(5): 578-580.

[13] 王富华，章杰，朱建臣 . 急诊 ERCP 在急性胆源性胰腺炎早期治疗中的应用 [J]. 临床医学，2017, 14(45): 45-47.

[14] 周祖邦，哈继伟，李淑兰等 . 超声引导下联合置管治疗急性胆源性胰腺炎的探讨［J］. 中国超声医学杂志，2015, 31(4): 340-343.

[15] Masamichi Y, Tadahiro T, Toshihiko M.Japanese guidelines for the management of acute pancreatitis: Japanese Guidelines 2015[J]. J Hepatobiliary Pancreat Sci, 2015, 22: 405-432.

[16] 程刚，田平，王照红 . 早期治疗性 ERCP 治疗急性胆源性胰腺炎的疗效分析 [J]. 中国现代医生，2017, 55(22): 24-26.

[17] 费凛 . 重症胆源性胰腺炎早期内镜治疗的临床对照研究 [J]. 胃肠病学和肝病学杂志，2016, 25(8): 903-905.

[18] 田国江，黄剑飞，徐捷等 . 轻型胆源性胰腺炎患者早期和延期行腹腔镜胆囊切除术的 Meta 分析 [J]. 肝胆胰外科杂志，2016, 28(1): 22-27.

[19] 王方华 . 急性胆源性胰腺炎的微创治疗进展 [J]. 中国现代普通外科进展，2013, 01(12): 76-78.

[20] 郑香云，蒋平，车汉洋等 .ERCP 术后 LC 的手术时机探讨 [J]. 肝胆胰外科杂志，2014, 26(6): 451-453.

第十三章

急性阑尾炎

一、概述

急性阑尾炎（Acute appendicitis，AA）是临床较为常见急腹症，该病在普通人群的发病率为 0.1%，以转移性右下腹疼痛、恶心、呕吐、发热等为主要临床表现，具有发病急、症状重、病情发展快等特点。但由于阑尾尖端位置不同，即使是腹部 B 超等辅助检查也难以发现位于盲肠后位的阑尾病变，容易误诊，延误治疗，严重者可造成阑尾穿孔，引起腹膜炎、感染性休克等不良后果。

目前，急性阑尾炎的治疗主要以保守治疗和外科手术切除为主。内科保守治疗的周期长，效果有限，存在易复发、脓肿破溃导致急性腹膜炎的危险；外科切除已由开腹阑尾切除术发展至腹腔镜下阑尾切除术，疗效肯定，但其手术并发症，如出血、切口感染、粘连性肠梗阻、阑尾残株炎、肠瘘发生率较高。近年研究表明，阑尾并不是一个单纯的退化器官，作为一个免疫器官，其参与了机体的免疫功能调节，阑尾切除后的患者中，患恶性淋巴瘤和肠道癌肿会增高。若在炎症早期，炎症一旦吸收消退，阑尾转归较好，能恢复正常，也不易反复。因此，随着内镜诊疗技术的不断发展，一种新的内镜微创手术——内镜下逆行阑尾炎治疗技术（Endoscopic retrograde appendicitis therapy，ERAT）应运而生。在排除消化道穿孔、主动脉瘤等情况后，对于考虑是急性阑尾炎，特别是阑尾粪石、管腔狭窄、不宜保守治疗的患者，可行急诊肠镜检查明确诊断，并同时行内镜下逆行阑尾炎治疗，在保留阑尾自然结构的同时又达到了治疗阑尾炎的目的，也有文献报道其可诊治如阑尾脓肿等更严重的阑尾及其周围病变，但目前还未广泛应用于临床。

二、病因

正常情况下，阑尾由神经支配进行循环式的收缩运动，将阑尾腔内分泌物排入盲肠。当液体到达开口处时半月瓣开启，排空后即关闭以防止盲肠内容物反流。但因阑尾腔腔道狭小、开口小，容易因粪石及淋巴滤泡增生导致腔道阻塞，为细菌滋生繁殖创造条件，最终发展为阑尾急性炎症，引起临床症状。关于急性阑尾炎的发病机制有以下几种学说。

1. 神经反射学说

认为神经调节的失调导致阑尾壁肌肉和血管的反射性痉挛，使阑尾腔梗阻和血供障碍，随之出现细菌感染。

2. 阑尾腔梗阻学说

认为阑尾腔机械性完全或不完全性梗阻，导致腔内压力增高，影响阑尾壁血运障碍，继而发生细菌感染。

3. 细菌感染学说

认为阑尾本身是污染脏器，当黏膜局部受损，局部细菌即可侵入阑尾壁发生感染；阑尾外感染细菌经血流循环到达阑尾而继发感染。

三、诊断

（一）临床表现

1. 症状

急性阑尾炎一般分四种类型：急性单纯性阑尾炎、急性化脓性阑尾炎、急性坏疽性和穿孔性阑尾炎及阑尾周围脓肿。典型的急性阑尾炎初期有中上腹或脐周疼痛，通常数小时后腹痛转移并固定于右下腹。早期阶段为一种内脏神经反射性疼痛，故中上腹和脐周疼痛范围较弥散，常不能确切定位，当炎症波及浆膜层和壁腹膜时，疼痛即固定于右下腹，原中上腹或脐周痛即减轻或消失，但无典型的转移性右下腹疼痛并不能排除急性阑尾炎，70%～80% 患者有典型转移性腹痛。一般不同类型的阑尾炎其腹痛也有差异，如单纯性阑尾炎表现为轻度隐痛；化脓性阑尾炎呈阵发性胀痛和剧痛；坏疽性阑尾炎呈持续性剧烈疼痛；穿孔性阑尾炎因阑尾腔压力骤减，腹痛可暂时减轻，但出现腹膜炎后，腹痛又会持续加剧并且范围扩大。早期可伴随反射性胃痉挛引起的恶心、呕吐、腹胀、腹泻等临床表现。亦可有乏力、心率增快、发热，达 38℃左右；阑尾穿孔时体温可高达 39～40℃；发生门静脉炎时可出现寒战、高热和黄疸；阑尾坏疽穿孔并腹腔广泛感染时，并发弥漫性腹膜炎，可同时出现血容量不足及败血症，甚至休克或其他器官功能障碍。

（1）急性单纯性阑尾炎　属于轻型阑尾炎或病变早期，病变多局限于黏膜或黏膜下层。阑尾轻度肿胀、浆膜面充血并失去正常光泽，表面有少量纤维素渗出。阑尾各层均有水肿和中性粒细胞浸润。黏膜表面有小溃疡和出血点，临床症状和体征均较轻。

（2）急性化脓性阑尾炎　亦称急性蜂窝织炎性阑尾炎，常由单纯阑尾炎发展而来。阑尾显著肿胀，浆膜高度充血，表面覆以纤维素性（浓性）渗出物。镜下可见炎性病变呈扇面形由表浅层向深层扩延，直达肌层及浆膜层。阑尾壁各层有小脓肿形成，腔内亦有积浓。阑尾周围的腹腔内有稀薄脓液，形成局限性腹膜炎，临床症状和体征较重。

（3）急性坏疽性和穿孔性阑尾炎　急性坏疽性阑尾炎是一种重型阑尾炎。阑尾因内腔阻塞、积脓、腔内压力增高及阑尾系膜静脉受炎症波及而发生血栓性静脉炎等，均可引起阑尾壁血液循环障碍，以致阑尾壁发生坏死。此时，阑尾呈暗紫色或黑色，常导致穿孔，穿孔如未被包裹，感染继续扩散引起弥漫性腹膜炎。

（4）阑尾周围脓肿　急性阑尾炎化脓、坏疽或穿孔，如果此过程进展较慢，大网膜可移至右下腹部，将阑尾包裹并形成粘连，形成炎性肿块或阑尾周围脓肿。

2. 体征

（1）压痛　为急性阑尾炎最常见体征，可因阑尾位置而异，但较固定于一个位置，压痛程度与病变的程度相关，当穿孔时范围可波及全腹。

（2）腹膜刺激征反跳痛（Blumberg 征）、肌紧张、肠鸣音减弱或消失等，是壁腹膜受炎症刺激时的防卫表现，提示阑尾炎症加重，出现化脓、坏疽或穿孔。

（3）右下腹可触及压痛性肿块，边界不清楚，较固定时应考虑阑尾周围脓肿。

（4）经直肠指诊　直肠右前方压痛，当形成阑尾周围脓肿时可触及痛性肿块。

（5）其他辅助性体征　结肠充气试验（Rovsing 征）、腰大肌试验（Psoas 征）、闭孔内肌试验（Obturator 征）可阳性。

（二）辅助检查

1. 实验室检查

（1）血常规　急性阑尾炎患者白细胞计数增多，约占患者的 90%，是临床诊断中重要依据，一般在（10～15）×10^9/L。随着炎症加重，白细胞数随之增加，甚至可超过 $20×10^9$/L。血清 CRP、白细胞计数、中性粒细胞百分比均与急性阑尾炎患者病理程度的加重成正比。相关研究已充分说明患者血白细胞计数、中性粒细胞百分比、CRP 在反映患者阑尾炎症程度上具有优势。

（2）尿常规　一般无阳性发现，如尿中出现少数红细胞，说明炎性阑尾与输尿管或膀胱靠近或粘连。尿常规检查亦有助于与泌尿系统结石等疾病进行鉴别。

2. 影像学检查

（1）超声检查　阑尾充血、水肿、渗出，在超声显示中呈低回声管状结构，较僵硬，其横切面呈同心圆似的靶样显影，直径≥7mm，是急性阑尾炎的典型图像。超声可通过痉挛的盲肠作为透声窗诊断盲肠后阑尾炎。

（2）CT（图 13-1、图 13-2）　直接征象主要为阑尾自身的肿胀、增粗，明显者可见阑尾腔内的粪石及周围的炎性渗出；而间接征象主要为阑尾盲肠周围炎和阑尾周围脓肿。

3. 急诊内镜下检查

肠镜下正常阑尾开口多呈半月形或圆形凹陷，开口处黏膜光滑。急性阑尾炎时内镜下（图 13-3、图 13-4）的诊断有以下几项：

（1）阑尾口变形、充血、水肿、糜烂、颗粒状，质脆，形成不规则浅溃疡，或表面有黄白色渗出物。

（2）反复炎症刺激常导致阑尾收缩和舒张功能异常，阑尾开口持续收缩。

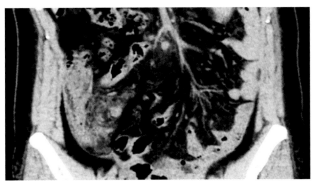

图 13-1　CT 检查一

阑尾区渗出扩张

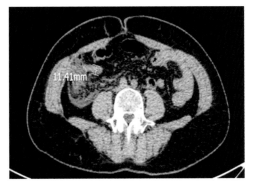

图 13-2　CT 检查二

阑尾管腔扩张

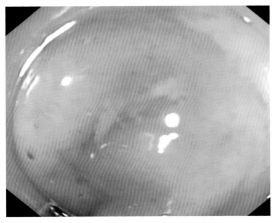

图 13-3　阑尾内口及周围黏膜充血肿胀

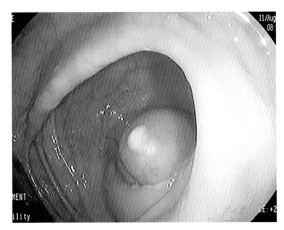

图 13-4　阑尾内口脓液流出

（3）镜头或活检钳接触阑尾口时，右下腹疼痛明显。

（4）阑尾脓肿还可见阑尾开口变形，局部半球形突出于肠腔内，周围环绕一圈阑尾皱襞，外观与肿瘤相似，盲肠侧壁或后壁可有压迫性内突。

四、治疗

（一）抗生素

抗生素治疗的缺点在于容易造成抗生素耐药和复杂菌群感染，且不适合伴有阑尾梗阻及急难危重症的阑尾炎患者，同时存在易复发、高并发症等风险，逐渐成为急性阑尾炎的临床辅助治疗方法。

（二）腹腔镜手术

腹腔镜阑尾切除术对急性阑尾炎患者安全、有效，不但可以缩短手术时间、卧床及住院时间，而且较少引起切口及腹腔感染、肠道粘连、尿潴留等并发症，可促进康复速度，但腹部微创仍对美观性有一定影响。

（三）开腹阑尾切除术

开腹阑尾切除术作为治疗急性阑尾炎的传统方法，具有较低阑尾炎复发率，但随着近些年对阑尾切除后的肠相关疾病的系列研究中发现阑尾的功能具有一定的保留价值；并且开腹阑尾切除术影响美观、延迟愈合、导致术后严重并发症等缺点使其临床运用受限。

（四）内镜下逆行阑尾炎治疗 (Endoscopic retrograde appendicitis therapy，ERAT)

基于内镜逆行胰胆管造影（ERCP）治疗急性梗阻性化脓性胆管炎的原理，国内外学者们提出了内镜下治疗急性阑尾的设想：从 1987 年于皆平教授等人提出经纤维结肠镜逆行插管阑尾造影（Endoscopic retrocatheterism appendixgrapy，ERAG），到 1995 年 Said 等人研究的第一例肠镜、ERCP、外科手术联合协助诊治急性非典型阑尾炎，再到 2012 年哈尔滨医科大学第二附属医院的刘冰熔教授对阑尾插管技术进行了改进与创新后，该技术才逐渐成熟及应用于临床。

ERAT 借助结肠镜引导，对梗阻的阑尾管腔进行炎性分泌物冲洗、引流、取石、电切，从而解除梗阻、降低阑尾腔压力，阻止阑尾高压引起阑尾缺血与坏死，达到治疗目的。简而言之，ERAT 治疗原理：急性阑尾炎发病机制的核心在于阑尾腔的梗阻与继发细菌感染，而该技术从以上两点入手，通过对阑尾腔进行抗生素冲洗与支架置入，从而解除梗阻、消除细菌感染。但目前主要适用于急性单纯性阑尾炎患者，对于可疑有阑尾坏疽、穿孔的患者仍建议手术切除治疗。

1. 适应证

（1）发病时间<48h。
（2）临床表现为转移性右下腹痛或急性发作性右下腹痛。
（3）右下腹麦氏点固定压痛，可伴有反跳痛。
（4）体温<39.0℃。
（5）白细胞计数<20×10^9/L。
（6）生命体征稳定，即呼吸平稳（16～24 次/min）、脉搏有力（60～100 次/min）、血压正常（收缩压 90～140mmHg/ 舒张压 60～90mmHg）。
（7）排除急性胆囊炎、胰腺炎、尿路结石、妇科急症等急腹症。

2. 禁忌证

（1）妊娠或哺乳期妇女。
（2）有明显腹部压痛、反跳痛、肌紧张者。
（3）阑尾穿孔膈下有游离气体者。
（4）存在内镜检查禁忌证者。
（5）对本治疗所用药物过敏者。
（6）不能正确表达主诉，如精神病、严重神经官能症、不能合作者。

3. 术前准备

肠道准备、透明帽、造影导管、导丝、塑料支架等。

4. ERAT 步骤（图 13-5～图 13-8）

（1）术前常规清肠，将带有透明帽的结肠镜插入至盲肠内，观察回肠及回盲部情况。

（2）运用透明帽推开 Gerlach 瓣，从而对阑尾充分显示。

（3）在 X 线透视下，经活检孔道将导丝及造影导管送入阑尾管腔内。

（4）插管成功后，可观察脓液自阑尾开口处流出，使用注射器通过抽吸阑尾腔内脓液对阑尾腔进行减压。

（5）在 X 线监视下，注射造影剂对阑尾管腔显影，观察阑尾形态、内径，阑尾管腔位置及蠕动，管壁是否光滑，造影剂是否外渗，是否有充盈缺损等。

（6）诊断阑尾炎后，进行阑尾冲洗　用生理盐水或抗生素冲洗阑尾腔内的分泌液或脓液。

（7）阑尾粪石取出　经 ERCP 取石球囊或网篮取出阑尾粪石。

（8）阑尾支架置入　如脓液较多需支架置入后引流，即在结肠镜下将支架置入阑尾腔狭窄或脓液较多处，再充分冲洗后，1～2 周通过 X 线观察支架在位情况，如无脱落再内镜下拔除。

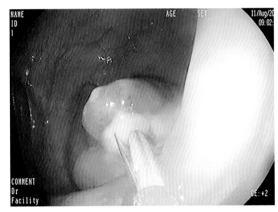

图 13-5　阑尾腔插管

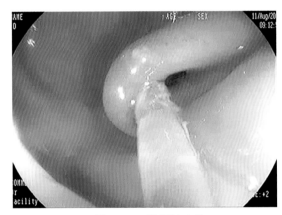

图 13-6　阑尾腔冲洗

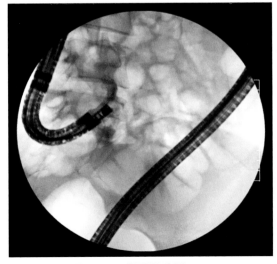

图 13-7　阑尾腔造影

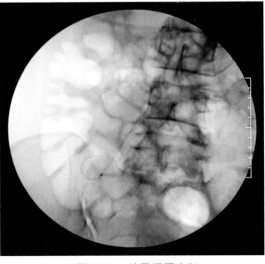

图 13-8　放置阑尾支架

5. 注意事项

目前，关于 ERAT 的大规模、多中心、随机的前瞻性临床研究尚未有效开展，仍有一些问题亟需解决。

（1）对术中阑尾腔的梗阻是否完全解除，目前仅根据镜下不再有脓液流出来判断。据临床经验，认为完整的阑尾腔造影是了解阑尾冲洗是否充分的简便方法。只要阑尾腔显影良好，就足以判断阑尾冲洗是否彻底。

（2）阑尾解剖变异多，急性阑尾炎时阑尾常扭曲、粘连，增加了插管的难度与不确定性，阑尾化脓时组织脆性大，易并发出血及穿孔等不良后果，这些都对术者的内镜操作技术提出了较高的要求。

（3）对于 ERAT 的远期疗效、安全性及并发症、手术指征的把握、操作技巧、防止复发等方面的研究尚不完善，临床医生还需不断探索。

急性阑尾炎 ERAT

6. ERAT 技术的优势

（1）内镜下阑尾插管行阑尾腔减压后，患者疼痛症状迅速缓解，可以立即恢复日常的活动，缩短了平均卧床及住院时间，同时一定程度上避免了外科手术后的切口疼痛、腹腔感染、小肠粘连梗阻以及阑尾切除后出血、穿孔和周围脓肿形成等并发症。

（2）ERAT 技术创伤小、无瘢痕、操作快捷方便，将来有可能在门诊开展，可节省医疗资源。

（3）ERAT 技术保留了潜在的阑尾生理功能，即使患者出现 ERAT 操作困难时，仍可转为腹腔镜或开腹行阑尾切除手术。

总之，临床治疗观念随着医学技术的进步而剧变，微创治疗将成为未来医学发展的主要方向，而 ERAT 技术恰恰是这一观念的典型代表，虽然发展及应用的时间不长，但已经凸显出它独特的优越性与生命力，相信随着临床的推广与普及，会逐渐为广大医务人员及患者所接受。

（谢娇　江传桑）

参考文献

[1] Liu B R, Ma X, Feng J, et al.Endoscopic retrograde appendicitis therapy (ERAT): a multicenter retrospective study in China[J]. Surg Endosc, 2015, 29(4): 905-909.

[2] Ye LP, Ma0 XL, Yang H, et al.Endoscopic erolappendicitis techniques for the treatment of patients with acute appendicitis. Z Gastroenterol, 2018 Aug, 56(8): 899-904.

[3] Seetahal SA, Bolorunduro OB, Sookdeo TC, et al.Negative appendectomy: a 10-year review of a nationally representative sample[J].Am J Surg, 2011, 201(4): 433-437.

[4] 项文坤，梁接顺，江希照等.内镜逆行性阑尾炎治疗术治疗急性阑尾炎的历史、现状与进展 [J]. 中国临床研究杂志，2018, 1(31): 131-133.

[5] 刘冰熔，宋吉涛，马骁.内镜下逆行阑尾炎治疗技术介绍 [J]. 中华消化内镜杂志，2013, 30(8): 468.

[6] Li Y, Mi C, Li W, et al. Diagnosis of Acute Appendicitis by Endoscopic Retrograde Appendicitis Therapy (ERAT): Combination of Colonoscopy and Endoscopic Retrograde Appendicography[J]. Digestive Diseases and Sciences, 2016, 61(11): 3285-3291.

[7] 姚礼庆，时强.消化内镜在结直肠外科急诊疾病中应用 [J]. 中华结直肠疾病电子杂志，2014, 3(6): 7-11.

[8] 韦良宏，陈海东，韦良鹏等.内镜下阑尾腔冲洗术在急性单纯性阑尾炎中的应用 [J]. 微创医学，2017, 12(4): 489-491.

[9] Saverio SD, Birindelli A, Kelly MD, et al. WSES Jerusalem guidelines for diagnosis and treatment of acute appendicitis[J]. World J of Emerg Surg, 2016, 11(1): 34.

[10] 厉英超，米琛，李伟之等 . 内镜下逆行阑尾炎治疗术对急性阑尾炎的诊治价值 [J]. 中华消化内镜杂志，2016, 33(11): 759-763.

[11] 李景森，车小梅，曾权祥 . 内镜下逆行阑尾炎治疗术治疗急性阑尾炎的临床观察 [J]. 世界临床医学，2016, 10(16): 44-46.

第十四章

特殊人群急诊消化内镜处理

从广义上讲特殊人群是指有别于正常普通人的人群。现在社会上常把：老、弱、病、残、孕等健康或身体状况亚于健康人的群体称为特殊人群。本章节将对儿童、老年人及妊娠期妇女的急诊内镜处理做重点介绍。

第一节 儿童的急诊消化内镜处理

一般而言，儿童的各个系统发育尚未完善，对禁食、禁水以及麻醉药物等耐受性较差。消化道较成人更短、管腔更小，管壁也较成人明显薄弱，并且多数内镜中心并无专门针对婴幼儿及低龄儿童的内镜设备与治疗附件，因此儿童的急诊消化内镜较为棘手，也容易出现并发症和医疗纠纷，所以对儿童行消化内镜诊疗时需注意以下几个方面。

一、操作前的准备及操作技术

（一）操作医生的准备

因为儿童内镜检查和治疗需要非常精细的操作，应该让操作内镜较为熟练并且熟悉如何处置幼小儿童的医生进行。其次，内镜医生需对患儿的情况进行评估，确认其可行急诊内镜检查，并与家属进行充分沟通，反复告知操作过程中可能出现的所有并发症，签署知情同意书。

（二）内镜设备的准备

1. 上消化道消化内镜诊疗

（1）新生儿、婴儿 使用较细内镜（直径9.0mm）对于这个年龄段的孩子仍略显粗大，如检查过程中插入及操作困难，可考虑使用超细胃镜（直径6.0mm）或细支气管镜（直径5.2mm）替代。此外，有条件的单位可优先选用新生儿和婴儿专用的极细内镜（直径5.3mm）。

（2）幼儿、学龄儿童、青春期儿童 虽然这个年龄段应用较细内镜是可以的，但是考虑到身体发育状况和呼吸状态，还是选择超细内镜更为适合。青春期儿童可以根据发育状况选用合适的成人内镜设备。

2. ERCP 诊疗

十二指肠专用内镜具有特殊构造，目前市面上常见的内镜直径 11.0mm。对于婴儿来说这些内镜都比较粗，容易引起肠管损伤，应由技术娴熟的医生进行操作。

3. 下消化道消化内镜诊疗

（1）新生儿、婴儿　目前并没有专门应用于新生儿和婴儿的肠镜，但也尽量不使用较粗的内镜进行检查。应用超细胃镜行肠镜检查时，操作性欠佳，但也可胜任婴儿的全结肠以及新生儿的终至乙状结肠的检查。

（2）幼儿、学龄儿童、青春期儿童　儿童专用肠镜的外径为 11.3mm，可以应用于超过 4～5 岁儿童的全结肠检查。

（三）患儿的准备及操作技术

1. 上消化道消化内镜诊疗

（1）新生儿、婴儿　检查前 3～4h 开始禁食水，紧急时可使用经鼻胃管先将胃内容物吸引，检查前的处置和用药均参照手术的标准在麻醉科医生指导下进行，尽量应用经鼻气管插管式全身麻醉，待麻醉的状态稳定后再插入内镜，让被检儿童取仰卧位，内镜下直视咽部，确认食管入口后再插入食管。此外，也有请麻醉科医生帮忙使用喉镜展开咽喉部，再直视咽部插入内镜的方法。不论是哪一种方法，都应该避免简单粗暴盲目地插入内镜，因为那样容易引发合并症。在插入内镜操作时，应提醒自己以"mm"为单位，而不是以成人检查时的"cm"为单位。要以这种"精密"的态度进行检查。插入食管和胃的时候，应同时进行腔内的观察。新生儿的胃角和幽门之间的距离较短，有时候观察比较困难。对于已经熟练掌握内镜的医师来说通过幽门进入十二指肠球部非常容易。因为这个年龄段的孩子食管壁和胃壁都很薄，活检时有引发穿孔的可能，所以应该尽量避免活检。

（2）幼儿、学龄儿童（低学年）　检查当天禁食，检查前 4h 禁水，虽然低学年儿童的麻醉和检查方法与新生儿相同，但进行活检、息肉切除、食管静脉曲张硬化治疗等治疗操作的概率比新生儿高。与成人相比，因为低学年儿童的消化道管壁菲薄，所以在操作时应该更多地采用爱护的做法，比如调整硬化剂的注入量、切息肉时避免过度电凝等。

（3）学龄儿童（高学年）、青春期儿童　检查当天禁食水，虽然检查方法与成人相同，但是因为精神方面仍处于未成熟时期，所以应该考虑采用全身麻醉，尽量避免局部麻醉。

2. ERCP 诊疗

检查当天从早上开始禁食水，开放静脉通路，在麻醉医生的指示下术前用药，俯卧位状态（右胸下垫三角枕）下插入内镜。因为十二指肠镜是侧视镜，且直径较粗，因此熟练掌握 ERCP 的操作是很必要的。进镜至十二指肠降部后，确认主乳头，将之调整至视野正面后固定，婴幼儿肠管内腔比较窄，有时候操作会比较困难，需要更加耐心和轻柔的操作。

3. 下消化道消化内镜诊疗

对儿童肠道准备来说，优先选用比较缓和的泻药和灌肠。对新生儿和婴儿来说，通常肠道准备可满足检查的需要。对肠道准备不满意的较大儿童，可在应用成人肠镜操作前以盐类泻药或者非吸收性泻药进行清肠。多数的小儿肠镜都需要麻醉，所以通常需检查前一天住院并行肠道准备。

（1）新生儿、婴儿　对于断奶后的孩子，检查前一天只喝奶，检查当天从早上开始禁食水，早上和检查前 1h 稍微多给一些甘油洗肠。时刻注意一边确认内腔一边进镜，助手从腹壁外侧加以辅助。因为小儿肠壁薄，容易发生穿孔或者肠壁损伤的风险。所以应该在尽可能慎重的前提下进行操作。

（2）幼儿、学龄儿童　检查前一天从白天开始低渣饮食（比如面包等），晚上就寝前服用适量较缓和的泻药，检查当天禁食，遵照麻醉医生的指示给予补充水分，起床时及检查前 1h 给予较多量的甘油灌肠，高年级的学龄儿童服用泻药可与成年人一样。当然，起床后给予经鼻胃管置入，经胃管给药是标准操作，但应该向孩子说明胃管给药与大量饮水各自的优缺点，在孩子认同的基础上选择应用。不管是选择哪种方案，对于儿童而言都会增加其心理负担，所以事先详细地说明是很必要的。但由于儿童肠管的壁薄，肠道弯曲明显，所以肠道损伤的可能性更大，并且不能完成全结肠检查的困难病例较多，因此要注意避免暴力操作，一边确认内腔，一边进镜。

二、儿童的麻醉

1.上消化道消化内镜诊疗

（1）新生儿、婴儿、幼儿　新生儿、婴儿的食管和胃的形态容易发生呕吐或者误吸，并且与食管并行的气管的外壁较薄弱，内镜检查时所造成的压迫很容易引起气管的闭塞，所以最好选择使用气管插管下的全麻。

（2）学龄儿童（低学年）　该年龄段儿童能够理解检查的重要性，也有一定的自制力，局部麻醉进行检查是可以的，但是，因为出现过在检查中突然暴跳起来的孩子，所以还是推荐使用气管插管下的全麻。

（3）学龄儿童（高学年）、青春期儿童　该年龄段儿童体格接近成人，可以进行局部麻醉下的内镜检查，但是因为精神方面的坚强程度尚不如成人，应该尊重被检者的意见选择麻醉方法。

2.ERCP诊疗

检查时间长，且操作复杂，所以全部应该选择使用气管插管下的全麻。

3.下消化道消化内镜诊疗

（1）婴儿、幼儿、学龄儿童（低学年）　低龄儿童被检查时，结肠充气后造成横膈膜上抬引发呼吸困难，胃部受压容易引发剧烈呕吐及误吸。操作过程中容易忽视呼吸的管理，检查时儿童容易躁动，所以最好选择使用气管插管下的全麻。

（2）学龄儿童（高学年）、青春期儿童　对于下部结肠（直肠、乙状结肠），虽说是可行普通检查的年龄，但是因为精神方面的坚强程度尚不如成人，应该尊重被检者的意见选择麻醉方法。

4. 并发症和处理

小儿内镜诊疗的并发症，根据一项日本长岛的调查，在 1987～1991 年这五年间的 7418 例检查中共有 18 例，其中呼吸循环障碍 6 例、出血 5 例、消化道穿孔 4 例、胰腺炎 2 例、纵隔炎 1 例。与成人相比，小儿并发症的发生率较高，究其原因，考虑与小儿专用器械开发迟缓、内镜较粗、能熟练操作的专科医生较少、麻醉方法及设备不同等有关。发生最多的呼吸循环障碍中，4 例是由静脉麻醉引起，其中 1 例死亡。所以不能简单地应用镇静镇痛药、睡眠导入剂等药物麻醉，不能简单地应用成人的设备给儿童检查。相对于小儿内镜的发展普及大方向，首先应考虑患儿的安全性，先建立由麻醉医生管理下的诊疗体系，不强行做不合理的检查，这才是能够减少并发症的根本对策。

（游婷　张观坡）

第二节　老年人的急诊消化内镜处理

随着我国人口老龄化问题的日益突出，老年人健康问题已成为我国面临的主要公共卫生问题，而消化系统疾病是老年人的常见疾病之一。但由于老年人年龄较大、各脏器功能退化，有较大比例的老年人合并心律失常、心肺功能不全等基础疾病，麻醉和内镜操作极易导致血氧饱和度下降乃至心搏骤停等不良事件。且有较多老年人行急诊内镜前并未停用阿司匹林、氯吡格雷、华法林等抗血小板及抗凝药物，给内镜下的操作带来极大的出血风险。因此，对老年人行消化内镜诊疗时需注意以下几个方面。

一、操作前的准备

1. 操作医生的准备

内镜医生需对患者的心肺功能、凝血功能情况进行评估，确认其可行急诊消化内镜检查，并与家属进行充分沟通，告知操作过程中可能出现的所有并发症，签署知情同意书。

2. 消化内镜设备的准备

多数老年人内镜检查及治疗的内镜设备和治疗附件无特殊。

3. 患者的准备

对于存在心脏系统疾病并长期使用抗血栓药物的患者，需对其进行进一步的内镜操作做出血风险评估。高出血风险的急诊操作包括：已出现穿孔及黏膜严重划伤的尖锐异物取出术、内镜下活检术、内镜下十二指肠乳头括约肌切开术、食管－胃底静脉曲张破裂出血内镜下止血术等。低出血风险操作包括：诊断性胃肠镜检查、推进式小肠镜或球囊辅助小肠镜检查、未行括约肌切开的 ERCP 术、胆道支架及鼻胆管置入术。

根据 2016 年美国胃肠内镜学会（ASGE）指南建议：

（1）接受抗凝治疗的患者

① 推荐正在接受抗凝治疗的急性消化道出血患者停用抗凝治疗以利于成功止血（中等

质量证据)。

② 推荐应用华法林的患者出现危及生命的消化道大出血时，可给予Ⅳ因子凝血酶原复合物和维生素 K 或新鲜冰冻血浆。

③ 建议对于严重消化道出血且 INR＜2.5 的患者，不要推迟内镜治疗（低质量证据）。

④ 建议需要抗凝治疗的患者，在内镜成功止血后应用半衰期相对较短的普通肝素进行抗凝（低质量证据）。

（2）接受抗血小板治疗的患者

① 推荐在消化道大出血患者中，若存在如下情况之一，应在停用抗血小板药前咨询开具该处方的专家（或其同事）：近期（1 年内）放置过药物洗脱冠脉支架：30 天内放置过冠脉金属支架；发生急性冠脉综合征后 90 天内。上述情况下停用抗血小板药所导致的心血管不良事件可能超过降低内镜操作后出血风险的受益（中等质量证据）。

② 推荐应用抗血小板药的患者在出现危及生命或严重胃肠道出血时，在与患者的心血管医生商讨后停用抗血小板药（中等质量证据）。

下消化道内镜诊疗前需口服泻药或清洁灌肠进行肠道准备，口服药物清洁肠道者，服药后要多饮水，最后排出大便呈清水或淡黄色，无粪渣，为最佳的肠道清洁效果。但老年人清肠过程易引起脱水、电解质紊乱，有时出现末梢循环障碍，甚至成为脑梗死、心肌梗死的诱因。因此在内镜检查前可进行适量的输液，对减少并发症有益处。同时，下消化道内镜诊疗中润滑剂中加利多卡因可缓解痔疮患者的疼痛。抗胆碱能药物可致脉搏增快，出现心悸。老年患者尤其年龄大于 80 岁者因唾液分泌较少，胃肠道蠕动相对缓慢，可以不应用抗胆碱能药物。

二、老年人的镇静、麻醉

1.镇静、麻醉前评估

（1）问诊　需要详细询问老年人的现病史、既往史、并发疾病史、服药史、过敏史。了解老年人是否患高血压、糖尿病、心脏病、哮喘等；有无食物潴留、胃肠道梗阻病史。

（2）体格检查　仔细体检，着重注意血压、心率、血氧，外貌体态特征，有无缺氧症，重视心肺系统体格检查，屏气试验、吹火柴试验或爬楼情况。

（3）影像学检查以及实验室检查　常规心电图检查，必要时行超声心动图或者肺功能检查。

2.镇静、麻醉药物的选择和使用

针对老年患者生理及药理学变化的特殊性，选用循环呼吸抑制轻、半衰期短的短效麻醉药，而且药物的剂量要减少，给药的速度应该要缓慢。根据不同的情况，麻醉方案也需要进行相应的调节。

（游婷　张观坡）

第三节 妊娠期妇女的急诊消化内镜处理

一、妊娠期消化内镜检查的安全性

妊娠期作为一个特殊的生理时期，随着体内激素分泌的变化，妊娠期妇女易发生多种消化道疾病，然而由于妊娠期母体的消化器官位置发生变化，且消化内镜刺激亦有可能导致流产。因此，妊娠期妇女行内镜检查具有一定的特殊性及危险性。目前妊娠期的相关内镜诊治数据缺乏，我国也无相关的指南和标准出台，如何保证在母亲和胎儿安全的前提下实施诊疗是诸多临床医师所面临的困惑。对妊娠期妇女行内镜检查前需全面评估风险，签署知情同意书，权衡利弊！

二、操作前准备

1. 操作医生的准备

妊娠期妇女因生理因素会导致消化器官位置改变，且腹腔压力大，消化内镜操作的难度亦增大，因此需由经验丰富的内镜医生进行操作。其次，妊娠期妇女行内镜的操作风险具备双重性，对母体和胎儿均可能产生影响，需与家属进行充分沟通，告知操作过程中可能出现的所有并发症，签署知情同意书。

2. 妊娠期妇女的准备

（1）上消化道消化内镜诊疗前服用的达克罗宁、二甲硅油对胎儿的影响尚不明确，需在医生的指导下，根据个人的情况服用。

（2）目前尚无文献证实孕妇进行肠道准备具有危害性，因此结肠镜检查是相对安全、可行的。也无充分证据表明复方聚乙二醇电解质散会对胎儿造成伤害，而复方聚乙二醇电解质散用来治疗孕妇便秘已被证明是安全的。因孕妇很少有必要行全结肠检查，所以在行乙状结肠镜检查时，建议使用生理盐水灌肠。

3. 设备的准备

根据患者具体情况，进行相应的内镜及治疗器械准备。

三、妊娠期的麻醉

美国联邦药物与食品管理局（FDA）依据可能的致畸和致流产性将药物分为五个等级：A级药物为安全药物，B级药物为相对安全药物，C级药物为可能安全或可能对胎儿产生不良影响，D级药物存在着明确影响，X级药物为绝对禁忌药物。在临床实践中，尚无A类药物用于内镜操作，一般推荐使用B级药物，C级药物为必要时使用，使用D级药物时则需权衡风险与收益。消化内镜操作常用药物在妊娠期的安全性如表14-1所示，临床医师可根据患者个体情况进行合理的选择。需要注意是，如操作时间较长或涉及治疗性操作时，气

表 14-1　常用药物在妊娠期的安全性

药物名称		FDA 的妊娠期分类	备注
镇静药	哌替啶	B 级，临产时为 D 级	长期大剂量使用可能引起呼吸抑制和癫痫
	芬太尼	C 级	低剂量使用较为安全
	丙泊酚	B 级	适用于难以镇静及一般情况较差患者
全身麻醉药物	氯胺酮	B 级	缺乏人体实验数据，动物实验表示长期使用安全性差
镇定药	地西泮	D 级	可引起先天畸形和小儿精神发育迟滞，应限制使用
	咪达唑仑	D 级	苯二氮䓬类药物，妊娠期限用，特别是妊娠前期
	纳洛酮	B 级	适用于无痛内镜操作后呼吸抑制、全身性低血压的孕妇
	氟美立酮		未知的胎儿风险性，应小剂量使用

管内插管也是保证母体、胎儿充足氧气供应的必要措施。与此同时，术前务必详细告知患者相应母婴风险，以取得患者配合和支持。

（游婷　张观坡）

参考文献

[1] Qureshi WA, Zuckerman MJ, Adler DG, et al. ASCE guideline modifications in endoscopic practice for the elderly[J]. Gastrointest Endosc, 2006, 63: 566-569.

[2] 中华医学会消化内镜学分会老年消化内镜协作组. 老年患者消化内镜操作指南 [J]. 中华消化内镜杂志，2009, 26(1): 4-5.

[3] ClarkeGA, Jacobson BC, Hammett RJ. The indications, utilization and safety of gastrointestinal endoscopy in an extremely elderly patient cohort[J]. Endoscopy, 2001, 33: 580-584.

[4] Aroma A, Singh P. Colonocopy in patients so year of age and older is safe, with high success rate and diagnostic yield[J]. Gastrointest Endosc, 2000: 408-413.

[5] Seined L, Pekkonen E, Laasanen T.Bowel preparation for colonoscopy in very old patients: a randomized proepective trial comparingoral sodium phosphate and polyethylene glycol electrolyte lavage solution[J]. Scand J Gastroenterol, 2003, 38: 216-220.

[6] De Vito A, Agnoletti V, Berrettini S, et a1. Drug-induced sleep endoscopy: conventional versus target controlled infusion techniques techniques-a randomized controlled study[J]. Eur Arch Otorhino laryngol, 2011, 268(3): 457-462.

[7] Steblaj B, Schauvliege S, Pavlidou K, et al. Comparison of respiratory function during TIVA (romifidine, ketamine, midazolam) and isoflurane anaesthesia in spontaneously breathing ponies Part I: blood gas analysis and cardiorespiratory variables[J]. Vet Anaesth Analg, 2014, 41(6): 583-591.

[8] Seined L, Pekkonen E, Laasanen T. Bowel preparation for colonoscopy in very old patients: a randomized prospective trial comparing oral sodium phosphate and polyethylene glycol electrolyte lavage solution[J]. Scand J Gastroenterol, 2003, 38: 216-220.

[9] Beloosesky Y, Grinblat J, Weiss A, et al. Electrolyte disorders foll owing oral sodium phosphate administration for bowel cleansing elderly patients[J]. Arch Inter Med, 2003, 163: 803-808.

[10] 殷爽，黄波，刘友坦. 老年人无痛消化内镜的麻醉管理与评价 [J]. 现代消化及介入诊疗，2016, 21(3): 512-515.

[11] Boustière C, et al. ESGE Guideline: Endoscopy and antiplatelet agents. European Society of Gastrointestinal Endoscopy (ESGE) Guideline [J]. Endoscopy, 2011, 43: 445-458.

[12] 消化内镜操作患者中抗血栓药物的管理：2016 年 ASGE 指南介绍 [J]. 中华消化内镜杂志，2016, 33(6): 409-410.

消化内镜相关英文缩写及其中文名称

ANVUGIB (Acute non-variceal upper gastrointestinal bleeding)	急性非静脉曲张性上消化道出血
AOSC (Acute obstructive suppurative cholangitis)	急性梗阻性化脓性胆管炎
ABP (Acute biliary pancreatitis)	急性胆源性胰腺炎
CRRT (Continuous renal replacement therapy)	连续肾脏替代疗法
EMR (Endoscopy mucosal resection)	内镜下黏膜切除术
ESD (Endoscopic submucosal dissection)	内镜黏膜下剥离术
ESE (Endoscopic submucosal excavation)	内镜黏膜下肿瘤挖除术
EUS (Endoscopic ultrasonography)	超声内镜
ERCP (Endoscopic Retrograde Cholangiopancreatography)	内镜逆行胰胆管造影术
EUS-FNA (Endoscopic ultrasonography-fine needle aspiration)	超声内镜引导下细针穿刺活检
EUS-CPN (Endoscopic ultrasound-guided celiac plexus neurolysis)	超声内镜引导下腹腔神经丛阻滞术
EVL (Endoscopic variceal ligation)	内镜下曲张静脉套扎术
EIS (Endoscopic injection sclerosis/endoscopic injection sclerotherapy)	内镜下硬化剂注射术
ESVD (Endoscopic selective varices devascularization)	内镜下食管 - 胃底静脉曲张精准断流术
SEMS (Self-expandable metal stents)	自膨式金属支架
EST (Endoscopic sphincterotomy)	内镜下乳头括约肌切开术
EUS-BD (Endoscopic ultrasound-guided biliary drainage)	超声内镜引导下胆汁引流术
EUS-CDS (EUS-guided choledochoduodenostomy)	超声引导下胆总管十二指肠吻合术
EUS-HGS (EUS-guided hepaticogastrostomy)	超声引导下肝胃吻合术
EUS-RV (EUS-guided rendezvous technique)	超声引导下对接技术
EUS-AG (EUS-guided antegrade stent placement)	超声引导下顺行支架置入术
EMBD (Endoscopic metal retractor biliary drainage)	内镜下胆管金属支架引流术
ENBD (Endoscopic naso-biliary drainage)	内镜下鼻胆管引流术
ERBD (Endoscopic retrograde biliary drainage)	内镜下逆行胆管引流术
EPBD (Endoscopic papillosphincter balloon dilatation)	内镜下十二指肠乳头气囊扩张术

ERAT (Endoscopic retrograde appendicitis therapy)　　　　内镜下逆行阑尾炎治疗

ERAG (Endoscopic retrocatheterism appendixgrapy)　　　　经纤维结肠镜逆行插管阑尾造影

ESGE (European Society of Gastrointestinal Endoscopy)　　欧洲胃肠内镜学会

MRCP (Magnetic resonance cholangiopancreatography imaging)　　磁共振胰胆管成像术

MAP (Mild acute pacreatitis)　　　　轻症急性胰腺炎

MSAP (Moderately severe acute pancreatitis)　　　　中重症急性胰腺炎

IDUS (Intraductal ultrasonography)　　　　胆管内超声

G-POEM (gastric peroral endoscopic myotom)　　　　经口内镜下幽门括约肌切开术

PTCD (Percutaneous transhepatic cholangial drainage)　　经皮经肝胆道引流

POEM (Peroral endoscopic myotomy)　　　　经口内镜下肌切开术

RFA (Endoscopic radiofrequency)　　　　内镜下胆道内射频消融

SAP (Severe acute pancreatitis)　　　　重症急性胰腺炎

STER (Submucosal tunneling endoscopic resection)　　内镜黏膜下隧道肿瘤切除术

TAE (Transcatheter arterialembolization)　　　　经导管动脉栓塞术

TIPS (Transjugularintrahepatic portosystemshunt)　　经颈内静脉肝内门体分流术